epilepsia
E QUALIDADE DE VIDA

Marly de Albuquerque
Arthur Cukiert

epilepsia
E QUALIDADE DE VIDA

EDITORA
ALAÚDE

Dados Internacionais de Catalogação na Publicação (CIP)
(Câmara Brasileira do Livro, SP, Brasil)

Albuquerque, Marly de
Epilepsia e qualidade de vida / Marly de Albuquerque, Arthur Cukiert.
– São Paulo : Alaúde Editorial, 2007.

Bibliografia
ISBN 978-85-98497-73-0

1. Epilepsia 2. Epilépticos I. Cukiert, Arthur. II. Título.

07-8045 CDD-616.853
NLM-WL 385

Índices para catálogo sistemático:
1. Epilepsia : Medicina 616.853

Coordenação Editorial
Antonio Cestaro

Assistência Editorial
Lucimara Leal

Preparação de Texto
José Muniz Jr.

Revisão de Texto
Maria Sylvia Corrêa

Capa e Projeto Gráfico
Walter Cesar Godoy

Impressão e Acabamento
EGB - Editora Gráfica Bernardi - Ltda.

Alaúde Editorial Ltda.

R. Hildebrando Thomaz de Carvalho, 60
CEP 04012-120 - São Paulo - SP
Telefax: (11) 5572-9474 / 5579-6757
alaude@alaude.com.br www.alaude.com.br

À minha esposa Cristine,
minha companheira.

Arthur Cukiert

À Luara,
por ter me ensinado novas formas de ver,
ser e sentir.

Marly de Albuquerque

Apresentação

O termo *epilepsia* engloba um conjunto de distúrbios cuja origem, manifestação clínica, evolução e prognóstico podem ser muito diversos. A compreensão geral sobre as questões médicas da epilepsia tem tido avanço notável nos últimos anos, entretanto, os aspectos não-médicos têm sido ignorados, mal diagnosticados ou não tratados. A pessoa com epilepsia e seus familiares, após enfrentarem o impacto do diagnóstico e as dúvidas relacionadas ao tratamento mais apropriado, passam a preocupar-se com a qualidade de vida do indivíduo e de seu entorno social, principalmente nas situações em que o controle completo das crises não é alcançado com o arsenal terapêutico disponível na atualidade. Limitações em seu estilo de vida, discriminação e estigma social, associados aos efeitos adversos das drogas antiepilépticas, ou mesmo decorrentes delas, são aspectos que preocupam constantemente as pessoas com epilepsia.

Vários são os fatores que interferem em sua qualidade de vida como as questões relacionadas à educação e ao emprego, às oportunidades de recreação e de lazer, à possibilidade de levar vida independente, à sexualidade etc. Estes e vários outros desafios enfrentados por elas e por seus familiares têm sido tratados em encontros nacionais e internacionais liderados, em sua maioria, por organizações leigas que se agrupam no *International Bureau for Epilepsy* – IBE – cujo propósito central, tal como mencionado em sua Constituição, é o de melhorar a qualidade de vida das pessoas com epilepsia. Em nosso país, a Associação Brasileira de Epilepsia, filiada ao IBE, tem se dedicado a discutir amplamente essas questões com todas as pessoas interessadas no tema da epilepsia.

O presente livro, organizado pelos doutores Marly de Albuquerque e Arthur Cukiert, em seus vários capítulos, aborda os mais variados aspectos relacionados à qualidade de vida da pessoa com epilepsia. Seus textos foram escritos por profissionais dos mais diversos campos da saúde, tendo em comum a preocupação constante com a mitigação dos problemas psicossociais vividos por esses indivíduos. É leitura útil e crítica para todos os profissionais da saúde que reconhecem o espectro de problemas enfrentados pelas pessoas com epilepsia.

Esper A. Cavalheiro
Professor titular do
Departamento de Neurologia e Neurocirurgia da
Universidade Federal de São Paulo (Unifesp)

O século XX foi palco de uma série de transformações em níveis nunca vistos pela humanidade. O tempo passou, a sociedade mudou, as ciências e a medicina avançaram. Ficamos livres de alguns problemas e ganhamos outros. Demos muitos passos adiante e, infelizmente, retrocedemos em alguns aspectos. O mundo em que vivemos hoje, definitivamente, não é o mesmo em que viviam nossos avós. No entanto, se olharmos atentamente para todo esse turbilhão pelo qual passamos nas últimas décadas, poderemos perceber que algo sempre permeou todas essas batalhas: a busca pelo bem-estar.

Cada reivindicação, cada tentativa de fazer diferente, sempre teve como objetivo garantir ao ser humano o direito de ser feliz, de viver uma vida agradável. Antes queríamos diminuir os sofrimentos, agora almejamos aumentar os prazeres. A busca pela qualidade de vida nos mais diferentes momentos se encaixa perfeitamente nesse cenário. Com os serviços de saúde não é diferente.

Diariamente, milhares de pessoas procuram hospitais, postos de saúde e consultórios médicos em busca de tratamento, alento e apoio. Elas estão doentes, é verdade, mas muitas vezes precisam só de atenção.

Claro que a missão primeira das unidades de saúde é oferecer tratamento para as doenças do corpo, mas seria desumano limitar nossa atuação dessa forma. Cada vez mais, há uma preocupação com a humanização do atendimento. Isso reflete um incômodo evidente com a qualidade e a integralidade da atenção prestada ao usuário dos serviços de saúde e uma correta indignação com processos assistenciais inadequados e "coisificadores" da condição humana dos usuários do Sistema Único de Saúde e de seus trabalhadores. Não basta mais apenas garantir o acesso, é necessário que o processo todo se dê de forma adequada e satisfatória para todos.

As mudanças e avanços da medicina trouxeram incontáveis benefícios, mas também alteraram de forma drástica a relação entre médico e pacientes. A estrutura existente para receber e tratar a população nunca foi tão grande. Isso é bom porque possibilita oferecer atendimento a um número cada vez maior de pessoas. No entanto, torna-se mais difícil manter a proximidade entre aqueles que são assistidos e as equipes que os atendem. Cada vez mais, percebe-se a fragmentação do cuidado, a redução do tempo da relação, a impessoalidade, as tensões intra e entre equipes. É aí que a política de humanização paulista marca presença e batalha cotidianamente para garantir que todos recebam tratamento de ponta, sem que isso os transforme em números.

Cada vez mais é importante fortalecer as ações institucionais, os encontros entre as pessoas e os grupos dentro dos serviços e a promoção de ações de gestão do sistema que apontem no sentido de recuperar, ou, melhor, construir de fato o cuidado integral aos cidadãos.

A Humanização, a partir de diretrizes e princípios, interroga as práticas cotidianas, valorizando e envolvendo todos os atores, impondo um novo desafio para a transformação das práticas de saúde e da cultura institucional na perspectiva do SUS.

As ações de Humanização da Secretaria de Saúde de São Paulo estão em consonância com a Política Nacional de Humanização, tendo como finalidade a melhoria da qualidade da atenção e gestão da saúde, priorizando oferecer um serviço acolhedor e com resolutividade. Trata-se de uma política transversal que perpassa todas as instâncias da Saúde, buscando uma valorização da dimensão subjetiva e social dos profissionais e usuários na concretude das práticas cotidianas.

Falar de qualidade de vida na área da saúde é falar de humanização de atendimento e ter como lema que nós não lidamos com pacientes, mas sim com pessoas.

O livro *Epilepsia e qualidade de vida* trata exatamente disso e portanto é fundamental à reflexão de todos sobre um tema tão importante e atual para o exercício da medicina de qualidade.

Luiz Roberto Barradas Barata
Secretário de Estado da Saúde
de São Paulo

Agradecimentos

Colhemos a experiência de diferentes colaboradores e pesquisadores, que têm olhares e abordagens diversas sobre os pacientes com epilepsia. Talvez não seja possível agradecer de modo adequado a todos os profissionais que nos auxiliaram neste objetivo.

À Janssen-Cilag Farmacêutica do Brasil, pelo apoio e por possibilitar a divulgação deste material a todos os profissionais interessados no tratamento dos pacientes com epilepsia, para a obtenção da melhor qualidade de vida.

Aos pacientes, que sempre nos ensinam com suas dificuldades e sucessos.

Sumário

Prefácio

Marly de Albuquerque
Arthur Cukiert

Este livro é um guia para profissionais da área de saúde que tratam pessoas com epilepsia, preenchendo uma lacuna importante na literatura brasileira e mundial relativa à discussão dos diferentes aspectos da qualidade de vida nas epilepsias.

O objetivo final do tratamento das pessoas com epilepsia vai além de conseguir o controle completo das crises epilépticas; envolve também ajudá-las a obter a melhor qualidade de vida possível. O intuito desta obra é ajudar neurologistas, neuropediatras, neurocirurgiões, psicólogos, enfermeiros e assistentes sociais a utilizar o que já sabem para que possam colher resultados positivos com os diferentes tratamentos e abordagens desses pacientes.

Embora o tratamento medicamentoso com as drogas antiepilépticas resulte em um bom controle das crises na maioria dos pacientes, muitos deles necessitam de ajuda para aceitar o diagnóstico e para lidar com a interferência das crises na vida diária e com as repercussões das crises na qualidade de vida, incluindo neste contexto os eventuais comprometimentos neuropsicológicos, psiquiátricos, sexuais, econômicos e os efeitos disruptivos das crises na sua dinâmica familiar e social.

Qualidade de vida é um fenômeno vivencial individual. Pessoas diferentes possuem metas, desejos e potenciais distintos, tornando a avaliação da qualidade de vida praticamente não mensurável sem a introdução de parâmetros subjetivos. Da mesma forma, é difícil estabelecer um modelo para a qualidade de vida de forma genérica. Assim, cada indivíduo terá de delinear suas metas nesta direção. O pragmatismo, especialmente o médico, em geral acredita que uma vez obtida a cura ou remissão de uma doença crônica e incapacitante, diversos aspectos relacionados à qualidade de vida tornar-se-iam sensivelmente melhores. No entanto, as características crônicas das epilepsias, e em especial sua peculiaridade de tornar-se uma patologia que transcende amplamente o indivíduo e "acomete" também a família e a sociedade ao redor, faz com que, muitas vezes, ao obter-se a cura, seja por meio de medicações ou cirurgia, o indivíduo torne-se incapaz de retornar ao seio da sociedade de maneira adequada. Essas dificuldades, na ausência da moléstia que lhes deu origem, talvez sejam as que menos compreendamos e menor habilidade possuímos para lidar. Os capítulos que compõem este livro, escritos por autores que representam o que há de mais produtivo sendo realizado na tentativa de compreender estas dificuldades e auxiliar os pacientes portadores de epilepsia, tentam aprofundar essa discussão e procurar soluções que ajudem aos pacientes.

Embora os profissionais de saúde ingressem na epileptologia por motivos distintos, tracem diferentes caminhos e atuem de modo singular, o nível de competência será tão mais elevado quanto mais holístico for o conhecimento por eles compartilhado.

Autores e colaboradores desta edição

Alessandra Shenandoa Heluani, especialista em Psicologia Hospitalar, psicóloga do Serviço de Psicologia do Hospital Brigadeiro.

Ana Carolina Westphal Guitti, psicóloga e terapeuta familiar. Mestre em Neurociências pela Unifesp/EPM.

Antonio Carlos da Silva, professor adjunto do Departamento de Fisiologia da Disciplina de Neurofisiologia e Fisiologia do Exercício da Unifesp/EPM.

Arthur Cukiert, Chefe do Serviço de Neurologia e Neurocirurgia do Hospital Brigadeiro, São Paulo (SP), diretor da Clínica de Epilepsia de São Paulo (SP), Clinical & Research Fellow, Montreal Neurologic Institute, Canadá. Assistente-doutor do Serviço de Neurologia de Emergência, Hospital das Clínicas, FMUSP.

Carla Baise-Zung, médica neurologista e neurofisiologista do Serviço de Neurocirurgia do Hospital Brigadeiro; médica assistente do Serviço de Eletrencefalografia do Departamento de Neurologia do Hospital das Clínicas da Faculdade de Medicina da Universidade de São Paulo.

Carolina de Albuquerque, advogada; mestre em Direito Constitucional pela Universidade Metodista de Piracicaba (Unimep).

Carolina Inácio Lobo de Araújo, neuropsicóloga, coordenadora geral do Serviço de Neuropsicologia "Maria de Lourdes da Gama

Guimarães" da Unidade de Psiquiatria da Infância e Adolescência da Unifesp/EPM.

Cláudia Medeiros de Castro, doutora em Ciências, mestre em Psicologia Social, especialista em Psicologia Hospitalar, psicóloga diretora da Divisão de Saúde Mental e Reabilitação do Hospital Brigadeiro, responsável pela área técnica de Saúde da Mulher da Secretária de Estado de Saúde.

Daniel Gomes Filho, graduando do 6º ano do Curso de Medicina da FMUMC.

Fulvio Alexandre Scorza, professor adjunto da Disciplina de Neurologia Experimental da Unifesp/EPM.

Laura Guilhoto, mestre e doutora em Neurologia pela Faculdade de Medicina da Universidade de São Paulo (FMUSP). Fellowship no Rush Presbyterian St Luke's Medical Center em Chicago. Médica responsável pelo setor de Neurofisiologia Clínica da Divisão de Clínica Pediátrica do Hospital Universitário da USP e colaboradora da Unidade de Pesquisa e Tratamento das Epilepsias Unipete/Unifesp.

Leila Frayman, enfermeira neurofisiologista da Clínica de Epilepsia de São Paulo.

Luiz Fernando Fonseca, médico especialista em Pediatria e Neurologia Infantil. Coordenador-Preceptor da residência médica de Neurologia Infantil do Hospital João Paulo II (FHEMIG) Belo Horizonte, MG.

Marcos T. Mercadante, professor adjunto do Departamento de Psiquiatria da Unifesp/EPM.

Marcus Mônaco, graduando do 6º ano do Curso de Medicina da FMUMC.

Margareth Neves Montenegro, psicóloga clínica, com especialização em Saúde da Primeira Infância pela Pontifícia Universidade Católica de São Paulo, mestranda do programa de Pós-Graduação em Distúrbios do Desenvolvimento da Universidade Presbiteriana Mackenzie.

Maria José da Silva Fernandes, professora adjunta do Departamento de Neurologia e Neurocirurgia da Disciplina de Neurologia Experimental da Unifesp/EPM.

Marly de Albuquerque, mestre em Neurologia e doutora em Medicina pela Unifesp/EPM. Professora adjunta da Disciplina de Neurologia da Faculdade de Medicina da Universidade de Mogi das Cruzes (FMUMC). Pesquisadora associada do Núcleo de Pesquisas Tecnológicas (NPT) da Universidade de Mogi das Cruzes (UMC).

Mauro Muszkat, doutor em Neurologia e coordenador responsável do Núcleo de Atendimento Neuropsicológico Interdisciplinar Infantil (NANI) do Departamento de Psicobiologia da Unifesp/EPM.

Meire Argentoni-Baldochi, médica neurologista e neurofisiologista, assistente do Serviço de Cirurgia de Epilepsia do Hospital Brigadeiro em São Paulo. Médica neurologista do Hospital Santa Marcelina em São Paulo.

Michele Cukiert Csillag, psicanalista, doutora em Psicologia Clínica pelo Instituto de Psicologia IP-USP.

Neide Barreira Alonso, psicóloga, especialista em Psicologia Clínica e Teoria Psicanalítica pela PUC/SP; formada em Psicanálise (Instituto Sedes Sapientiae/SP); mestre em Neurociências pela Unifesp e coordenadora do Grupo de Qualidade de Vida do Serviço de Epilepsias da Disciplina de Neurologia da Unifesp/EPM.

Pedro Lucas de Carvalho, graduando em Psicologia pela Universidade Presbiteriana Mackenzie.

Raphael Carreira, graduando do 6º ano do Curso de Medicina da FMUMC.

Regina Sílvia Alves Muszkat, assistente social e terapeuta familiar. Responsável pelo Serviço Social da Unidade de Pesquisa e Tratamento das Epilepsias (Unipete) do departamento de Neurologia e Neurocirurgia da Unifesp/EPM.

Ricardo Mário Arida, professor adjunto do Departamento de Fisiologia da Disciplina de Neurofisiologia e Fisiologia do Exercício da Unifesp/EPM.

Rosane Lowenthal, cirurgiã-dentista, mestre em Distúrbios do Desenvolvimento pela Universidade Presbiteriana Mackenzie.

Sandra L. Ribeiro do Valle, neuropsicóloga, coordenadora científica do Serviço de Neuropsicologia "Maria de Lourdes da Gama Guimarães" da Unidade de Psiquiatria da Infância e Adolescência da EPM/Unifesp.

Sheila Cristina Mariano, médica residente em Neurologia Infantil, da Fundação Hospitalar Estadual de Minas Gerais (FHEMIG).

Stevin Zung, mestre em Psiquiatria pela Faculdade de Medicina da Universidade de São Paulo (FMUSP). Diretor clínico do Hospital João Evangelista.

Sueli Rizzutti, médica neuropediatra e mestre em Neurologia e doutora em Ciências Médicas pela EPM/Unifesp.

Valéria Antakli de Mello, médica psiquiatra, assistente do Serviço de Cirurgia de Epilepsia do Hospital Brigadeiro em São Paulo.

Humanizando o momento do diagnóstico

Luiz Fernando Fonseca
Sheila Cristina Mariano

Introdução

Todo médico já precisou, em algum momento, dar uma notícia sobre a moléstia a um paciente ou familiar. Contudo, a neurologia abrange um grande número de doenças graves (que podem levar à morte de forma repentina ou em curto prazo), doenças incuráveis, progressivas ou não, e doenças que deixam seqüelas incapacitantes, interferindo diretamente na qualidade de vida (QV) do doente. Nessas situações, é comum o médico frustrar-se diante da sua impotência e esquecer-se de que pode usar a si próprio como instrumento terapêutico para minimizar a dor do paciente. Para Hipócrates, o profissional de saúde deve praticar "a arte de curar a poucos, aliviar a muitos e consolar a todos".

As expectativas do doente

O médico não pode restringir-se à doença e a seus aspectos científicos: ele deve valorizar cada paciente em particular. Além do sofrimento físico, o paciente sofre com suas expectativas em relação à doença e nutre fantasias com base em conhecimentos incompletos. Infelizmente, alguns profissionais só conseguem entender esse aspecto da doença quando se tornam pacientes. O paciente anseia por um diagnóstico, porque o desconhecido é pior que o conhecido. Então, assim que confirmada, deve-se dizer o nome da enfermidade e tudo que possa contribuir para colaborar no tratamento.

Os pais costumam queixar-se dos médicos que não falam sobre a doença do seu filho, embora, algumas vezes, eles é que fogem do assunto. Por outro lado, quando um familiar ansioso por notícias aborda o médico antes mesmo de haver um diagnóstico definitivo, o profissional deve tomar cuidado para não se precipitar e fornecer um diagnóstico suspeito, ainda sem comprovação, pois isso pode implicar em grandes transformações naquela família. Nessa situação, deve-se transmitir segurança, tranqüilizar o paciente e seus familiares enquanto são realizados os exames; também é necessário fornecer informações sobre o andamento desses exames e explicar como é feito cada procedimento. Recomenda-se aproveitar essa espera para cultivar uma boa relação médico–paciente–família e, quando chegar o momento da notícia, relevar os desentendimentos anteriores, procurando compreender os sentimentos das pessoas envolvidas e o momento difícil que estão vivendo.

O momento da notícia

Depois de confirmar o diagnóstico ou verificar a impossibilidade de confirmá-lo, apesar de ter realizado todos os recursos propedêuticos, o médico deve escolher um local reservado para comunicá-lo — nunca em enfermarias, na presença de outros doentes ou em corredores de hospital. Lembre-se de que uma notícia dada em local inapropriado pode ter conseqüências desastrosas.

O momento da notícia é ainda mais delicado quando se trata do paciente pediátrico. Os pais podem perceber que algo está errado, mas podem não ter aventado a possibilidade de que seu filho seja portador de uma doença grave. Quando o problema é detectado já no período neonatal, especialmente no caso de malformações e síndromes genéticas, o conhecimento de que o filho não corresponde à perfeição idealizada é sempre um choque para os pais. Sentimentos de negação, vergonha e rejeição podem ocorrer, e a criança desde cedo percebe que não é amada e desejada, o que prejudicará ainda mais o seu desenvolvimento. Por isso, recomenda-se dar a notícia após a criança já ter sido amamentada e carregada no colo dos pais; se isso não for possível, deve-se dar a notícia após os pais terem visitado a criança no CTI ou no berçário.

Se o profissional sentir-se correto e estiver sendo interpelado por outro médico ou pela família, por algum suposto erro, pode deixar o caso, explicando o motivo, no local de trabalho. O respeito ao colega e a ética profissional não podem ser esquecidos.

A postura do profissional

Os pais e os pacientes notam a fisionomia, o tom de voz e a postura do médico. O profissional deve ser solidário sem ser íntimo, ter bom senso e objetividade. É importante evitar detalhes que não serão assimilados num primeiro momento, bem como usar linguagem simples, compreensível, sem termos técnicos. Cada paciente deve ser tratado como o "único", independentemente de sua origem ou classe social.

O que dizer?

Diga sempre a verdade: o paciente prefere ouvir a verdade a ter a sensação de que o médico não foi sincero. Nunca diga que o paciente não tem nada, mesmo que ainda não exista um diagnóstico, pois dessa forma parecerá menosprezar suas queixas. Não minimize o quadro dizendo, por exemplo, "seu filho tem um probleminha". Jamais fale sobre o prognóstico usando frases como "seu filho nunca vai andar", pois muitos casos superam as expectativas, em função da plasticidade cerebral.

É preciso ser positivo, mencionar os avanços sociais e as conquistas das pessoas portadoras de deficiência, para que aprendam a lidar com suas dificuldades. A deficiência deve ser enfrentada como uma limitação, e não como um impedimento para uma vida próxima do normal. É importante dizer que o paciente nunca será normal, mas que pode melhorar progressivamente, com o trabalho de diversos profissionais. Deve-se incentivar a estimulação precoce.

Nos casos de paralisia cerebral, apesar do dano neuronal irreversível, não se deve tirar as perspectivas de boa evolução, pois existem vários graus da doença. Especialmente nas formas diplégica e hemiplégica, as crianças podem deambular, às vezes com auxílio de órteses; como são, na maioria, cognitivamente normais, podem freqüentar a escola e ser alfabetizadas. Mesmo nos casos graves, deve-se incentivar a fisioterapia motora como forma de prevenção das deformidades. Em alguns casos, deve-se ouvir o que a mãe quer fazer — por exemplo, em casos irreversíveis — e apoiá-la.

Somente no caso de doenças progressivas (neurodegenerativas) a notícia não pode ser aliviada. Deve-se informar as formas de evolução já descritas na literatura e mostrar a localização das lesões. Sempre que possível, mostre casos semelhantes e informe sobre organizações e associações de pais: o paciente e sua família identificam-se com outros que estão vivendo a mesma situação e podem ajudar-se mutuamente.

São bastante comuns, no dia-a-dia do neuropediatra, as crises epilépticas neonatais, às vezes de difícil controle. Nesses casos, nunca se pode dar uma notícia ruim na fase inicial. Deve-se tentar controlar as convulsões e acompanhar o paciente, pois a evolução é que vai mostrar o prognóstico, dependendo também da etiologia.

É muito importante, quando se suspeita de doença genética, orientar os pais a evitarem nova gravidez enquanto ainda não se tem um diagnóstico conclusivo. Se a doença for confirmada, providencie o aconselhamento genético.

Mesmo com esses cuidados, às vezes é necessário repetir tudo ou dividir a informação em etapas, pois os pais e pacientes não conseguem aceitar o diagnóstico e assimilar tantas informações ao mesmo tempo. O profissional deve mostrar-se disponível para responder às perguntas e tirar dúvidas a qualquer momento. Fornecer textos de fácil leitura sobre a doença, além de recomendações por escrito, é uma boa alternativa.

Após a notícia

Superada essa fase, segue uma luta diária: consultas a vários especialistas, fisioterapia, fonoaudiologia, terapia ocupacional, escolha de uma escola adequada, problemas com preconceito, falta de acessibilidade, comentários de outras crianças ou pais. As famílias, quando não se desestruturam com a chegada de um filho com necessidades especiais, crescem muito e tornam-se verdadeiras lições de vida. O que se nota, no dia-a-dia, é que o pai pode não aceitar o problema, principalmente quando a criança era normal e posteriormente ficou com alguma seqüela, como nos traumatismos crânio-encefálicos.

Seguem trechos do relato de uma mãe que expressa toda sua aflição, coragem e determinação para criar uma criança com paralisia cerebral, relatando com todo o amor seu presente e seu futuro:

> O chão faltou aos meus pés quando foi feito o diagnóstico (paralisia cerebral) e o prognóstico: meu filho não falaria, não andaria, não se desenvolveria como as outras crianças. Senti-me tragada por um redemoinho. As palavras do médico me destruíram por dentro. Saímos dali com meu filho nos braços sem saber o que fazer da vida. Meu filho estava condenado! Tudo estava perdido e eu não sabia o que fazer com tudo que havíamos sonhado para ele. Mal sabia, entretanto, que a nossa vida começava ali [...]. Estranhamente começamos a sentir uma força crescendo dentro de nós e a visão do futuro começou a tomar forma, e à medida que a visualizávamos a vida foi se tornando mais concreta e menos absurda.
>
> A cada dia aumentava em mim a certeza da necessidade de lutar para que o meu filho pudesse ser feliz. Decidi que toda a minha vida seria uma luta para propiciar a ele todas as oportunidades para o seu pleno desenvolvimento. Nada tem sido fácil. Muitas vezes cavamos os caminhos com as mãos e aprendemos tudo com a vida, uma vez que não existe um manual para cuidar e educar uma criança com necessidades especiais [...].
>
> O social é sempre um problema maior no mundo dos deficientes. Temos de vencer nossas próprias dificuldades em lidar com o mundo e aí, então, lidar com os preconceitos do mundo [...]. Não me detive. Mostrei ao mundo meu filho e briguei para que ele tivesse seu espaço. Eu nunca permiti que o preconceito e a discriminação o impedissem de viver e que isso o isolasse do mundo [...]. Perdi muito tempo da

> minha vida me perguntando: por quê? Hoje me pergunto apenas como. Aprendemos a esperar, a ser tolerantes e acima de tudo acreditar. (Fonseca e Lima, 2004)

Nós, médicos, não podemos mudar o diagnóstico, mas podemos humanizar o momento da notícia.

Bibliografia

Fonseca LF, Lima CLA, orgs. *Paralisia cerebral.* Rio de Janeiro: Guanabara Koogan; 2004.

Pupo Filho RA. O momento da descoberta. In: Souza AMC, org. *A criança especial*: temas médicos, educativos e sociais. São Paulo: Roca, 2003. p. 1-5

Instrumentos genéricos e específicos para a avaliação da qualidade de vida

Neide Barreira Alonso

Introdução

O termo *qualidade de vida* (QV) tem se popularizado com o progresso científico. É amplamente utilizado não apenas no discurso diário da mídia, mas também no contexto da pesquisa; está associado a vários ramos do conhecimento — Sociologia, Medicina, Enfermagem, Psicologia, Economia, História e Filosofia, dentre outros.

A preocupação com os fatores constituintes da felicidade ou da satisfação humana é tão antiga quanto o homem. Aristóteles considerava a felicidade como o resultado de uma vida virtuosa. A QV traduz uma percepção subjetiva de felicidade ou satisfação com a vida, em esferas de importância para o indivíduo. Sociólogos e psicólogos contemporâneos têm definido a QV como o conjunto de aspirações ou expectativas em relação à vida e a possibilidade de concretização dessas aspirações (Anderson e Buckhardt, 1999).

A multiplicidade de conceitos relativos à QV mostra sua abrangência, a subjetividade que a envolve e a quantidade de disciplinas do conhecimento necessárias para abordar o tema. Para facilitar essa abordagem, é possível definir QV no contexto de cada área de estudo; a *qualidade de vida relacionada à saúde* (QVS), por exemplo, abrangeria apenas a QV relacionada ao processo saúde/enfermidade (Farquhar, 1995).

Na área da saúde, a definição mais utilizada é a preconizada pela Organização Mundial da Saúde (OMS) em 1947: "Saúde é um completo estado de bem-estar físico, mental e social, e não meramente a ausência de doença ou enfermidade". Essa definição parte de um ponto de vista holístico, sugerindo que saúde é muito mais do que a inexistência de doenças.

Os domínios da QVS incluem: funcionamento físico (dor, autocuidado, limitação ou incapacidade para executar atividades cotidianas), fatores psicológicos (distúrbios de humor, percepção de estigma, auto-estima), fatores sociais (interação entre os familiares, relacionamentos sociais e amorosos, suporte da comunidade), atividades diárias (emprego, administração da casa, lazer) e fatores econômicos (desemprego e suporte da Previdência Social) (Perrine, 1993).

No passado, a medicina via com ressalvas a possibilidade de avaliar os resultados subjetivos de um tratamento. Dentre as razões para isso, destacam-se: a inexistência de método científico para abordar o tema; a crença de que os fatores psicossociais eram secundários, quando comparados aos mecanismos fisiopatológicos da doença; a ausência de definições pragmáticas e a falta de familiaridade com metodologias psicossociais (Schipper e cols., 1996).

A partir da década de 1980, verificou-se um crescente interesse na compreensão dos aspectos psicológicos e sociais associados à enfermidade. Muitas variáveis contribuem para a experiência do adoecimento: a percepção de sintomas, a maneira pela qual o paciente rotula a si próprio e comunica suas dificuldades, e os mecanismos que o paciente e os familiares utilizam para obter controle sobre a situação (Schipper e cols., 1996).

Nas últimas décadas, o surgimento de inventários para avaliação da QV inaugurou uma nova etapa. Além da objetivação e operacionalização de conceitos até então considerados "não científicos e impossíveis de mensurar", o entendimento da doença e dos resultados de um tratamento foram ampliados — o foco passou a ser a percepção do paciente a respeito de sua enfermidade. Esse novo paradigma, que tira o paciente do lugar de mero expectador dos tratamentos propostos e o coloca como auxiliar na decisão das intervenções a serem realizadas, concebe o sujeito com um saber sobre si próprio que contribui com a ciência na busca de soluções para alcançar o melhor estado de saúde possível.

Qualidade de vida e epilepsia

As crises, nas síndromes epilépticas, repercutem no cotidiano do paciente e influenciam negativamente a QV: percepção de estigma, discriminação, rejeição e isolamento social; dificuldades no relacionamento interpessoal, para iniciar e manter relações amorosas; limitações às atividades diárias, problemas no trabalho e desemprego e variações na freqüência e gravidade das crises (Devinsky e Penry, 1993; Baker e cols., 1996; Lehrner e cols., 1999).

No início da década de 1980, começaram a surgir estudos voltados para a criação de instrumentos de avaliação da QV, considerando-se as particularidades das pessoas com epilepsia. O primeiro inventário específico abordava principalmente aspectos psicossociais, constituindo-se no embrião dos futuros questionários (Dodrill e cols., 1980).

Em 1992, a Liga Internacional contra a Epilepsia promoveu um evento na cidade do Porto (Portugal) com a finalidade de discutir a QV das pessoas com epilepsia e desenvolver inventários destinados à sua mensuração. Esses instrumentos deveriam ser padronizados e ter suas propriedades psicométricas testadas (Devinsky e Cramer, 1993).

Nas duas últimas décadas, foram desenvolvidos os principais instrumentos para avaliação da QV de indivíduos com epilepsia:

- SF-36 – Medical Outcomes Study Short Form-36 (Ware e Sherbourne 1992; Ware, Gande e IQOLA Project Group, 1994). Essa escala foi traduzida e validada para o português por Ciconelli e cols., 1999.
- WPSI – Washington Psychosocial Seizure Inventory (Dodrill e cols., 1980).
- ESI-55 – Epilepsy Surgery Inventory (Vickrey e cols., 1992).
- QOLIE 89 e as formas reduzidas 31 e 10 – Quality of Life in Epilepsy. Há também uma versão específica para adolescentes, com 48 perguntas

(Devinsky e cols., 1995; Cramer e cols., 1996; Cramer e cols.,1998; Cramer e cols., 1999).

- LQOL – Liverpool Quality of Life (Rapp e cols., 1998).
- SHE – Subjective Handicap in Epilepsy (O'Donoghue e cols., 1998).
- PESOS – Performance, Sociodemographic Aspects, Subjective evaluation / estimation (May e Pfäfflin, 2001).

Surgiram, ainda, questionários padronizados com o objetivo de avaliar aspectos específicos, como gravidade das crises e efeitos adversos das medicações.

Gravidade das crises

- "VA" Seizure Frequency and Severity Rating (Cramer e cols., 1983): avalia a preocupação com as crises, fatores precipitantes, não-adaptação à medicação, padrão diurno ou noturno e alteração de consciência.
- LSSS – Liverpool Seizure Severity Scale (Baker e cols., 1991; Smith e cols., 1991): escala auto-aplicável, com questões sobre a percepção do paciente frente à alteração de consciência, tipo e aspectos da recuperação (cognição, queda, incontinência urinária, mordedura de língua e sonolência).
- National Hospital Seizure Severity Scale (O'Donoghue e cols., 1996): instrumento composto por oito questões sobre movimentos tônico-clônicos, queda, ferimentos, incontinência urinária, alteração de consciência, recuperação pós-ictal e automatismos.
- SSQ – Seizure Severity Questionnaire (Cramer e French, 2001): questionário composto por 28 questões, divididas em três domínios: aviso, fenômenos ictais e período de recuperação. Nos dois últimos domínios há uma classificação quanto à duração, freqüência, gravidade e grau de incômodo causado pelos eventos.

Efeitos adversos das medicações

- SEALS – Side Effect and Life Satisfaction Inventory (Gillham e cols., 2000).
- AEP – Adverse Events Profile (Guilliam, 2002; Guilliam e cols., 2004).

Inventários genéricos utilizados na avaliação da qualidade de vida

Os instrumentos genéricos são desenvolvidos com a finalidade de refletir, numa população, o impacto de uma doença sobre a vida dos pacientes. Avaliam os aspectos relativos a função, disfunção, desconforto físico e emocional. Podem ser utilizados em qualquer população, mas não são capazes de detectar aspectos particulares ou específicos da QV em uma determinada doença (Ciconelli, 1997).

SF-36

O inventário genérico *Medical Outcomes Study 36 item Short-form Health Survey* (SF-36) é o mais popular dos instrumentos genéricos utilizados na avaliação da QV, com mais de 400 publicações mundiais, 66 adaptações culturais e validado para o Brasil (Ciconelli e cols., 1999). De fácil compreensão e aplicação, é uma escala multidimensional, constituída por 36 itens divididos em oito subescalas ou domínios: capacidade funcional (10 itens); dor (2 itens); limitações por aspectos da saúde física (4 itens); limitações por aspectos da saúde emocional (3 itens); estado geral de saúde (5 itens); vitalidade (4 itens); saúde mental (5 itens); funcionamento social (2 itens) e mais uma questão de avaliação comparativa entre as condições de saúde atual e do ano anterior (Ware e Sherbourne, 1992). Os escores obtidos em cada domínio são convertidos em valores de zero a 100 — zero indica valor mínimo e 100 indica valor máximo atribuído à QV.

O SF-36 é, atualmente, o inventário genérico mais usado para avaliar a QV de indivíduos com epilepsia. Várias escalas específicas para uso nas epilepsias foram desenvolvidas a partir do SF-36, ao qual foram acrescidos itens relevantes da vida desses pacientes.

Escores elevados têm sido encontrados em pacientes com crises epilépticas controladas, ao passo que indivíduos com crises recorrentes apresentam índices piores, quando comparados à população em geral. Tais resultados indicam e confirmam a sensibilidade desse instrumento para avaliar a QV desses pacientes (Leidy e cols., 1999).

Dados da literatura sugerem que os domínios "limitações por aspectos da saúde física" e "limitações por aspectos da saúde emocional" são os mais sensíveis na discriminação de mudanças na QV relacionadas à freqüência de crises epilépticas (Wagner e cols., 1995; Malmgren e cols., 1997; Stavem e cols., 2000). O conteúdo desses domínios procura verificar a interferência de problemas com a saúde física e emocional nas atividades da vida diária. A subescala "estado geral de saúde" tem se mostrado igualmente útil na compreensão da melhora na QV em função da diminuição na freqüência de crises (Malmgren e cols., 1997).

Um estudo realizado na Unifesp (2003) avaliou uma amostra de cinqüenta pacientes com epilepsia do lobo temporal por esclerose do hipocampo, refratários ao tratamento clínico. O índice "estado geral da saúde" (= 56) foi o mais baixo.

Essa subescala é composta por questões que dizem respeito à percepção do indivíduo sobre seu estado de saúde e o quanto se sente doente ou saudável. Nossos achados sugerem que, devido à elevada freqüência de crises, esses indivíduos carregam a sensação de serem doentes (Alonso e cols., 2004).

NHP

O *Nottingham Health Profile* é um questionário genérico constituído de 38 itens, que abordam a QV em seis categorias: capacidade física (8 questões); dor (8); alterações do sono (4); nível de energia (3); reações emocionais (10) e isolamento social (5). Cada resposta positiva corresponde a um escore de 1 e cada negativa a 0, perfazendo uma pontuação máxima de 38. Embora menos citado que o SF-36, tem sido utilizado como instrumento auxiliar padrão nos processos de validação de outros inventários, tendo sido validado para o português (Teixeira e cols., 2004).

Instrumentos específicos utilizados na avaliação da QV nas epilepsias

Os instrumentos específicos são capazes de avaliar, de forma individual e particular, determinados aspectos da QV, com maior capacidade de detecção de melhora ou piora do aspecto em estudo. Sua principal característica é o potencial de mostrar sensibilidade às alterações (*responsiveness*) após uma determinada intervenção. Podem ser específicos para uma função (capacidade física, sono, função sexual), uma população (idosos, crianças) ou uma alteração, como a dor (Guyatt, 1995).

WPSI

O *Washington Psychosocial Seizures Inventory* (WPSI) foi um inventário pioneiro na avaliação da QV nas epilepsias. Desenvolvido com o objetivo de avaliar problemas psicossociais, foi a primeira tentativa de objetivar, em um questionário, a problemática vivida pelos indivíduos com epilepsia. Composto por 132 questões, com duas alternativas para respostas (sim ou não), apresenta oito categorias: suporte familiar, esfera interpessoal, esfera social, esfera vocacional, *status* sócio-econômico, ajustamento às crises, administração do tratamento/medicações e funcionamento psicossocial global (Dodrill e cols., 1980). O WPSI conta com uma versão em português (Tella e cols., 1995), porém ainda não validada para nossa população.

Trata-se de um instrumento abrangente, mas limita-se a incluir respostas fechadas (sim ou não), que não permitem expressar a extensão do problema. As escalas de QV mais utilizadas atualmente são aquelas que permitem respostas em um circuito crescente ou decrescente de intensidade dos estados de saúde/enfermidade, contribuindo para maior discriminação e precisão de tais estados. De qualquer modo, os diferentes níveis de dificuldade ou impacto em cada domínio do WPSI foram observados segundo variáveis sócio-demográficas (nível de escolaridade e situação ocupacional) e clínicas (tipo de crise, idade de início, duração da epilepsia, controle das crises e tratamento); isso demonstra a sensibilidade do instrumento em relação às diferenças culturais (Tella e cols., 1995; Swinkels e cols., 2000).

Em países subdesenvolvidos, indivíduos com epilepsia revelam problemas em todas as áreas de funcionamento psicossocial. Pacientes que não apresentam controle de suas crises epilépticas têm suas dificuldades psicossociais agravadas. Na Europa, a problemática psicossocial que esses pacientes vivenciam parece menos séria. A existência de programas de suporte médico e vocacional minimiza as queixas relatadas nos domínios referentes à esfera vocacional e ao *status* econômico do WPSI (Dodrill e cols., 1984).

ESI-55

O *Epilepsy Surgery Inventory* (ESI-55) foi desenhado por Vickrey e cols. (1992) com o objetivo de avaliar mudanças na QV de pacientes submetidos à lobectomia temporal. Para isso, os autores usaram o instrumento genérico SF-36, acrescentando a ele 19 itens sobre aspectos relevantes da vida de pessoas com epilepsia, compondo o ESI-55. As 19 questões complementares do ESI-55 dizem respeito às limitações físicas, emocionais, cognitivas e sociais impostas pelas epilepsias, bem como o grau de preocupação com a ocorrência de novas crises epilépticas (Vickrey e cols., 1992; Devinsky e Cramer, 1993).

O ESI-55 é composto por 11 subescalas ou domínios: capacidade funcional (10 questões), limitações por aspectos da saúde física (5 questões), dor (2 questões), limitações por aspectos da saúde emocional (5 questões), estado geral de saúde (9 questões), funcionamento social (2 questões), bem-estar emocional (5 questões), energia/fadiga (4 questões), funcionamento cognitivo (5 questões), limitações por problemas cognitivos (5 questões) e qualidade de vida global (2 questões). Foi incluído ainda um item a respeito da percepção de mudanças no estado de saúde.

O ESI-55 continua sendo bastante utilizado, principalmente em estudos que avaliam a QV no tratamento cirúrgico das epilepsias (Selai e cols., 2000; Vickrey e cols., 2000; Spencer e cols., 2003; Mikati e cols., 2004). É o primeiro inventário de QV específico para as epilepsias validado para o Brasil (Alonso e cols., 2006).

QOLIE-89

O instrumento *Quality of Life in Epilepsy* (QOLIE-89) foi desenvolvido por Devinsky e cols. (1995) e consiste do instrumento genérico SF-36, ao qual foram acrescidas questões específicas sobre dificuldades cognitivas, preocupação com as crises, direção de veículos, trabalho, efeitos da medicação e outras. Possui 17 domínios: capacidade funcional (10 itens), limitações por aspectos da saúde física (5 questões), limitações por aspectos da saúde emocional (5 questões), estado geral de saúde (5 questões), dor (2 questões), bem-estar emocional (5 questões), energia/fadiga (4 questões), preocupação com as crises (5 questões), efeitos da medicação (3 questões), desânimo relacionado à epilepsia (2 itens), trabalho/direção de veículos/funcionamento social (11 questões), suporte social (4 questões), isolamento social (2 questões), problemas de memória (6 questões), dificuldade de atenção/concentração (9 questões), problemas de fala/linguagem (6 questões), qualidade de vida global (2 itens) e mais três itens que não são transformados em escores (um sobre mudanças no estado de saúde, um sobre relacionamento sexual e um sobre saúde global).

O desenvolvimento do QOLIE-89 inaugurou uma nova etapa: a abrangência de seus temas proporcionou avanços na compreensão de como as crises epilépticas afetam a vida das pessoas no que se refere à percepção do estigma, à vergonha de apresentar uma crise em público e aos problemas nas esferas social e laboral (Devinsky e Penry, 1993).

QOLIE-31

Versão abreviada do QOLIE-89, este é sem dúvida o inventário de QV mais utilizado mundialmente, com maior número de validações — Alemanha, Espanha, França, Itália, Hungria, Tailândia, República Tcheca e Brasil (Silva e cols., 2007) — e uma adaptação cultural para a Grécia. De fácil compreensão, consegue ser sintético e conservar os aspectos mais importantes na avaliação da QV de indivíduos com epilepsia. É composto por sete subescalas: preocupação com as crises (5 itens), bem-estar emocional (5 itens), energia/fadiga (4 itens), funcionamento cognitivo (6 itens), efeitos da medicação (3 itens), funcionamento social (5 itens) e qualidade de vida global (2 itens) (Cramer e cols., 1998). É utilizado em muitos estudos que incluem a mensuração da QV.

QOLIE-AD-48

O *Quality of Life in Epilepsy Inventory for Adolescents* foi desenhado para verificar questões específicas da adolescência. Possui 48 questões divididas em oito domínios: impacto da epilepsia (12 itens), funcionamento cognitivo (10 itens), atitudes relacionadas à epilepsia (4 itens), capacidade funcional (5 itens), estigma (6 itens), suporte social (6 itens), atitudes na escola (4 itens) e percepção sobre a saúde (3 itens), com escores de zero a 100 — escores mais altos indicam melhor QV (Cramer e cols., 1999).

QOLIE-10

O instrumento *Quality of Life in Epilepsy* (QOLIE-10) é uma versão reduzida do QOLIE-89. Possui apenas dez questões para avaliar o impacto da epilepsia nos seguintes aspectos: vitalidade, saúde mental, direção de veículos, trabalho, funcionamento social, memória, preocupação com as crises, efeitos adversos da medicação no corpo e na cognição e qualidade de vida global (Cramer e cols., 1996).

SHE

A elaboração do inventário *Subjective Handicap of Epilepsy* (SHE) teve como fundamento o conceito de *handicap*, proposto pela Organização Mundial da Saúde. O termo refere-se a uma série de desvantagens que o indivíduo experimenta como conseqüência de sua doença, impedindo-o de desempenhar de forma normal ou desejável seu papel na sociedade.

Esta escala apresenta 32 itens divididos em seis domínios: atividade profissional e estudos (8 itens), relacionamentos interpessoais e sociais (4 itens), autopercepção (5 itens), saúde física (4 itens), grau de satisfação com a vida de modo global (4 itens) e percepção de mudanças no estado de saúde (7 itens). A pontuação de cada domínio é transformada em valores de zero a 100, no qual o zero indica o maior *handicap* e 100 indica o menor.

O SHE não se propõe a ser uma medida de QV global relacionada à saúde, mas uma avaliação das desvantagens físicas, cognitivas, emocionais e sociais impostas pela doença (D'Onoghue e cols., 1998).

PESOS

O Inventário *Performance, Sociodemographic Aspects, Subjective Evaluation/Estimation* foi desenhado no Centro de Epilepsia de Bethel, Alemanha, onde foi aplicado em 509 pacientes com epilepsia de difícil tratamento.

Em algumas subescalas, os dados não são mensurados e, em outras, as respostas são transformadas em escores. Compreende os seguintes domínios: dados sócio-demográficos, avaliação subjetiva da situação de trabalho, avaliação subjetiva da situação escolar, avaliação subjetiva do contexto familiar, aspectos sobre as crises, avaliação subjetiva da eficácia e tolerabilidade às medicações, limitações para realização das atividades da vida diária e lazer, relacionamentos e suporte social, restrições na vida cotidiana atribuídas à epilepsia, adaptação às crises, estigma e preocupações relativas à epilepsia.

Este inventário possui uma função dupla: diagnóstica e avaliativa. Por um lado, identifica problemas nas diversas esferas da vida de indivíduos com epilepsia; por outro, avalia mudanças significativas ocorridas após a intervenção em grupos de aconselhamento e apoio (May e Pfäfflin, 2001). Embora seja um questionário novo, completo e abrangente, é mais complexo e longo, e contempla dados subjetivos. Talvez por esses motivos, ele seja tão pouco utilizado.

LQOLB (Liverpool Quality of Life Battery)

A bateria desenvolvida em Liverpool, Reino Unido, na década de 1990, é composta de várias escalas que avaliam aspectos específicos da QV de indivíduos com diferentes patologias, além das escalas específicas para pacientes com epilepsia. Fazem parte dessa bateria uma série de inventários, mas aqui serão abordados apenas os mais citados na literatura:

- LSSS – Liverpool Seizure Severity Scale (Baker e cols., 2001).
- SEALS – Side Effects and Life Satisfaction (Gillham e cols., 1996).
- NHP – Nottingham Health Profile (Teixeira e cols., 2004).
- HADS – Hospital Anxiety and Depression Scale (Zigmond e Snarth, 1983).
- POMS – Profile of Mood States (McNair e cols., 1981; Baker e cols., 1993; Elixhauser e cols., 1999).
- Rosenberg Self-steem Scale (Baker e cols., 1993; Cramer e cols., 1999).

LSSS

Baker e cols. (1991) desenharam uma medida com base nos sintomas de gravidade das crises epilépticas. O *Liverpool Seizure Severity Scale* (LSSS) contém 20 itens divididos em dois domínios:

- Percepção do paciente em relação à crise: grau de conhecimento sobre as crises, duração da crise, presença de aura, ocorrência durante o sono, possibilidade de machucar-se durante a crise, freqüência em que elas ocorrem, interrupção das atividades e gravidade global da crise.
- Sintomas ictais e pós-ictais: perda de consciência, queda, abalos clônicos e tônicos, incontinência urinária, mordedura de língua, confusão mental, cefaléia e tempo necessário para recuperação.

Esta escala tem sido utilizada em ensaios clínicos multicêntricos (Smith e cols., 1993). Inicialmente usada somente na Grã-Bretanha, foi validada para a população norte-americana (Rapp e cols., 1998).

SEALS

O Side Effects and Life Satisfaction Inventory (SEALS) foi desenvolvido com o objetivo de avaliar efeitos adversos das drogas antiepilépticas (DAEs) a partir das queixas relatadas pelos próprios pacientes. Criado por Brown e Tomlison (1982), inicialmente com 50 itens, permite a identificação de efeitos adversos subjetivos e sutis, bem como efeitos psicossociais de uma medicação quando comparada a outras. Por ter se mostrado útil em ensaios clínicos multicêntricos com novas DAEs, tornou-se um instrumento de avaliação clínica para uso em consultas periódicas.

Posteriormente, o SEALS foi reduzido a 38 itens (Gillham e cols., 1996). Achados sugerem que o instrumento é sensível às mudanças observadas a partir da introdução de um novo medicamento, para avaliar a satisfação do paciente com o tratamento proposto e seu impacto sobre a QV. Seus estudos de validação têm sido ampliados (Gillham e cols., 2000).

AEP

O *Adverse Events Profile* (AEP) é um instrumento atual, criado para avaliar os efeitos adversos das DAEs. São 19 itens que avaliam a freqüência desses efeitos, com uma pontuação de 1 a 4 (o 4 indica maior freqüência do evento). Achados sugerem que a toxicidade causada por medicação pode manifestar-se de forma subclínica, nem sempre detectável precocemente. A aplicação do AEP a pacientes ambulatoriais permitiu reduzir bastante os efeitos adversos dos medicamentos durante os quatro meses do estudo (Gillham e cols., 2004). Há controvérsias sugerindo que o método de perguntar diretamente ao paciente sobre a presença de efeitos adversos aumenta o relato desses efeitos, se comparado à entrevista espontânea (Cramer e cols., 1999).

POMS

O *Profile of Mood States* (POMS) foi desenvolvido para avaliar estados de humor e mudanças ocorridas após a introdução de medicamentos ou outras intervenções. Inclui 65 adjetivos, mas a forma abreviada (36 itens) tem sido mais utilizada. Inclui seis subescalas: tensão/ansiedade, depressão/desânimo, raiva/hostilidade, vigor/atividade, fadiga/inércia e confusão/perturbação mental. Os escores de cada domínio são combinados em um escore total, utilizando respostas que vão de zero (nunca) a 4 (extremamente), para cada item (McNair e cols., 1981; Baker e cols., 1993; Elixhauser e cols., 1999).

HADS

O *Hospital Anxiety and Depression Scale* (HADS) foi desenvolvido por Zigmond e Snarth (1983) para investigar a prevalência de problemas emocionais entre pacientes ambulatoriais. Existia a necessidade de um questionário breve, de fácil administração e que pudesse trazer informações sobre estados emocionais. É um questionário auto-administrável de 14 itens, desenvolvido para medir sintomas de depressão (7 itens) e ansiedade (7 itens), numa escala que vai de zero (normal) a 4 pontos (insatisfação extrema). O escore total vai de zero a 21 pontos.

The Rosenberg Self-Esteem Scale

A escala de auto-estima de Rosenberg é a mais conhecida para avaliar auto-estima de modo global. São dez itens auto-administráveis, com escores de zero (discordo totalmente) a 4 (concordo totalmente), em que o indivíduo define conceitos sobre si mesmo (ex: Eu sinto que tenho um grande número de qualidades). O escore total vai de 10 a 40 pontos — quanto maior a pontuação, mais positivas as atitudes relacionadas à auto-estima (Baker e cols., 1993; Cramer e cols., 1999).

Número de estudos com os diferentes inventários de QV desde 1980

Inventários	Intervalo de anos	Número total de estudos	Número de estudos em 2006/2007
SF-36	1995-2006	39	1
NHP	1999-2007	6	1
WPSI	1980-2005	49	0
ESI-55	1992-2006	16	1
SEALS	1996-2006	10	1
QOLIE-89	1995-2007	41	4
QOLIE-10	1996-2006	16	2
QOLIE-31	1998-2007	42	9
QOLIE-AD-48	1999-2006	8	1
SHE	1998-2006	3	1
PESOS	2001-2006	2	1

* Dados obtidos no Medline.

Aspectos envolvidos na validação de um instrumento

Tradução e adaptação cultural

A maior parte dos instrumentos de avaliação da QV foi formulada na língua inglesa e, por isso, direcionada para o uso em pessoas que falam esse idioma. Devido ao crescente número de ensaios clínicos multicêntricos, tornou-se necessário desenvolver medidas delineadas especificamente para utilização em países não anglófonos.

Para isso, é preciso criar uma nova medida ou modificar um instrumento previamente validado em outra língua, por meio de adaptação cultural. A criação de um novo instrumento demanda mais tempo e empenho, tanto pessoal quanto financeiro, para o estabelecimento de novos conceitos e nova relação de itens e para a verificação de sua validade (Ciconelli, 1997). O desenho de um instrumento original ainda implica em que este possa ser reproduzido em populações diferentes com a mesma patologia, e que suas propriedades psicométricas sejam confirmadas.

Para utilizar um instrumento já validado em outra língua, é necessário fazer uma avaliação rigorosa de sua tradução e adaptação transcultural, bem como um estudo que confirme suas propriedades de medida (Ciconelli, 1997). Os passos envolvidos nesse processo são: tradução, adaptação cultural e estudo das propriedades psicométricas do instrumento, da confiabilidade e da validade.

Tradução

A *back-translation*, ou retrotradução, é uma das técnicas de tradução mais utilizadas. Esse método implica em cuidados especiais para preservar, em cada detalhe, o significado da versão original do instrumento na versão para o novo idioma (Guillemin, 1995).

Adaptação cultural

A adaptação cultural envolve o processo de tradução, considerando-se as particularidades da cultura para a qual o instrumento foi traduzido. Deve-se observar a equivalência em relação à língua de origem (Flaherty e cols., 1988), nos seguintes aspectos:

- Equivalência semântica: corresponde à equivalência gramatical e de vocabulário. Procura-se manter o significado de cada item do instrumento após a tradução para a língua desejada.
- Equivalência conceitual: o instrumento deverá medir o mesmo construto básico, tanto na cultura de origem quanto naquela para a qual ele será adaptado.
- Equivalência de conteúdo: cada item do instrumento deve representar adequadamente o fenômeno investigado em diferentes culturas.
- Equivalência de critério: as normas de interpretação dos dados obtidos devem ser as mesmas, qualquer que seja a cultura na qual se realiza o estudo.
- Equivalência experimental ou cultural: os termos utilizados no instrumento devem ser coerentes com as experiências vividas pela população a que se destina, dentro do seu contexto cultural. Assim, na validação do

SF-36 para o Brasil, a expressão "jogar golfe" foi substituída por "jogar bola", pois golfe é um esporte pouco popular no país.

Avaliação das propriedades psicométricas de um instrumento

Para que um instrumento representativo de um dado fenômeno seja utilizado em diferentes culturas é importante que, além da tradução e adaptação para a cultura desejada, suas propriedades psicométricas (confiabilidade e validade) sejam confirmadas.

Confiabilidade

A confiabilidade — também chamada de reprodutibilidade, precisão, fidedignidade ou exatidão — reflete a extensão com que avaliações obtidas em diferentes circunstâncias produzem resultados semelhantes. Para se determinar a confiabilidade de uma medida, é necessário demonstrar que avaliações em diferentes ocasiões, realizadas por diferentes observadores ou por testes da mesma natureza, produzem resultados semelhantes (Carmines e Zeller, 1979; Streiner e Norman, 1989). Ela é expressa por um valor que pode variar de zero (ausência de confiabilidade) a 1 (confiabilidade perfeita) (Carmines e Zeller, 1979; Streiner e Norman, 1989).

A avaliação da confiabilidade de um instrumento é feita por meio da comparação de diversas aplicações do instrumento ao mesmo sujeito. Dois aspectos da confiabilidade são mais freqüentemente avaliados: a confiabilidade entre diferentes avaliadores (os mesmos indivíduos são avaliados por dois ou mais avaliadores, com o objetivo de investigar a concordância de aplicação e/ou de interpretação entre os avaliadores) e a confiabilidade intra-observador ou teste-reteste (um grupo de sujeitos é avaliado em dois momentos diferentes, visando estabelecer em que grau o instrumento pode reproduzir os resultados) (Menezes e Nascimento, 2000).

O intervalo de tempo entre uma aplicação e outra não deve ser muito curto, para evitar o efeito da memória, nem muito longo, pois a característica avaliada pode sofrer alterações com o decorrer do tempo. Os intervalos mais comuns variam de 2 a 14 dias

(Streiner e Norman, 1989). O pressuposto é o de que não existe mudança substancial, no construto que está sendo medido, entre essas duas ocasiões ao longo do tempo; por isso, é possível verificar a estabilidade temporal do instrumento.

O grau de concordância entre as avaliações é quantificado por meio de coeficientes de confiabilidade, que podem ser calculados de várias formas. Medidas de confiabilidade como o Coeficiente de Correlação de Pearson e o Coeficiente de Correlação Intraclasse (*Intraclass Coeficient Correlation – ICC*) (Hays e cols., 1993) são mais adequadas por controlarem o efeito do acaso.

O terceiro modo de avaliação da confiabilidade é realizado por meio da *consistência interna*, que pode ser definida em função do número de itens e da covariância existente dentro de uma subescala que mede um construto em particular (Hays e cols., 1993). Trata-se de avaliar a confiabilidade de uma escala, somando-se os escores de vários itens para formar um escore total. Em uma escala desse tipo, cada item mede algum aspecto do construto medido por toda a escala, e os itens devem ser consistentes na indicação da característica (Pereira, 2001).

O coeficiente alfa de Cronbach é um indicador do grau de convergência entre diferentes itens de um domínio, que hipoteticamente foram escolhidos por representar o conceito em questão, assumindo valores entre 0 e 1 (Nunnally e Bernstein, 1994). Medidas de confiabilidade maiores que 0,7 são aceitáveis para estudos clínicos e ensaios clínicos randomizados.

Validade

A validade de um instrumento corresponde à sua capacidade de mensurar o fenômeno que ele se propõe avaliar (Fletcher e cols., 1996) e envolve um componente conceitual e um componente operacional (Menezes e Nascimento, 2000). O primeiro refere-se ao julgamento, por parte do pesquisador, sobre se o instrumento mede o que deveria medir, o que torna essa forma de aferição mais subjetiva. Já a validade operacional envolve uma avaliação sistemática (muitas vezes com o uso de métodos estatísticos) do instrumento, em comparação com um critério externo existente previamente e considerado como "padrão ouro". Os aspectos observados no estudo da validade são o construto, o conteúdo e o critério.

A *validade do conteúdo*, às vezes denominada *validade nominal*, é uma avaliação subjetiva, porém sistemática, da exatidão com que o conteúdo de uma escala representa o trabalho de medição em andamento. Nesse tipo de validade, procura-se examinar se os itens da escala abrangem adequadamente todo o domínio do construto em análise. Dada sua natureza subjetiva, a validade de conteúdo, por si só, não é uma medida suficiente da validade de uma escala, mas auxilia na interpretação dos escores da escala (Pereira, 2001).

A *validade de critério* reflete se uma escala funciona conforme o esperado em relação a outras variáveis selecionadas como critérios significativos. Podem incluir características demográficas e psicográficas, medidas de atitude e de comportamento, ou ainda escores obtidos de outras escalas (Pereira, 2001). Pode ser vista como um tipo especial de validade construtiva, na qual as hipóteses fortes são feitas com uma medida usada como critério ou quase como um "padrão ouro", visto que no âmbito da QVS não podemos chamar esses outros critérios de "padrão ouro" (Hays e cols., 1993).

A validade de construto ou *de construção* refere-se à demonstração de que o instrumento mede aquilo que ele se propõe a medir. Ao determinar a validade de um construto, buscam-se evidências que sustentem a interpretação dos escores e sua relação com os conceitos que estão sendo avaliados (Hays e cols., 1993; Pereira, 2001). A validade de um construto inclui as validades convergente, discriminante e nomológica. A validade convergente indica até que ponto a escala se correlaciona positivamente com outras medidas do mesmo construto. A validade discriminante mostra quanto uma medida não se correlaciona com outros construtos que supomos realmente divergentes. A validade nomológica, por fim, mostra como a escala se correlaciona, de maneiras previstas teoricamente, com medições de construtos diferentes, mas relacionados. Formula-se um modelo teórico que conduz a outras deduções, testes e inferências. Gradativamente, constrói-se uma rede nomológica em que vários construtos são inter-relacionados sistematicamente (Pereira, 2001).

Responsividade

A responsividade é a sensibilidade às mudanças, ou seja, a habilidade do instrumento em detectar diferenças nos resultados, mesmo que sejam pequenas. Um instrumento é responsivo na medida em que seus resultados mudam com a mudança das condições clínicas (Hays e cols., 1993; Scientific Advisory, 2002).

O índice estatístico mais utilizado para avaliação da responsividade é o efeito do tamanho da amostra (effect-size), que é uma medida estimativa da magnitude da mudança no estado de saúde. Para tanto, devem-se comparar os escores do inventário obtidos antes e depois da intervenção realizada. Valores maiores que 0,2 indicam efeitos pequenos de mudança; entre 0,5 a 0,8 efeitos moderados; maiores de 0,8 apontam para grandes efeitos (Cohen, 1977). A responsividade pode ser interpretada como um nível significativo de mudança considerado importante para o indivíduo que apresenta uma morbidade, para as pessoas próximas ou para os cuidadores.

Criação de um novo instrumento

A construção de escalas engloba um pólo teórico e um operacional.

O primeiro pólo trata da teoria que deve fundamentar qualquer procedimento científico — nesse caso, a teoria sobre o construto ou objeto de estudo para o qual se quer desenvolver um instrumento de medida, bem como a operacionalização do construto em itens. Os procedimentos teóricos devem ser elaborados para cada instrumento, dependendo, portanto, da literatura existente sobre o construto que o instrumento pretende medir.

A operacionalização de um construto é a expressão da representação comportamental do construto, ou seja, os itens do instrumento que os sujeitos terão de executar ou responder para que se possa avaliar a magnitude da presença do construto nas questões desenvolvidas.

No processo de elaboração de um instrumento, os itens não são coletados de forma aleatória, mas selecionados em função das definições operacionais de um construto que foi exaustivamente analisado em seus fundamentos teóricos e nas evidências empíricas disponíveis. Assim, não se deve aceitar qualquer item que pareça medir o construto, mas somente aqueles que correspondem às definições teóricas e às definições operacionais compatíveis.

Na construção dos itens de um instrumento, algumas regras ou critérios são fundamentais (Pasquali, 2000):

- Simplicidade: um item deve expressar uma única idéia.
- Clareza: o item deve ser inteligível mesmo para as camadas menos instruídas da população. O melhor é usar frases curtas, com expressões simples e inequívocas. Deve-se evitar gírias, mas as variantes lingüísticas da população-alvo devem ser utilizadas na formulação dos itens.
- Relevância: a escolha dos itens deve ser consistente com o construto que se deseja avaliar.
- Precisão: o item deve possuir uma posição definida no contínuo do atributo e ser distinto dos demais itens que cobrem o mesmo contínuo.

Outra consideração importante é verificar a análise teórica dos itens: ao operacionalizar o construto por meio de itens, estamos diante da hipótese de que eles representam o construto que se quer estudar. Essa avaliação é feita por juízes, que devem avaliar a compreensão dos itens propostos e a pertinência desses itens ao construto em questão.

Considerações finais sobre a validação de instrumentos e os estudos em QV

O processo descrito acima permite que instrumentos relevantes e popularizados em outros países sejam difundidos em nosso país. Isso permite uniformizar a linguagem, com o uso dos mesmos conhecimentos, e contribui para melhorar a pesquisa em QV nas epilepsias no Brasil e no mundo. Validar um instrumento não é tarefa difícil, mas exige um cuidadoso trabalho de pesquisa, para que o instrumento criado cumpra sua finalidade.

No Brasil, até poucos anos atrás, quando um pesquisador desejasse avaliar o impacto da epilepsia sobre a QV, criava seu próprio instrumento, levando em consideração a sua percepção a respeito das queixas ouvidas no atendimento aos pacientes. Assim, vários inventários eram criados, mas sem os cuidados necessários para a construção e mensuração das propriedades psicométricas dos instrumentos. Existiam vários questionários para medir o mesmo fenômeno, como o impacto das crises ou do tratamento na vida das pessoas, mas com pequena difusão para os diversos serviços de epilepsia brasileiros.

Há atualmente, no país, uma preocupação em garantir que nos estudos sobre QV sejam utilizadas escalas validadas para nosso idioma. Aqueles que se dedicam ao desenvolvimento de novos instrumentos de QV no Brasil têm procurado conhecer e seguir as regras necessárias na elaboração e validação desses instrumentos. Outra mudança significativa diz respeito ao maior interesse e difusão dos estudos em QV no Brasil, o que se concretiza com as publicações nacionais sobre o tema. Novos passos nesse caminho fazem-se necessários, como a criação de um grupo nacional de estudos sobre QV nas epilepsias, permitindo o diálogo entre os diversos centros de pesquisa e a possibilidade de trabalhos conjuntos.

Referências bibliográficas

Anderson KL, Burckhardt CS. Conceptualization and measurement of quality of life as an outcome variable for health care intervention and research. *J Adv Nurs.* 1999; 29:296-306.

Alonso NB, Ciconelli RM, da Silva TI, e cols. The Portuguese version of the Epilepsy Surgery Inventory (ESI-55): cross-cultural adaptation and evaluation of psychometric properties. *Epilepsy Behav.* 2006; 9:126-32.

Alonso NB, da Silva TI, Miyashira FS, e cols. Impacto da epilepsia por esclerose mesial na qualidade de vida. *J Epilepsy Clin Neurophysiol.* 2004; 10:51-5.

Baker GA, Jacoby A, Chadwick DW. The associations of psychopathology in epilepsy: a community study. *Epilepsy Res.* 1996; 25:29-39.

Baker GA, Smith DF, Dewey M, Morrow J, Crawford PM, Chadwick DW. The development of a seizure severity scale as an outcome measure in epilepsy. *Epilepsy Res.* 1991; 8:245-51.

Brown SW, Tomlinson LL. Anticonvulsant side-effects: a self-report questionnaire for use in community surveys. *Br J Clin Pract.* 1982; 18 (Symposium Supplement):147-9.

Carmines EG, Zeller RA. *Reliability and validity assessment.* Sage University paper series on quantitative applications in social sciences. Londres e Beverly Hills: Sage Publications; 1979.

Ciconellli RM. Tradução para o português e validação do questionário genérico de avaliação de qualidade de vida "Medical Outcomes Study 36- item Short form health survey" (SF-36) [tese] São Paulo: Universidade Federal de São Paulo–Escola Paulista de Medicina; 1997.

Ciconelli RM, Ferraz MB, Santos W, Meinão I, Quaresma MR. Brazilian-Portuguese version of SF-36. A reliable and valid quality of life outcome measures. *Rev Bras Reumatol.* 1999; 39:143-50.

Cohen J. Statistical power analysis for the behavioral sciences. Nova York: Academic Press; 1977.

Cramer JA, French J. Quantitative assessment of seizure severity for clinical trials: a review of approaches to seizure components. *Epilepsia.* 2001; 42:119-29.

Cramer JA, Perrine K, Devinsky O, Bryant-Comstock L, Meador K, Hermann B. Development and cross-cultural translations of a 31-item quality of life in epilepsy inventory. *Epilepsia.* 1998; 39:81-8.

Cramer JA, Perrine K, Devinsky O, Meador K. A brief questionnaire to screen for quality of life in epilepsy: the QOLIE-10. *Epilepsia.* 1996; 37:577-82.

Cramer JA, Smith DF, Mattson RH, Delgado-Escueta AV, Collins JF, the VA Epilepsy Cooperative Study Group. A method of quantification for the evaluation of antiepileptic drug therapy. *Neurology.* 1983; 33:26-37.

Cramer JA, Westbrook LE, Devinsky O, Perrine K, Glassman MB, Campfield C. Development of the quality of life in epilepsy inventory for adolescents: the QOLIE-AD-48. *Epilepsia.* 1999; 40:1114-21.

da Silva TI, Ciconelli RM, Alonso NB, e cols. Validity and reliability of the Portuguese version of the Quality of Life in Epilepsy Inventory (QOLIE-31) for Brazil. *Epilepsy Behav.* 2007; 10:234-41.

Devinsky O, Cramer JA. Introduction: quality of life in epilepsy. *Epilepsia.* 1993; 34 (suppl 4):S1-3.

Devinsky O, Penry JK. Quality of life in epilepsy: the clinician's view. *Epilepsia.* 1993; 34 (suppl 4): S4-7.

Devinsky O, Vickrey BG, Cramer JA, e cols. Development of a quality of life in epilepsy (QOLIE) inventory. *Epilepsia*. 1995; 36:1089-104.

Dodrill CB, Batzel LW, Queisser HR, Temkin NR. An objective method for assessment of psychological and social problems among epileptics. *Epilepsia*. 1980; 21:123-35.

Dodrill CB, Beier R, Kasparick M, Tacke I, Tacke U, Siang-Yang T. Psychosocial problems in adults with epilepsy: comparison of findings from four countries. *Epilepsia*. 1984; 25:176-83.

Elixhauser A, Leidy NK, Meador K, Means E, Willian M. J. The relationship between memory performance, perceived cognitive function, and mood in patients with epilepsy. *Epilepsy Res*. 1999; 37:13-24.

Farquhar M. Definitions of quality of life: a taxonomy. *J Adv Nurs*. 1995; 22:502-8.

Flaherty JA, Gaviria FM, Pathak D, Mitchell T, e cols. Developing instruments for cross-cultural psychiatric research. *J Nerv Ment Dis*. 1988; 176:257-63.

Fletcher RH, Fletcher SW, Wagner EH. *Epidemiologia clínica*: elementos essenciais. Porto Alegre: Artmed; 1996.

Gillham R, Bryant-Comstock L, Kane K. Validation of the Side Effects and Life Satisfaction (SEALS) Inventory. *Seizure*. 2000; 9:458-63.

Gillham R, Baker GA, Thompson P, Birbeck K, McGuire A, Tomlinson IL, e cols. Standardisation of a self-report questionnaire for use in evaluating cognitive affective and behavioral side-effects of anti-epileptic drug treatments. *Epilesy Res*. 1996; 24:47-55.

Guillemin F. Cross-cultural adaptation and validation of health status measures. *Scand J Reumatol*. 1995; 24:61-3.

Guilliam FG. Optimizing health outcomes in active epilepsy. *Neurology*. 2002; 58 (suppl 5):S9-19.

Guilliam FG, Fessler AJ, Baker GA, Vahler V, Carter J, Attarian H. Systematic screening allows reduction of adverse antiepileptic drug effects: a randomized trial. *Neurology*. 2004; 62:23-7.

Guyatt GH. A taxonomy of health status instruments. *J Rheumatol*. 1995; 1188-90.

Hays RD, Anderson R, Revicki D. Psychometric considerations in evaluating health-related quality of life measures. *Qual Life Res*. 1993; 2:441-9.

Leidy NK, Elixhauser A, Vickrey BG, Means E, Willian MK. Seizures frequency and health-related quality of life of adults with epilepsy. *Neurology*. 1999; 53:162-6.

Lehrner J, Kalchmayr R, Serles W, Olbrich A, Pataraia E, Aull S, e cols. Health-related quality of life (HRQOL), activity of daily living (ADL) and depressive mood disorder in temporal lobe epilepsy patients. *Seizure*. 1999; 8:88-92.

Malmgren K, Sullivan M, Ekstedt G, Kullberg G, Kumlien E. Health-related quality of life after epilepsy surgery: a Swedish multicenter study. *Epilepsia*. 1997; 38:830-38.

May TD, Pfäfflin M. Evaluating comprehensive care: description of the PESOS and its psychometric properties. In: Pfäfflin M, Fraser RT, Thorbecke R, Specht U, Wolf P, eds. *Comprehensive care for people with epilepsy*. Londres: John Libbey; 2001.

McNair D. M, Loor M, Droppelman LF. Profile of Mood States, Educational and Industrial Testing Service, San Diego, CA (1981).

Menezes PR, Nascimento AF. Validade e confiabilidade das escalas de avaliação em psiquiatria. In: Gorenstein C, Andrade LHSG, Zuardi AW, eds. *Escalas de avaliação clínica em psiquiatria e psicofarmacologia*. São Paulo: Lemos Editorial; 2000.

Mikati MA, Comair Y, Ismail R, Faour R, Rahi AC. Effects of epilepsy surgery on quality of life: a controlled study in a Middle Eastern population. *Epilepsy Behav*. 2004; 5:72-80.

Nunnally JC, Bernstein IH. *Psychometric theory*. Nova York: McGraw-Hill; 1994.

O'Donoghue MF, Duncan JS, Sander WAS. The National Hospital Seizure Severity Scale: a further development of the Chalfont Seizure Scale. *Epilepsia*. 1996; 37:563-71.

O'Donoghue MF, Duncan JS, Sander WAS. The subjective handicap of epilepsy: a new approach to measuring treatment outcome. *Brain*. 1998; 121:317-43.

Pasquali L. Princípios de elaboração de escalas psicológicas. In: Gorenstein C, Andrade LHSG, Zuardi AW, eds. *Escalas de avaliação clínica em psiquiatria e psicofarmacologia*. São Paulo: Lemos Editorial; 2000.

Pereira JCR. *Análise de dados qualitativos*. São Paulo: Edusp; 2001.

Perrine KR. A new quality-of life-inventory for epilepsy patients: interim results. *Epilepsia*. 1993; 34 (suppl 4):S28-33.

Perrine KR, Hermann BP, Meador KJ, e cols. The relationship of neuropsychological functioning to quality of life in epilepsy. *Arch Neurol*. 1995; 52:997-1003.

Rapp S, Shumaker S, Gibson P, Berzon R, Hoffman R. Adaptation and evaluation of the Liverpool Quality of Life for American epilepsy patients. *Qual Life Res*. 1998; 7:467-77.

Schipper H, Clinch JJ, Olweny CLM. Quality of life studies: definitions and conceptual issues. In: Spilker B, ed. *Quality of life and pharmacoeconomics in clinical trials*. 2ª ed. Philadelphia: Lippincott-Raven; 1996.

Scientific Advisory Committee of Medical Outcomes Trust. Assessing health status and quality of life instruments: attributes and review criteria. *Qual Life Res*. 2002; 11:193-205.

Selai CE, Elstner K, Trimble MR. Quality of life pre and post epilepsy surgery. *Epilepsy Res*. 2000; 38:67-74.

Smith DF, Baker GA, Dewey M, Jacoby A, Chadwick DW. Seizure frequency, patient-perceived seizure severity and psychosocial consequences of intractable epilepsy. *Epilepsy Res*. 1991; 9:231-41.

Smith D, Chadwick D, Baker GA, Davis G, Dewey M. Seizure severity and the quality of life. *Epilepsia*. 1993; 34 (suppl 5):S31-5.

Smith D, Craft BR, Collins J, Mattson RH, Cramer JA, the VA Cooperative Study Group 188. Behavioral characteristics of epilepsy patients compared with normal controls. *Epilepsia*. 1986; 27:760-8.

Spencer SS, Berg AT, Vickrey BG, e cols. Initial outcome in the multicenter study of epilepsy surgery. *Neurology*. 2003; 61:1680-5.

Stavem K, Bjornaes H, Lossius MI. Reliability and validity of a Norwegian version of Quality of Life in Epilepsy Inventory (QOLIE-89). *Epilepsia*. 2000; 41:91-7.

Streiner DL, Norman GR. Health Measurement Scales: a practical guide to their development and use. Nova York: Oxford University Press; 1989.

Swinkels WAM, Shackleton DP, Kasteleijn-Nolst Trenité DGA. Psychosocial impact of seizures in a Dutch epilepsy population: a comparative Washington Psychosocial Seizure Inventory Study. *Epilepsia*. 2000; 41(10):1335-41.

Teixeira-Salmela LF, Magalhães LC, Souza AC, Lima MC, Lima RC, Goulart F. Adaptation of Nottingham Health Profile: a simple measure to assess quality of life. *Cad Saúde Pública*. 2004; 20:905-14.

Tella LMG, Fonseca LC, Bertuqui CM. Avaliação psicossocial em epilepsia: experiência com uma versão do WPSI. *Arq Neuropsiquiatr*. 1995; 53:16-22.

Vickrey BG, Hays RD, Graber J, Rausch R, Engel Jr J, Brook RH. A health-related quality of life instrument for patients evaluated for epilepsy surgery. *Med Care*. 1992; 30:299-319.

Vickrey BG, Berg AT, Sperling MR, e cols. Relationships between seizure severity and health-related quality of life in refractory localization-related epilepsy. *Epilepsia*. 2000; 41:760-4.

Wagner AK, Keller SD, Kosinski M, e cols. Advances in methods for assessing the impact of epilepsy and antiepileptic drug therapy on patients health-related quality of life. *Qual Life Res*. 1995; 4:115-34.

Ware JE, Gandek B, the IQOLA Project Group. The SF-36 health survey: development and use in mental health research and the IQOLA Project. *Int J Ment Health*. 1994; 23:49-73.

Ware JE, Sherbourne CD. The MOS 36-item Short-Form Health Survey (SF-36): I. Conceptual framework and item selection. *Med Care*. 1992; 30:473-83.

Zigmond AS, Snaith RP. The Hostital Anxiety and Depression Scale. *Acta Psychiatr Scand*. 1983; 67:361-70.

Qualidade de vida em crianças com epilepsia

Mauro Muszkat

Conceitos

O termo *qualidade de vida* (QV) tem sido amplamente utilizado na literatura para caracterizar o grau de satisfação encontrada na vida familiar e social, refletindo as experiências, conhecimentos e valores de um indivíduo e da coletividade; é, portanto, uma construção social, suscetível à relatividade cultural dos conceitos de conforto, prazer, acesso à cultura e à educação (Gillian e cols., 1997; Guyatt e Cook, 1994; Souza, 2001).

Assim, a QV não está ligada apenas a valores materiais, mas principalmente a conceitos subjetivos como liberdade, solidariedade e inserção social, conceitos que pressupõem a subjetividade e a singularidade do comportamento humano. QV transcende as condições de vida e de qualidade de saúde, situando-se em um campo de múltiplos significados que, se por um lado relacionam-se a condições e estilos de vida, por outro estão intimamente ligados ao desenvolvimento, aos direitos sociais e aos padrões de tolerância que determinada sociedade estabelece como parâmetros para si (Gillian e cols., 1997; Guyatt e Cook, 1994; Ronem e cols., 2003; Sabaz e cols., 2000; Souza, 2001).

A expressão *qualidade de vida ligada à saúde* (QVS) é definida como um valor atribuído à vida, às percepções das condições sociais, das relações familiares, das restrições impostas pelas doenças crônicas e pelas características do sistema de assistência de saúde. O conceito de qualidade de vida tem raízes bastante antigas, ligadas ao nascimento da medicina social nos séculos XVIII e XIX. Contudo, somente na última década passou a ser redimensionado dentro da ótica da saúde como base para promoção e avaliação de determinantes sociais, familiares e psicológicas relacionados às várias doenças, com a finalidade de avaliar a extensão, o impacto e os impedimentos nas condições elementares da vida, como trabalho, educação, acesso aos recursos de saúde e lazer.

A noção de QV é compartilhada também por diferentes visões do desenvolvimento humano cujo objetivo maior é a humanização e extensão dos conhecimentos sobre o impacto psicológico e social das diferentes doenças, para além de uma visão tecnicista e científica, de base utilitária. Assim, o grau de complexidade da noção de QV envolve a construção de instrumentos que possam, de modo abrangente, ser indicadores de saúde que justifiquem tratamentos, intervenções e medidas epidemiológicas centradas na saúde pública e na educação. Nesse sentido, os indicadores de QV envolveriam parâmetros objetivos — ligados aos recursos de saúde, transporte, acesso à educação e à cultura, por exemplo — e subjetivos — que refletiriam o modo como as pessoas sentem e pensam as suas vidas e dão base aos componentes materiais de uma sociedade. As medidas de QV são indicadores genéricos, realizados por meio de questionários de base populacional. Em estudos epidemiológicos, são bastante úteis para o planejamento e a avaliação do sistema de saúde.

O instrumento desenvolvido pela Organização Mundial de Saúde (OMS) em estudo multicêntrico baseia-se no pressuposto de que a QV é uma construção multidimensional, composta por elementos positivos (como mobilidade e acesso) e negativos (como exclusão, preconceito e segregação). Os questionários do grupo avaliam seis domínios: físico, psicológico, independência, relações sociais, meio ambiente e valores (incluindo a espiritualidade e as crenças pessoais). Em vez de um conceito essencialmente biológico, bioestatístico e economicista da saúde, centrado no custo–efetividade, tem lugar uma visão mais ampla, que contempla o indivíduo, sua família e seus valores culturais, sociais e espirituais, relacionados a determinada condição de saúde.

Essa visão permite também estimar o custo–oportunidade, a eficácia de procedimentos clínicos e a sensibilização do sistema de saúde não apenas para as doenças, mas para os doentes, suas famílias e suas necessidades não biológicas. É importante ter em mente, assim, que esses conceitos não estão apenas a serviço da delimitação de prioridades no racionamento de recursos, mas servem à promoção da saúde numa perspectiva que transcenda a ausência de doença e pense no acesso, na interação, inserção e inclusão social e profissional dos sujeitos (Bruck e cols., 2000; Carpay e cols., 1997; Cramer e cols., 1999).

Qualidade de vida e epilepsia

A epilepsia, enquanto condição crônica de alta prevalência na infância, tem impacto importante no desenvolvimento psíquico/cognitivo e nas relações familiares e sociais da criança acometida. Também há de se considerar a instabilidade psicológica relacionada à imprevisibilidade das crises, ao risco de acidentes e traumatismo crânio-encefálico, aos efeitos colaterais das drogas antiepilépticas (DAEs) e ao impacto de procedimentos cirúrgicos. No âmbito social, destacam-se a limitação do lazer, a dificuldade no desenvolvimento escolar e na inserção educacional, além de uma infinidade de preocupações familiares e pessoais ligadas a sentimentos de culpa e rejeição, em função das crises epilépticas de difícil controle. Assim, não se pode abordar a epilepsia na infância sem considerar de que maneira e em que grau e intensidade tais variáveis influenciam e determinam o processo terapêutico e o prognóstico (Maia Filho e cols., 2004; Maia Filho e cols., 2006; Ronem e cols., 2003; Sabaz e cols., 2000; Souza, 2001).

Uma criança é considerada portadora de epilepsia de difícil controle medicamentoso quando apresenta pelo menos uma crise epiléptica por mês por um período mínimo de dois anos e se, durante esse período, três diferentes DAEs foram utilizadas em monoterapia ou politerapia. Não obstante, o conceito de epilepsia de difícil controle na infância engloba também o critério de aceitação individual das crises epilépticas e a repercussão das crises sobre a QV da criança, incluindo as repercussões neuropsicológicas, comportamentais e os efeitos disruptivos das crises em sua dinâmica familiar e social (Maia Filho e cols., 2004; Maia Filho e cols., 2006; Ronem e cols., 2003).

As síndromes epilépticas refratárias da infância constituem um grupo bastante heterogêneo, tanto em suas manifestações clínicas como na variedade de expressões individuais. Fatores relacionados à maturação cerebral e à neuromodulação, bem como os efeitos das descargas paroxísticas sobre determinados circuitos neuronais em desenvolvimento, são responsáveis pelas diferentes expressões das epilepsias na infância quando comparadas à população epiléptica adulta. Tais fatores apontam para a necessidade do diagnóstico precoce na delimitação de síndromes epilépticas relacionadas a um pior prognóstico. Assim, o conceito das encefalopatias epilépticas tem como base o fato de que as próprias crises epilépticas ou mesmo as descargas interictais podem ser determinantes no desenvolvimento dos *déficits* cognitivos e motores associados às epilepsias graves, o que se esboça conceitualmente como "plasticidade cerebral negativa". Nesse sentido, a prevenção e o tratamento das crises de início precoce podem minimizar o impacto neuropsicológico e as seqüelas associadas às epilepsias de difícil controle.

Qualquer programa terapêutico — incluindo o uso de novas DAEs, procedimentos neurocirúrgicos como calosotomia, ressecções corticais localizadas, hemisferectomia e estimulação vagal — deve obrigatoriamente referir-se ao impacto que tais tratamentos e procedimentos têm na vida psíquica e familiar, incluindo a percepção da própria criança sobre esse impacto. Habitualmente, os protocolos de QV referem-se à QVS, não envolvendo domínios econômicos e ambientais que estão fora do alcance das ações isoladas dos profissionais da saúde. Nesse sentido, é essencial a criação de questionários validados, que sejam instrumentos com suficiente confiabilidade, para auxiliar os profissionais da saúde a dimensionar o impacto das várias terapias e políticas de saúde, influenciando inclusive a alocação de recursos em saúde pública.

Vários protocolos de QVS são padronizados para a população adulta, mas há escassez de questionários para o grupo infantil, com poucos instrumentos validados. A mudança desse quadro é fundamental, uma vez que a epilepsia é um transtorno que, em boa parte dos casos, tem início na infância e na adolescência, interferindo de maneira determinante sobre todo o neurodesenvolvimento do indivíduo, podendo determinar padrões disfuncionais crônicos e persistentes até a idade adulta.

Peculiaridades da epilepsia na infância

Uma avaliação adequada da QV na epilepsia infantil deve compreender amplas áreas do desenvolvimento psicossocial: problemas como ausência de amigos, dificuldades nas relações familiares, alterações comportamentais e desajustes emocionais são extremamente comuns nas epilepsias de difícil controle (Curral e Palha, 1996; Devinsky e Cramer, 1993; Frayman e cols., 1999). A presença de co-morbidades neuropsiquiátricas e anormalidades neuropsicológicas, incluindo os domínios cognitivo e comportamental, devem ser dimensionadas. É comum também a referência a transtornos comportamentais, como a depressão, tendência ao isolamento e sintomas somáticos como cefaléia e dores musculares, que traduzem, em parte, a dificuldade da criança em expressar suas limitações físicas, sociais e emocionais.

A epilepsia tem também repercussão importante na dinâmica familiar; freqüentemente, pais ansiosos com a possibilidade de crises recorrentes tornam-se superprotetores. Em alguns casos, a superproteção acaba por levar a mecanismos psíquicos de supercompensação; pode-se estabelecer uma relação de vínculo parental ambivalente, onde observam-se traços nítidos de rejeição. Tais dinâmicas podem causar reforço da dependência excessiva das figuras parentais, diminuição da autonomia e da auto-estima, além da exacerbação dos estados de ansiedade que podem prejudicar a inserção social e escolar da criança com epilepsia. A esse panorama, acrescentam-se a rejeição e o preconceito alimentados pelo desconhecimento da natureza não contagiosa das crises por parte da rede relacional da criança, incluindo a família e a escola. Uma discussão franca com professores, com a organização de treinos ou orientações solidárias para a classe de como proceder quando diante das crises epilépticas de um colega, pode ser bastante facilitadora da inclusão.

A adolescência pode ser um período particularmente desafiador para os portadores de epilepsia, pois é nessa fase que se observam o desenvolvimento da autonomia e a construção de habilidades sociais que são absolutamente essenciais para a formação de uma identidade madura. Daí a necessidade de avaliações interdisciplinares que possam auxiliar a construção de uma abordagem terapêutica de maior sucesso que busque não apenas o controle das crises, mas também permita expandir o universo social, de lazer e de oportunidades sociais para a criança com epilepsia.

Todos os domínios da QV podem ser influenciados pelas crises epilépticas. Por isso, os questionários de QV em epilepsia na infância devem abranger muitas dimensões, incluindo os conhecimentos e as crenças a respeito das crises, os aspectos relacionados ao cuidador, as características emocionais e adaptativas das crianças, bem como as variáveis familiares em relação ao domínio emocional das crianças e do ajuste à condição da epilepsia, seja leve ou refratária. Uma boa escala não só envolveria aspectos gerais da saúde, mas também delimitaria os efeitos potencialmente adversos das DAEs, os aspectos neuropsicológicos do desempenho cognitivo e os aspectos sociais (lazer, adaptação à escola, relacionamento entre irmãos, pais, familiares e amigos).

As escalas também deveriam incluir a avaliação da independência e da mobilidade em pelo menos dois contextos: a família e a escola. A dinâmica familiar necessita ser compreendida, e a opinião da criança, quando possível, deve ser coletada e incluída no perfil dimensional da avaliação. Quando possível, é importante coletar informações sobre a capacidade metacognitiva da criança, ou seja, os conhecimentos que a criança tem da própria saúde, das suas limitações e possibilidades. Tais dados podem auxiliar na seleção de estratégias de mediação mais individualizadas e positivas para crianças e, particularmente, para os adolescentes com epilepsia, diante das restrições necessárias no uso de bebida alcoólica e necessidade de uma adequada higiene de sono (Curral e Palha, 1996; Devinsky e Cramer, 1993; Frayman e cols., 1999; Maia Filho e cols., 2004; Ronem e cols., 2003).

Critérios metodológicos

A epilepsia, enquanto transtorno crônico do funcionamento cerebral, além das limitações impostas pelo maior risco de acidentes, traz alguns outros obstáculos: efeitos psicológicos relacionados à perda de controle durante as crises; alterações cognitivas ligadas aos efeitos sedativos e sobre o desempenho motor das várias DAEs, principalmente quando em regime de politerapia; limitações nas dinâmicas social e familiar, com limitações na escola, no trabalho e nas relações entre os membros da família, ligadas a culpa, rejeição e superproteção.

A maneira pela qual tais variáveis influenciam e modulam a QV das crianças com epilepsia é ainda objeto de pesquisa e discussão metodológica. Ainda não se delimitou quais índices são mais confiáveis, específicos e relativamente amplos para traduzir as percepções do indivíduo e da sociedade sob os pontos de vista físico e biopsicossocial. Vários instrumentos com diversos graus de validade e confiabilidade têm sido propostos, mas adaptações e traduções para a língua portuguesa e a validação dos instrumentos internacionais para a população pediátrica ainda aguardam um instrumento de maior reprodutibilidade (Cramer e cols., 1999; Curral e Palha, 1996; Devinsky e Cramer, 1993; Gillian e cols., 1997; Maia Filho e cols., 2006; Sabaz e cols., 2000).

Questionários de avaliação da QV na criança com epilepsia têm sido objeto de vários estudos e revisões sistemáticas, e podem ser divididos em: (1) *instrumentos genéricos*, relacionados à QV, comparando crianças com epilepsia a crianças com outras doenças crônicas; (2) *instrumentos específicos*, relacionam a QVS aos parâmetros intrínsecos da própria epilepsia, como freqüência das crises, tipo de crise, gravidade e associação com lesões cerebrais estruturais. Comparativamente aos questionários utilizados para adultos, os inventários para a população infantil devem incluir também parâmetros ligados às fases de neurodesenvolvimento, autonomia, desempenho escolar e dinâmica familiar.

Grande parte dos questionários não leva em consideração a opinião da própria criança, uma vez que o desenvolvimento da consciência sobre a doença depende também das fases do neurodesenvolvimento e das interferências, na metacognição, dos fatores relativos às crises. Por outro lado, questionários respondidos apenas pelos pais podem sofrer vieses, pois os familiares costumam responder assertivamente mais sobre características do comportamento adaptativo das crianças do que sobre aspectos subjetivos (sentimentos, afetividade e auto-estima). Poucos são os instrumentos que avaliam o impacto dessas variáveis sobre a consciência da criança ou do adolescente (Cramer e cols., 1999; Frayman e cols., 1999; Gillian e cols., 1997; Maia Filho e cols., 2004; Maia Filho e cols., 2006; Ronem e cols., 2003; Sabaz e cols., 2000; Souza, 2001).

A maior ou menor especificidade dos questionários de QV irá depender da própria construção do instrumento: pontuação qualitativa dos itens valorizados na formulação de uma escala; seleção e determinação da validade e formas mais abertas ou fechadas de responder às perguntas, diretivas ou reflexivas. Muitos dos instrumentos são oriundos da literatura internacional e, portanto, não são suscetíveis a uma tradução literal. O processo de tradução exige cuidados metodológicos para transpor barreiras culturais e semânticas, incluindo características peculiares à língua de origem do questionário.

O agrupamento dos itens em domínios físico, psicológico e social não abrange todos os aspectos relacionados à satisfação e à percepção de bem-estar do conceito de QVS.

O domínio cognitivo deve ser avaliado, pois crises epilépticas repetidas podem modificar a capacidade de memória, a atenção seletiva e a habilidade visoconstrutiva; por isso, um instrumento de QV em epilepsia deve abranger aspectos neuropsicológicos amplos, que mostrem sensibilidade em relação aos parâmetros da própria epilepsia: freqüência das crises, presença ou não de encefalopatia e mecanismos psicológicos de adaptação da criança e da família diante de uma doença crônica.

Questionários específicos de QV em epilepsia devem possuir um tamanho amostral mínimo (habitualmente maior que 50) que permita a análise distinta entre as epilepsias sintomáticas, idiopáticas e criptogênicas, no sentido de não mesclar dados extremamente heterogêneos que possam levar a conclusões simplistas, não aplicáveis aos diferentes contextos, tipos e gravidade das epilepsias. A presença de quadros de encefalopatia epiléptica, como a síndrome de Lennox-Gastaut, a síndrome de West e a síndrome de Dravet, envolve aspectos bastante específicos que não podem ser vistos sem que sejam diferenciados das condições mais benignas, como as epilepsias generalizadas primárias e as epilepsias parciais benignas (Maia Filho e cols., 2004; Maia Filho e cols., 2006; Sabaz e cols., 2000).

Grande parte dos instrumentos existentes tem como critério básico a redução de números de itens para permitir a sua aplicação clínica em larga escala. O grau de relação entre os itens entre si, a chamada *consistência interna* de uma escala, é definida como a extensão em que seus itens definem aspectos de um mesmo atributo e não diferentes de diferentes aspectos. O grau de correlação com escore total da escala envolve índices de correlação entre os itens, como o índice alfa de Cronbach e a correlação item total.

O grau de validade de um instrumento relaciona-se com a maneira como o questionário preenche suas funções de descrever e quantificar a satisfação ou o desconforto de uma população com epilepsia. Os itens relacionados à validade de critérios — a gravidade da epilepsia ligada à freqüência, a quantidade de medicação utilizada para controle das crises, o tipo de crise predominante e seu impacto sobre o desenvolvimento físico, cognitivo, emocional etc. — podem fornecer-nos um padrão de análise, uma vez que, obviamente, crises de fácil controle têm um menor impacto sobre a QV do que crises refratárias.

A confiabilidade da escala depende também da possibilidade de teste e reteste com diferentes examinadores para aferir a reprodutibilidade dos resultados, pois os inventários envolvem variáveis subjetivas e abstratas, suscetíveis a diferentes interpretações dos aplicadores. Uma boa escala seria capaz de refletir e detectar diferenças clinicamente sutis, porém significantes, do perfil clínico dos itens avaliados pela escala — a chamada *responsividade*. Nesse sentido e dada a abrangência dos aspectos metodológicos que influenciam a validação, a sensibilidade e a confiabilidade, poucos são os instrumentos encontrados na literatura que possuem tais características, principalmente na população infantil. Os questionários mais completos são os de Ronem e cols. (2003), Crame e cols. (1999) e Sabaz e cols. (2000), para epilepsias graves e refratárias. Tais instrumentos, embora bem construídos do ponto de vista metodológico, não são validados para a população brasileira. Maia Filho e cols. (2004) desenvolveram, no Brasil, um instrumento com as características supracitadas e sugerem, numa revisão crítica sobre a avaliação da QV na epilepsia infantil, que o questionário QVCE-50 é um instrumento sensível às características clínicas da epilepsia, como freqüência e gravidade das crises.

A tabela a seguir lista alguns instrumentos validados e confiáveis da literatura internacional que avaliam a QV em crianças e adolescentes com epilepsia (Maia Filho e cols., 2004; Maia Filho e cols., 2006; Ronem e cols., 2003; Sabaz e cols., 2000).

Questionários de QV para crianças e adolescentes com epilepsia

Questionário	Tipo de epilepsia	N	Tipo de questionário	Metodologia
APS 2 (Batzel e cols., 1991)	Generalizada e parcial	120	Dimensão psicológica	Consistência, validade e confiabilidade
HARCES (Carpay e cols., 1997)	Generalizada e parcial	122	Domínio físico	Consistência e validade
CEQ-P (Sabaz e cols., 2000)	Epilepsias refratárias	63	Multidimensional	Validade de critério
QVCE-50 (Maia Filho e cols., 2003)	Generalizada e parcial	51	Multidimensional	Consistência e validade
QQVPI (Ronem e cols., 2003)	Generalizada e parcial	381	Domínio social e psicológico	Consistência, validade e confiabilidade

Ultrapassando os questionários

A avaliação por meio de questionários pode ser útil no planejamento, na prevenção e mesmo na caracterização das condições de atendimento da população com epilepsia. Entretanto, os aspectos relacionados à QV das crianças com epilepsia e as estratégias de mediação positiva para familiares e para a rede relacional da criança merecem uma abordagem além das medidas qualitativas ou semiquantitativas, obtidas por inventários específicos. É necessário incentivar ações sociais e comunitárias em face das extremas dificuldades encontradas nos vários níveis de assistência à criança com epilepsia, particularmente a de baixa renda. É imprescindível, em especial no caso das epilepsias refratárias, facilitar o acesso às condições básicas de tratamento e aquisição de medicamentos, bem como aos serviços terciários especializados em epilepsia, incluindo recursos neurofisiológicos, neurocirúrgicos e de delimitação das repercussões neuropsicológicas. Nesse sentido, é essencial e urgente ampliar políticas públicas que possibilitem um contínuo acesso não só aos cuidados médicos, mas também a uma assistência multidisciplinar e multidimensional, psicológica, psicopedagógica ou vocacional, que facilite a inserção escolar e profissional.

Melhorar a QV das crianças com epilepsia é um exercício amplo de cidadania e solidariedade.

Referências bibliográficas

Batzel LW, Dodrill CB, Dubinsky BL, e cols. An objective method for the assessment of psychosocial problems in adolescents with epilepsy. *Epilepsia.* 1991; 32(2):202-11.

Bruck I, Antoniuk AS, Spessato A, e cols. Qualidade de vida em epilepsia. Relato preliminar de 26 adolescentes. *Braz J Epilepsy Clin Neurophysiol.* 2000; 6(4):193-6.

Carpay HA, Vermeulen J, Stroink H, e cols. Disability due to restrictions in childhood epilepsy. *Devel Med Child Neurol.* 1997; 39:521-6.

Cramer JA, Westbrook LE, Devinsky O, Perrine K, Glassman MB, Camfield C. Development of the quality of life in inventory for adolescents: the QOLIE-AD-48. *Epilepsia.* 1999; 40(8):1114-21.

Curral R, Palha A. Um estudo para validação duma versão portuguesa do WPSI. *J Br Psiquiatr.* 1996; 45(11):625-32.

Devinsky O, Cramer JA. Introduction: quality of life in epilepsy. *Epilepsia.* 1993; 34 (suppl 4):S1-3.

Frayman L, Cukiert A, Forster C, Ferreira VB, Buratini JA. Qualidade de vida de pacientes submetidos a cirurgia de epilepsia. *Epilepsia.* 1999; 57(1):30-3.

Gillian F, Kuzniecky R, Faught E, Black L, Carpenter G, Schrodt R. Patient-validated content of epilepsy-specific quality-of-life measurement. *Epilepsia.* 1997; 38(2):233-6.

Guyatt GH, Cook D. Health status, quality of life and the individual. *JAMA.* 1994; 272(8):630-1.

Maia Filho HS, Gomes MM, Fontenelle LMC. Epilepsia na infância e qualidade de vida. *J Epilepsy and Clin Neurophysiol.* 2004; 10(2):87-92.

Maia Filho HS, Hoare, P, Gomes MM. Validation of a portuguese version of a generic health quality-of-life questionnaire for children with neurological and neuropsychiatric disorders, including epilepsy. *Epilepsy Behav.* 2006, 9(3):503-9.

Ronem GM, Streiner DL, Rosenbaum P, Canadian Pediatric Epilepsy Net word. Health-related quality of life in children with epilepsy: development and validation of self-report and parent proxy measures. *Epilepsia.* 2003; 44(4):598-612.

Sabaz M, Cairns DR, Lawson JA, Nheu N, Bleased AF, Bye AME. Validation of a new quality of life measure for children with epilepsy. *Epilepsia.* 2000; 41(6):765-74.

Souza EAP. Questionário de qualidade de vida na epilepsia. Resultados preliminares. *Arq Neuropsiquiatr.* 2001; 59(3):541-4.

Idosos com epilepsia. Repercussões na qualidade de vida.

Marly de Albuquerque
Fulvio Alexandre Scorza

Qualidade de vida e envelhecimento

Talvez o melhor resumo de qualidade de vida em idosos tenha sido sugerido por Rowe e Kahn (1998), que basearam o conceito de *envelhecer com sucesso* nos seguintes aspectos: eliminação da doença, manutenção da função cognitiva, manutenção dos laços familiares e engajamento social. Todos esses aspectos são essenciais para uma vida plena, com qualidade, e constituem os verdadeiros marcadores da qualidade de vida. É necessário, portanto, aplicar esse conceito aos pacientes idosos com epilepsia.

Aspectos gerais

Os idosos constituem o segmento que cresce mais rapidamente em nossa população e a faixa etária onde se encontra um dos picos de epilepsia recém-diagnosticada (Hauser, 1997). Muitas pessoas idosas vivem isoladas, perderam muitos dos parentes e amigos, sentem falta de interações sociais, têm pouca ou nenhuma atividade profissional e geralmente têm dificuldades de locomoção. A idade traz o estereótipo da fragilidade, dependência, inatividade e morte iminente. Reconhecer o impacto das epilepsias na qualidade de vida (QV) de uma pessoa tem se tornado cada vez mais importante para o tratamento desses pacientes (Devinsky, 2000; McConnell e Snyder, 2000), especialmente os de idade mais avançada.

Nos idosos as epilepsias tendem a iniciar-se mais freqüentemente nas faixas etárias mais altas (Hauser, 1992; 1997; Belmin e cols., 2000). A incidência anual aumenta de 90/100.000 nas pessoas entre 65 a 69 anos de idade para mais de 150/100.000 nas pessoas com 80 anos ou mais (Wallace e cols., 1998). Em geral, os pacientes cuja epilepsia teve início em fases mais tardias da vida possuem crises parciais com ou sem generalização subseqüente, pois as epilepsias idiopáticas raramente se desenvolvem nessa faixa etária (Bergey, 2004). Além disso, o acesso aos serviços médicos torna-se mais difícil com o aumento da idade (Stolarek e cols., 1995) e os erros diagnósticos ocorrem mais freqüentemente nessa população (Stephen e Brodie, 2000); as crises parciais complexas são particularmente freqüentes (Belmin e cols., 2000; Arroyo e Kramer, 2001).

Entre os idosos, as epilepsias podem levar a importantes comprometimentos físicos e psicológicos (Baker e cols., 2001). É mais difícil lidar com o estigma subjacente ao diagnóstico nessa fase da vida, além de que as pessoas mais idosas são particularmente vulneráveis às lesões físicas decorrentes das crises. A natureza imprevisível das crises pode causar isolamento social, perda da confiança e redução da independência, fatores que podem levar à necessidade de um cuidador (Stephen e cols., 2006). A QV também pode ser adversamente afetada pela perda da carteira de habilitação; a situação pode se complicar ainda mais por uma série de co-morbidades neoplásicas, cérebro-vasculares ou neurodegenerativas, que implicam no uso concomitante de outros medicamentos (Bergey, 2004). A epilepsia é diferente para os idosos, uma vez que as apresentações clínicas são freqüentemente distintas, o diagnóstico costuma ser mais difícil, os efeitos clínicos das crises também são diversos, a estimulação autonômica ictal leva a grande risco cardiopulmonar e as quedas podem facilmente acarretar fraturas. O tratamento também pode ser mais complicado devido às co-morbidades, aos efeitos adversos da medicação, à redução do metabolismo e *clearance* da creatinina, à má aderência ao tratamento decorrente de problemas de memória, aos regimes múltiplos de drogas e ao alto custo econômico.

A etiologia mais comum das epilepsias entre os idosos é a doença cérebro-vascular (Bourdet e cols., 2001; Silverman e cols., 2002). As doenças degenerativas não vasculares, como a demência tipo Alzheimer, também são comumente detectadas nessa população de pacientes (Mendez e Lim, 2003).

Embora a mortalidade seja alta (Luhdorf e cols., 1987), assim como os casos de morte súbita (Jallon e cols., 1999), aproximadamente 62% dos pacientes idosos têm suas crises controladas por pelo menos um ano com o primeiro tratamento instituído, sendo que a maioria deles (79%) responde bem ao tratamento em monoterapia, habitualmente em doses baixas. Entre as drogas antiepilépticas (DAEs), a fenitoína é a mais freqüentemente utilizada em pacientes ambulatoriais (6,2%); 1,8% dos pacientes usam carbamazepina, 1,7% usam fenobarbital, 0,9% usam ácido valpróico e 1,2% dos pacientes estão em regime politerapêutico (Leppik, 2001). O tratamento dos pacientes mais idosos implica em maiores riscos do que o tratamento entre os jovens, devido à ocorrência de mais efeitos colaterais, ao maior risco de interação de drogas e à maior dificuldade para arcar com os custos dos medicamentos.

A avaliação da toxicidade e eficácia do tratamento em idosos é complexa, pois geralmente as crises não são observadas, os sinais e sintomas de intoxicação pelas drogas podem ser atribuídos a outras causas ou a outros medicamentos e, às vezes, os pacientes nem sempre são capazes de relatar seus problemas. Essas circunstâncias requerem que o médico esteja muito mais atento na avaliação dos pacientes idosos tratados com DAEs. Além disso, há maior sensibilidade aos efeitos das drogas, a farmacocinética é complexa e existe risco maior de interações medicamentosas devido à terapia múltipla (Leppik, 2001). Entre os idosos, os efeitos adversos das DAEs ocupam o quinto lugar entre todas as categorias de medicamentos (Perucca e Richens, 2001). Cerca de 0,7% da população idosa faz tratamento para epilepsia, e as epilepsias nos idosos constituem atualmente a terceira doença neurológica mais comum, após demência e acidente vascular cerebral (Kramer, 2001).

As crises epilépticas nos idosos têm um impacto muito importante. O período pós-ictal pode ser prolongado, e observam-se estados confusionais com até 24 horas de duração em cerca de 14% dos pacientes (Belmin e cols., 2000). A perda da confiança e o medo de quedas podem levar a limitações; além disso, o estigma, o medo da morte, a reação dos familiares e amigos, a marginalização e a perda da licença para dirigir também podem trazer dificuldades. Têm sido descritos, além disso, maiores níveis de depressão e ansiedade em pacientes que têm sua epilepsia iniciada mais tardiamente (Baker e cols., 2001)

Quando comparados aos adolescentes e aos adultos jovens, as pessoas idosas com epilepsia tendem a apresentar melhor prognóstico, com uma alta porcentagem de controle total das crises (Mohanraj e Brodie, no prelo), o que pode ser reflexo da baixa epileptogenicidade das lesões cerebrais de base nesses pacientes; ademais, pacientes mais idosos têm menor predisposição genética para atividade crítica recorrente. Pugh e cols. (2005) relatam que os pacientes de meia-idade têm mais dificuldades para viver com epilepsia quando comparados a adultos jovens e a pacientes idosos. Os jovens têm mais recursos físicos, menos responsabilidades e menos obrigações que os pacientes de meia-idade.

Epilepsia nos idosos e qualidade de vida

Entre os instrumentos desenvolvidos para a avaliação da QV para a população idosa, há o *Multidimensional Functional Assessment Questionnaire* (Fillenbaum, 1988), o *Life Satisfaction Index* (Lawton e cols., 1982) e o *Multilevel Assessment Index* (Neugarten e cols., 1961). Como alguns desses questionários são muito longos, outros meios de avaliação mais breves, como o SF-36 Healthy Survey (Ware e Shelbourne, 1992) têm sido bastante utilizados em pacientes idosos (Lawrence e cols., 1996; Mc Horney, 1996). As principais críticas referem-se ao fato de que alguns questionários, especialmente o SF-36, são respondidos pelos cuidadores (Cooper, 1998), e também pelo fato de que esses questionários são genéricos e não foram desenvolvidos especificamente para a avaliação de pessoas com epilepsia.

Os instrumentos para avaliar a QV em epilepsia foram desenvolvidos e testados quase que exclusivamente em adultos abaixo dos 65 anos (Vickrey e cols., 1992). O que afeta os jovens e os adultos difere do que afeta os idosos, também porque habitualmente os idosos têm múltiplos problemas de saúde. Os idosos geralmente são mais ansiosos e depressivos do que os jovens, e sua percepção geral da qualidade de vida é mais negativa (Baker e cols., 2001).

Os tratamentos clássicos para epilepsia, embora sejam efetivos, apresentam perfis de efeitos adversos que podem ser problemáticos para os pacientes idosos. Os efeitos adversos relacionados à dosagem, por exemplo, são muito mais comuns em idosos e tendem a ocorrer em concentrações séricas menores do que as que podem causar sintomas semelhantes em adultos jovens. É comum que interações medicamentosas levem a intoxicações ou ao aumento da freqüência das crises (Faught, 1999; Rowan, 2000; Perucca e Richens, 2001). Com o advento das novas DAEs, houve melhora desse quadro, pois elas são tão ou mais efetivas e mais bem toleradas que as drogas clássicas. De maneira geral, os tratamentos com as novas drogas, em monoterapia e baixas doses, são bem suportados em termos de efeitos adversos cognitivos e comportamentais. Também deve-se tomar cuidados adicionais na titulação, com pequenos incrementos nas doses para o tratamento dos idosos com epilepsia, na tentativa de diminuir o aparecimento desses efeitos adversos (Martin e cols., 2003).

Como o impacto do tratamento antiepiléptico na QV em idosos com epilepsia não é bem estudado, os médicos podem acomodar-se e indicar tratamentos conservadores e medicamentos antigos, com os quais eles se sentem mais confortáveis e seguros. Estudos com pacientes mais jovens têm demonstrado os efeitos positivos e negativos dos tratamentos antiepilépticos na QV (Meador e cols., 2001).

As propriedades farmacocinéticas e farmacodinâmicas das novas DAEs e das clássicas podem afetar de modos distintos a QV. Também tem sido relatado que os efeitos adversos são referidos muito mais freqüentemente por pacientes ambulatoriais idosos com epilepsia do que pelos jovens (Baker e cols., 2001). Os relatos sobre qualidade de vida são semelhantes entre idosos e jovens com epilepsia, mas os idosos com crises de início tardio têm pior ajustamento psicológico quando comparados a outros grupos de pacientes (Martin e cols., 2003).

Há poucos artigos sobre o uso clínico das DAEs nos idosos, pois esses pacientes habitualmente são excluídos dos trabalhos clínicos. Recomenda-se que o tratamento seja iniciado com as DAEs clássicas em doses mais baixas (Ramsay e Pryor, 2000) que as usadas nos pacientes mais jovens. As DAEs efetivas para o tratamento dos pacientes idosos, tanto com crises parciais quanto generalizadas, incluem a lamotrigina, o levetiracetam, o topiramato e o ácido valpróico. Já a fenitoína, a primidona e a gabapentina são mais efetivas para o tratamento dos pacientes com crises parciais (Bourdet e cols., 2001). Sempre que possível, deve-se evitar a associação de DAEs e monitorar cuidadosamente as funções hepática e renal, bem como a concentração de proteínas plasmáticas; esses fatores podem fornecer dados importantes para a avaliação da eficácia e da toxicidade.

É necessário realizar mais estudos com pacientes idosos, especialmente com a fenitoína, por ser a DAE mais utilizada nessa faixa etária. As novas DAEs também devem ser consideradas, devido a sua eficácia terapêutica, perfil mais favorável de efeitos adversos, maior tolerabilidade, menor interação medicamentosa (Willmore, 2000) e menor toxicidade (Rowan, 2000).

Os efeitos cognitivos das DAEs nos idosos ainda não estão completamente entendidos, e os testes para avaliação cognitiva são de difícil interpretação, pois podem ocorrer variações devido ao tipo de droga, à dose, à freqüência das crises epilépticas, à ocorrência ou não de descargas interictais e ao uso de mono ou politerapia. Martin e cols. (2001) observaram que 73% dos idosos sem epilepsia em uso de carbamazepina (até 800 mg/dia) para tratamento de dor neuropática relataram cansaço excessivo, enquanto apenas 33% tiveram essa queixa com o uso da gabapentina, em doses de até 2400 mg/dia. Portanto, o uso efetivo e seguro da terapia antiepiléptica para pacientes idosos requer um bom entendimento das alterações farmacocinéticas e farmacodinâmicas relacionadas à idade, assim como um diagnóstico adequado do tipo de crise epiléptica.

O verdadeiro impacto do tratamento na QV dos idosos com epilepsia não tem sido suficientemente pesquisado. As propriedades farmacocinéticas e farmacodinâmicas das DAEs clássicas e novas podem afetar diferentemente a QV (Martin e cols., 2003). Estudos de Baker e cols. (2001) em pacientes neurológicos e clínicos ambulatoriais mostram que os efeitos adversos das drogas são freqüentemente relatados por pacientes idosos com epilepsia. Quando comparados aos pacientes mais jovens, os idosos se queixam mais de instabilidade, tonturas e distúrbios do sono. Por outro lado, os idosos queixam-se menos de sonolência, agressividade e problemas de pele (Baker e cols., 2001). Os relatos de QV são semelhantes em pacientes jovens e adultos; entretanto, os pacientes idosos com crises de início tardio parecem ter menor ajustamento psicológico se comparados a outros grupos (Martin e cols., 2003).

Comentários finais

Existem atualmente poucos estudos relativos à QV dos idosos com epilepsia, e os seguintes questionamentos podem ser feitos: quais são seus medos, suas limitações, seus objetivos e suas preferências? Que fatores influenciam seu bem-estar emocional? Essas são, provavelmente, as mais importantes variáveis na avaliação geral da QV de idosos com epilepsia.

Para que se atinja um tratamento ótimo para os idosos com epilepsia, deve-se considerar o efeito potencial do tratamento não apenas no controle das crises, mas também na QV. Os tratamentos dos idosos com epilepsia têm problemas especiais, relacionados não apenas à maior vulnerabilidade dos pacientes e aos potenciais efeitos adversos das DAEs, mas também às interações medicamentosas e ao impacto de possíveis co-morbidades.

A má aderência ao tratamento entre os idosos geralmente constitui um grande problema, tendo impacto importante na QV e na eficácia do tratamento medicamentoso, o qual, devido ao alto custo, pode ser particularmente restritivo para os pacientes em uso das novas DAEs.

Além dos aspectos terapêuticos, os médicos devem preocupar-se com os aspectos cognitivos e físicos e com o funcionamento social, fundamentais para se envelhecer com dignidade e qualidade. Também devem estimular os pacientes a participar das atividades diárias e desencorajar limitações auto-impostas devido ao medo de ocorrência de crises epilépticas. Assim, o papel do médico transcende a prescrição de medicamentos e inclui promover e assegurar a melhor QV possível para os idosos com epilepsia.

Em conclusão, os conceitos de QV e tratamento holístico dos pacientes com epilepsia estão claramente relacionados; contudo, os pontos de vista dos profissionais de saúde (especialmente dos médicos) e dos pacientes estão em posições opostas. Idealmente, tais conceitos deveriam estar em harmonia, mas freqüentemente estão dissociados. Para o tratamento das pessoas com epilepsia, especialmente os idosos, os profissionais de saúde também precisam considerar as co-morbidades e a influência da terapêutica medicamentosa na QV. O atendimento médico com foco exclusivo nas crises epilépticas e nos efeitos adversos dos medicamentos limita a capacidade do médico em ajudar os pacientes.

A comunidade médica não tem outra opção a não ser continuar a tentar diminuir a constelação de efeitos que limitam as pessoas com epilepsia, no sentido de aperfeiçoar seu estado de saúde. As novas DAEs, as técnicas para o tratamento cirúrgico das epilepsias, os instrumentos com melhor acurácia diagnóstica — com especial atenção para os efeitos adversos subclínicos e depressão — são meios simples e efetivos para o combate das limitações desses pacientes.

Referências bibliográficas

Arroyo S, Kramer G. Treating epilepsy in the elderly: safety considerations. *Drug Saf.* 2001; 24(13):991-1015.

Baker GA, Smith DF, Dewey M, e cols. The initial development of a health-related quality of life model as an outcome measure in epilepsy. *Epilepsy Res.* 1993; 16:65-81.

Baker GA, Jacoby A, Buck D, e cols. The quality of life of older people with epilepsy: findings from a UK community sample. *Seizure.* 2001; 10(2):92-9.

Belmin J, Marquet T, Oasi C, e cols. Anti-epilepsy drugs and their use in the elderly. *Presse Med.* 2000; 29(39):2143-8.

Bergey GK. Initial treatment of epilepsy: special issues in treating the elderly. *Neurology.* 2004; 23(suppl 4):S40-8.

Bourdet SV, Gidal BE, Alldredge BK. Pharmacologic management of epilepsy in the elderly. *J Am Pharm Assoc.* 2001; 41(3):421-36.

Cooper JK. Measuring the health of seniors. *Arch Fam Med.* 1998; 415-6.

Cramer J. Quality of life for people with epilepsy. *Neurol Clin.* 1994; 12:1-13.

Devinsky O. The meaning of quality of life to patients with epilepsy. *Epilepsy Behav.* 2000; 1:18-20.

Faught E. Epidemiology and drug treatment of epilepsy in elderly patients. *Drugs Aging.* 1999; 15:255-69.

Fillenbaum G. *Multidimensional functional assessment of older adults*: the Duke Older Americans Resources and Services procedures. Hillsdale, NJ: Erlbaum; 1988.

Hauser WA. Seizure disorders: the changes with age. *Epilepsia.* 1992; 33 (suppl 4):S6-14.

Hauser WA. Epidemiology of seizures in the elderly. In: Rowan AJ, Ramsay RE, eds. *Seizures and epilepsy in the elderly.* Boston: Butterworth-Heinmann; 1997. p. 7-20.

Jallon P, Coyetaux P, Galobarres B, e cols. A incidence and case fatality rate of status epilepticus in the Canton of Geneva. *Lancet.* 1999; 353:1496.

Kramer G. Epilepsy in the elderly: some clinical and pharmacotherapeutic aspects. *Epilepsia.* 2001; 42 (suppl 3):55-9.

Lawrence WA, Mulrow CD, Hazuda HP, e cols. Dancing aging after the blade: How much, how soon?. *J Gen Intern Med.* 1996; 11:144.

Lawton MP, Moss M, Fulcomer M, e cols. A research and service oriented Multilevel Assessment Instrument. *J Gerontol.* 1982; 37:91-9.

Leppik IE. Treatment of epilepsy in three specialized populations. *Manag Care.* 2001; 7 (suppl 7):S221-6.

Luhdorf K, Luhdorf L, Plesner A. Epilepsy in the elderly: life expectancy and causes of death. *Acta Neurol Scand.* 1987; 76:183-90.

Martin R, Meador K, Turrentine L, e cols. Comparative cognitive effects of carbamazepine and gabapentin in healthy senior adults. *Epilepsia.* 2001; 42:764-71.

Martin R, Vogtle L, Gilliam F, Faught E. Health-related quality of life in senior adults with epilepsy: what we know from randomized clinical trials and suggestions for future research. *Epilepsy Beh.* 2003; 4:626-34.

McConnell HW, Snyder PJ. Can quality of life assessments contribute to everyday clinical practice?. In: Baker DA, Jacoby A, eds. *Quality of life in epilepsy*: beyond seizure counts in assessment and treatment. London: Harwood Academic; 2000. p.171-80.

Mc Horner CA. Measuring and monitoring general health status in elderly persons: practical and methodological issues using the SF-36 Health Survey. *Gerontologist.* 1996; 36:571-83.

Meador KJ, Gilliam FG, Kanner AM, e cols. Cognitive and behavioral effects of antiepileptic drugs. *Epilepsy Behav.* 2001; 2 (suppl):S1-17.

Mendez M, Lim G. Seizures in elderly patients with dementia: epidemiology and management. *Drugs Aging.* 2003; 20:791-803.

Mohanraj R, Brodie MJ. Diagnosing refractory epilepsy: response to sequential treatment schedules. *Eur J Neurol.* No prelo.

Neugarten BL, Havighurst RJ, Tobin SS. The measurement of life satisfaction. *J Gerontol.* 1961; 16:134-43.

Perucca E, Richens A. Trials in the elderly. *Epilepsy Res.* 2001; 45:149-51.

Pugh MJV, Copeland LA, Zeber JE, e cols. The impact of epilepsy in health status among younger and older adults. *Epilepsia.* 2005; 46:1820-7.

Ramsay RE, Pryor F. Epilepsy in the elderly. *Neurology.* 2000; 55 (suppl 1):S9-14.

Rowan AJ. Management of the seizures in the elderly. *Pharmacotherapy.* 2000; 20(8):178S-184S.

Rowan AJ. What we owe our seniors with epilepsy – thoughts on quality of life. *Epilepsy Beh.* 2000; 1:215-6.

Rowe JW, Kahn RL. *Successful aging.* New York: Pantheon Books; 1998.

Stephen LJ, Brodie MJ. Epilepsy in elderly people. *Lancet.* 2000; 355:1441-6.

Stephen LJ, Kelly K, Mohanraj R, Brodie MJ. Pharmacological outcomes in older people with newly diagnosed epilepsy. *Epilepsy Beh.* 2006; 8:434-7.

Silverman I, Restrepo L, Mathews G, e cols. Post-stroke seizures. *Arch Neurol.* 2002; 59:195-201.

Stolarek IH, Brodie AF, Brodie MJ. Management of seizures in the elderly: a survey of UK geriatricians. *J R Soc Med.* 1995; 88:51-6.

Vickrey BG, Hays RD, Graber J, e cols. A health-related quality of life instrument for patients evaluated for epilepsy surgery. *Medical Care.* 1992; 30(4):299-319.

Wallace H, Shorvon S, Tallis R. Age-specific incidence and prevalence rates of treated epilepsy in an unselected population of 2,052,922 and age-specific fertility rates of women with epilepsy. *Lancet.* 1998; 352:1790-3.

Ware JE, Shelbourne CD. The Mos 36-item Short-Form Healthy Survey (SF-36): conceptual framework and item selection. *Medical Care.* 1992; 30:473-83.

Willmore LJ. Choice and use of newer anticonvulsant drugs in older patients. *Drugs Aging.* 2000; 17(6):441-52.

Impacto do tratamento antiepiléptico na qualidade de vida

Sueli Rizzutti

Considerações preliminares

A busca pelo significado do termo *qualidade de vida* (QV) parece ser tão antiga quanto a civilização (Belasco e Sesso, 2006). De acordo com a Organização Mundial da Saúde (OMS), a QV é a percepção do indivíduo de sua posição na vida, no contexto da cultura e nos sistemas de valores em que vive e em relação aos seus objetivos, expectativas, padrões e preocupações (OMS, 2007). É, portanto, um conceito subjetivo firmemente associado ao estado percebido de harmonia biopsicossocial em cada ser humano, dependente de múltiplas variáveis que tanto podem favorecer como dificultar o equilíbrio ou a paz interior do indivíduo que vive em um mundo com constantes modificações (Lopes e Dantas, 2006).

QV é um conceito abrangente, utilizado por diferentes setores da sociedade. Na área de saúde, a preocupação está voltada para o paciente e envolve cada um dos estágios observados nas esferas física e psíquica de uma pessoa em condição especial. Do diagnóstico à manutenção, passando pelas etapas de tratamento farmacológico ou cirúrgico, bem como pelas abordagens psicoterapêuticas, o tema é objeto de investigações cada vez mais vigorosas, que serão aplicadas na prática médica (Belasco e Sesso, 2006).

Desde as primeiras pesquisas na década de 1940, houve uma crescente preocupação quanto aos efeitos da doença e do tratamento na QV dos pacientes, culminando hoje em uma área de considerável importância e atenção clínica. Apesar disso, não há ainda um consenso quanto à conceituação do que seja QV. Alguns a definem como realização de um plano de vida, outros como satisfação de necessidades, ou ainda como sinônimo de bem-estar. Já se observa, porém, um maior acordo quanto às suas dimensões.

Cada ser humano é, ao mesmo tempo, semelhante e diferente dos demais, o que torna o exercício da medicina obrigatoriamente uma arte clínica (individualizada e comprometida com as particularidades de cada paciente) e uma ciência clínica (sistematizada e voltada para aspectos comuns que permeiam o processo saúde–doença nos indivíduos) (Lopes e Dantas, 2006). O diagnóstico pode ser idêntico para vários doentes, mas cada um deles vivenciará de modo diferente sua enfermidade.

É necessário equilibrar diversos fatores no tratamento das pessoas com epilepsia: máximo controle das crises epilépticas, humor, qualidade de vida, independência, auto-estima, minimização dos efeitos adversos das drogas antiepilépticas (DAEs), dos distúrbios cognitivos e de comportamento (Nadkarni e cols., 2005); deve-se considerar também os efeitos adversos e o custo dos medicamentos (Begley e cols., 1999; Boon e cols., 2002). A epilepsia requer um tratamento prolongado, de muitos meses, anos — às vezes por toda a vida. Por isso, a questão do custo é crucial na escolha do anticonvulsivante (Begley e cols., 1999; Boon e cols., 2002). É dessa equação que o médico deverá partir para que o paciente tenha condições de manter o tratamento indicado. A escolha do anticonvulsivante é individualizada e influencia na adesão ao tratamento.

Uma das tendências da atualidade é de que o médico procure ajustar a terapia ao perfil do paciente, buscando o equilíbrio entre a eficácia e a tolerabilidade; ou seja, é preciso mensurar a potência da terapia *versus* os efeitos adversos (Fisher e cols., 2000; Sillanpää e cols., 1993; Johannessen e cols., 1990). Entretanto, nem sempre é possível manter esse equilíbrio, pois algumas vezes só se consegue controlar as crises com doses altas, com efeitos colaterais indesejados que comprometem a QV do paciente. A maioria dos pacientes tratados com doses altas apresenta efeitos adversos; contudo, para alguns, o efeito (ex.: sonolência excessiva) pode ser aceitável e, para outros, não. Há circunstâncias em que o aumento de peso, por exemplo, é tolerável; os homens tendem a aceitar o sobrepeso com mais naturalidade do que as mulheres jovens. Assim, a questão da tolerabilidade é muito pessoal, muito individual, pois depende de quanto a terapia interfere na QV da pessoa.

A abordagem de aspectos tão diferentes entre si, como a adequação de medicamentos e a recuperação da auto-estima, estão no centro dessa problemática que, naturalmente, envolve equipes multidisciplinares e estudos multicêntricos capazes de influenciar políticas públicas, alterando efetivamente o cenário de algumas patologias.

Tradicionalmente, os critérios utilizados para medir o impacto da epilepsia na vida de uma pessoa tinham apenas parâmetros clínicos, incluindo freqüência, tipo e gravidade das crises. Hoje, considera-se que o grau de desvantagem causada pela epilepsia é determinado não apenas pelas manifestações clínicas, mas também pela percepção do paciente de como a doença alterou sua vida. Assim, o tratamento de pessoas com epilepsia requer mais que simplesmente a administração de drogas, e o prognóstico não depende exclusivamente do controle de crises, pois problemas sociais ou culturais podem interferir tanto quanto as crises na QV dos pacientes (Devinsky e cols., 1999; Szaflarski e cols., 2006).

Por isso, para compreender bem o impacto da epilepsia na vida de uma pessoa, deve-se pesquisar não só o aspecto físico mas também o social, o emocional e sua percepção ou senso de bem-estar. Atualmente, há interesse de incorporar rotineiramente modelos de QV relativos à adequação do estado cognitivo, emocional e comportamental, habilidade de trabalho, funcionamento social, estabilidade social, auto-estima e ajustamento aos sintomas da doença. O tratamento de uma doença pode ter muitas conseqüências, das quais as manifestações clínicas constituem apenas uma parte, não necessariamente acarretando melhora da QV. Muitos dos fatores que influenciam a QV estão inter-relacionados e podem ser afetados pela terapia farmacológica.

O fator de maior impacto na QV de pessoas com epilepsia é o controle de crises (Sachdeo e cols., 2006). Para avaliar a QV desses pacientes, utilizam-se instrumentos específicos, capazes de avaliar de forma individual e específica determinados aspectos da QV. Um estudo de pessoas com epilepsia utilizando o *Quality of Life in Epilepsy* forma reduzida (QOLIE-31) demonstrou que a ausência de crises está associada a escores de QV comparáveis aos da população geral (Leidy e cols., 1999). O QOLIE-31 é sensível a diferenças na freqüência e na gravidade de crises e, adicionalmente, é uma medida responsiva na detecção de melhora de crises (Birbeck e cols., 2002).

Instrumentos específicos

Side effect and life satisfation (SEALS)

Esse instrumento foi criado para averiguar os efeitos psicossociais causados pelas DAEs. Permite distinguir não apenas os efeitos adversos dos medicamentos daqueles ocasionados pelas epilepsias, mas também discrimina efeitos de uma DAE em comparação com outras utilizadas em ensaios clínicos (Gillham e cols., 2000).

Em 1996, Gillham e cols. fizeram algumas modificações no instrumento original, resultando num questionário de 38 itens de rápida compreensão e fácil aplicação. O instrumento é sensível para captar as diferenças em relação às várias terapêuticas medicamentosas propostas, mostrando-se útil na avaliação do impacto das DAEs na QV das pessoas com epilepsia que participam de ensaios multicêntricos (Gillham e cols., 2000).

Quality of Life in Epilepsy (QOLIE-89)

É o inventário mais utilizado para avaliação da QV das pessoas com epilepsias (Devinsky e cols., 1995). É um instrumento genérico, ao qual foram acrescidas 48 questões específicas sobre a epilepsia (Knut e cols., 2000; Bullinger e Steinbüchel, 2001). Amplamente validado e confiável.

Quality of Life in Epilepsy forma reduzida (QOLIE-31)

É uma forma abreviada do QOLIE-89. Trata-se de um questionário validado para epilepsia que compreende sete subescalas com múltiplos itens, incluindo preocupação com crises, bem-estar emocional, energia/fadiga, funções cognitivas, efeitos da medicação, sociabilidade e QV global (Cramer e cols., 1998; Sachdeo e cols., 2006).

Quality of Life in Epilepsy forma reduzida (QOLIE-10)

Este breve questionário de QV, que é uma forma abreviada do QOLIE-89, avalia os efeitos adversos físicos e mentais, mas a confirmação de sua validade requer estudos mais detalhados (Bullinger e Steinbüchel, 2001).

Drogas antiepilépticas (DAEs)

O objetivo do tratamento da epilepsia é o controle total das crises epilépticas, com o uso de drogas potencialmente efetivas, sem efeitos indesejáveis ou com efeitos adversos que não interfiram na QV do paciente (Cramer e cols., 1998; Sander, 2004). A QV na epilepsia está intimamente associada à eficácia, à tolerabilidade e à segurança do tratamento com DAEs (Sachdeo e cols., 2006).

Há muito tempo os médicos reconhecem o impacto que a ausência de crises epilépticas tem sobre o bem-estar geral e sobre a QV das pessoas com epilepsia. Entretanto, mesmo os que não atingem a ausência de crises podem apresentar melhora significativa na QV, com a redução na freqüência de crises. Além disso, embora alguns pacientes possam obter melhor controle de crises com o uso de DAEs, efeitos adversos muitas vezes associados às DAEs podem piorar a QV em outros pacientes (Sachdeo e cols., 2006). Essas observações levaram a *Commission on Outcome Measurement in Epilepsy* a concluir que a freqüência de crises, como única medida de resultado do tratamento com DAEs, não oferece ao médico a informação adequada para escolher a melhor terapia

(Baker e cols., 1998). A Comissão recomendou que a freqüência de crises, associada à avaliação sistemática da gravidade das crises, dos eventos adversos e dos efeitos das DAEs sobre a QV, façam parte de uma avaliação abrangente dos resultados do tratamento (Baker e cols., 1998; Baker e cols., 2005).

Efeitos adversos ou queixas subjetivas podem ser facilmente omitidos; ignorar efeitos adversos pode interferir no bem-estar dos pacientes (Fisher e cols., 2000; Deckers e cols., 1997; Gilliam e col., 1994; Carpay e cols., 2005). No entanto, muitas vezes os efeitos adversos aparecem lentamente, e os pacientes podem não associar as suas queixas à medicação; também pode ser difícil identificar queixas cognitivas ou lentidão mental (Carpay e cols., 2005; Helmstaedter e Elger, 2000).

O manejo das DAEs requer um domínio dos seus efeitos adversos, pois uma parcela significativa dos pacientes terá, ao longo do tratamento, algum efeito sistêmico relacionado à medicação. A opção terapêutica faz parte de um balanço de risco–efetividade. Quando se escolhe uma DAE, deve-se levar em conta alguns fatores: a eficácia (que depende do tipo de crise epiléptica), a farmacocinética (o que ocorre com a droga no organismo: absorção, meia-vida, excreção) e o custo (que é um fator importante, devido à condição sócio-econômica de nossa população) (Boon e cols., 2002).

O impacto da epilepsia e dos efeitos adversos das DAEs é pouco valorizado pelos médicos, mesmo em epilepsias com bom prognóstico. Epilepsia rolândica e epilepsia de ausência são duas formas de epilepsia da infância que estão freqüentemente associadas a distúrbios de aprendizado e atenção (Saint-Martin e cols., 2001; Camfield e Camfield, 2002). Em um estudo de longo tempo de seguimento, mostrou-se que crianças com epilepsia de ausência tinham alto índice de problemas pessoais, acadêmicos e de comportamento, se comparadas a crianças com artrite reumatóide juvenil (Wirrell e cols., 1997).

Entre pacientes adultos com epilepsia admitidos em uma unidade de monitoração, 54% estavam deprimidos e 19% tinham idéias suicidas (Boylan e cols., 2004). A QV pode estar prejudicada pela depressão e por crises epilépticas recorrentes; a depressão em especial, que muitas vezes não é reconhecida e não é tratada, deve ser uma preocupação na população refratária (Boylan e cols., 2004).

No tratamento de pacientes com epilepsia, o objetivo deve se estender além do controle das crises epilépticas. Entretanto, eliminar as crises epilépticas acaba sendo o principal objetivo, levando o médico a perder o foco sobre a pessoa (Nadkarni e cols., 2005). Cabe ao médico realizar a opção adequada para o tratamento das epilepsias, sempre visando à escolha correta da medicação que tenha a maior eficácia e a menor toxicidade possível.

As vantagens da monoterapia em detrimento da politerapia estão amplamente registradas na literatura, mas ainda hoje nos deparamos com pacientes submetidos desnecessariamente à politerapia. Inicialmente, deve-se optar sempre pela monoterapia, utilizando a droga até a máxima dose aceitável, para só então usar outras DAEs em politerapia (Sillanpää e cols., 1993; Johannessen e cols., 1990). Nos casos em que a politerapia está indicada é necessário conhecer as interações medicamentosas entre as várias DAEs, que podem produzir efeitos favoráveis ou desfavoráveis.

No tratamento farmacológico das epilepsias, deve-se seguir alguns critérios: diagnóstico preciso e atual das crises epilépticas; pesquisa de fatores desencadeantes das crises epilépticas; fortalecimento da adesão ao tratamento proposto e escolha adequada das DAEs de efeito potencialmente sinérgicos (Aicardi, 2000; Bialer e cols., 1996; Pelekanos e cols., 1991). Com esses critérios, o controle das crises é obtido em mais de 80% dos casos.

Se o paciente fizer uso de politerapia, deve-se procurar manter o menor número possível de DAEs, considerando o risco de intoxicação e o nível sérico efetivo de cada uma delas. A maioria das associações medicamentosas não apresenta efeito terapêutico sinérgico, ao passo que os efeitos tóxicos são aditivos (Shorvon e Sander, 1996).

O médico também deve estar ciente dos possíveis efeitos colaterais apresentados pelos medicamentos, evitando o uso daqueles que apresentem grande toxicidade. O uso do fenobarbital em crianças, por exemplo, deve ser considerado com precaução, pois há efeitos colaterais indesejáveis tanto em comportamento quanto em cognição. Outras drogas podem ter prioridade no tratamento das epilepsias da infância. A ênfase na abordagem terapêutica centra-se no conceito de risco–benefício e na utilização planejada de associações de DAEs, denominada por alguns autores de *politerapia racional* (Aicardi, 2000; Bialer e cols., 1996).

A melhora da QV associada ao tratamento clínico com as DAEs pode ser independente da redução da freqüência de crises. Uma possibilidade é que, além de melhorar a gravidade das crises, as DAEs podem ter atividade estabilizadora do humor (Harden, 2000; Perucca e cols., 2000). O seu uso no tratamento de uma grande variedade de desordens psiquiátricas indica que seus efeitos no sistema nervoso central não são estritamente relacionados à atividade antiepiléptica.

Em 1962, um decreto do governo americano (*Drug Amendment Act*) revolucionou a abordagem das pesquisas clínicas de medicamentos, exigindo eficácia e segurança. A partir de então, nos últimos vinte anos é que se observou um rápido avanço no diagnóstico e tratamento das epilepsias (Harden, 2000; Leppik e Gil-Nagel, 1995; Wong e Lhatoo, 2000).

As pessoas com epilepsia desejam ficar livres das crises com um tratamento que tenha mínimos efeitos adversos e viver numa comunidade na qual não sejam discriminados por sua condição médica. No entanto, a melhora do curso clínico de uma doença não melhora automaticamente a QV, pois as conseqüências sociais, psicológicas e profissionais freqüentemente permanecem (Baker e cols., 2005). Muitos pacientes com controle total das crises e sem efeitos adversos das medicações relatam restrições nas atividades de vida diária, assim como pacientes com epilepsia refratária, com ou sem déficits neuropsicológicos ou comprometimentos adicionais (Shorvon e Sander, 1996; Wong e Lhatoo, 2000). Todos esses indivíduos necessitam de ajuda para superar as conseqüências negativas da epilepsia.

Muitos pacientes cujas crises epilépticas estão totalmente controladas sofrem pelos efeitos adversos das DAEs, incluindo o medo de perder o controle da sua vida, perda da independência, problemas de comportamento e cognitivos; conseqüentemente, sua QV encontra-se prejudicada (Nadkarni e cols., 2005).

Efeitos adversos de DAEs em pessoas com epilepsia podem ser omitidos na prática clínica diária (Gilliam e cols., 2004; Carpay e cols., 2005; Uijl e cols., 2006). Um estudo de Gilliam e cols. (2004) mostrou efeitos tóxicos adversos em 31% de pacientes ambulatoriais em clínicas de epilepsia. Os autores concluíram que uma triagem sistemática de efeitos adversos pode ser útil. Um estudo de corte transversal em farmácias mostrou que 60% dos pacientes com epilepsia usando DAEs relataram uma ou mais queixas através de um questionário (Carpay e cols., 2005). Uijl e cols. (2006) observaram que pacientes bem controlados com DAEs relataram grande freqüência de sintomas subjetivos, e que as medicações e aspectos da personalidade contribuíram para esses achados. Sabe-se, no entanto, que os efeitos adversos das DAEs são comuns, podendo gerar gastos expressivos com a internação de parte desses pacientes. Os efeitos adversos também são importantes fatores determinantes na seleção das DAEs.

Na prática clínica, os médicos perguntam a uma população de pacientes bem controlados se há algum problema relacionado ao uso de DAEs; a resposta em geral é *não*. Contudo, utilizando um questionário mais específico, como QOLIE-10, detectaram-se sintomas moderados e graves em um terço dos pacientes; através de um questionário sobre sintomas subjetivos relacionados às DAEs, o SIDED, revelaram-se sintomas em dois terços dos pacientes. Isto pode indicar que pacientes freqüentemente não associam os seus sintomas ao uso crônico de DAEs, resultando em uma baixa detecção de efeitos adversos relacionados a essas drogas (Uijl e cols., 2006).

Tratamento na epilepsia refratária

Embora o tratamento medicamentoso com DAEs resulte em um bom controle das crises em aproximadamente 70% dos pacientes com epilepsia, 20 a 30% dos pacientes têm crises epilépticas não controladas pelas DAEs disponíveis (Sillanpää e cols., 1993; Shorvon e Sander, 1996; Lundgren e cols., 2006). A freqüência de crises nesses pacientes com crises epilépticas de difícil controle medicamentoso pode ser diminuída pela medicação, mas não completamente controlada. A cirurgia e o uso de novas drogas são alternativas quando há falha no tratamento com DAEs habituais.

Grande parte das epilepsias refratárias ocorre dentro do contexto de franca encefalopatia, algumas de prognóstico bastante reservado em relação à possibilidade de controle das crises.

O conceito de epilepsia de difícil controle engloba também o critério de aceitação individual das crises epilépticas e a repercussão das crises sobre a QV, incluindo as repercussões neuropsicológicas, comportamentais e os efeitos disruptivos das crises epilépticas nas dinâmicas familiar e social da criança (Shields, 2000; Wheless, 2004).

Nos casos em que a politerapia está indicada, é necessário conhecer as interações medicamentosas entre as várias DAEs e seus potenciais efeitos favoráveis ou desfavoráveis. Por exemplo: a associação entre drogas indutoras do metabolismo hepático, como o fenobarbital, com inibidoras como o ácido valpróico. O ácido valpróico inibe o metabolismo hepático do fenobarbital e causa com isso um aumento dos níveis séricos do fenobarbital, podendo levar o paciente a um estado de sonolência ou ataxia, devido à intoxicação barbitúrica.

Deve-se evitar a associação de drogas potencialmente sedativas, como o fenobarbital e a carbamazepina, com os benzodiazepínicos. A associação de drogas indutoras do metabolismo hepático com mecanismos de ação semelhantes, como a carbamazepina e a fenitoína, deve ser evitada; além de não terem efeitos sinérgicos, podem ocasionar interações recíprocas, com diminuição dos níveis séricos de ambas as drogas (Bialer e cols., 1996; Shorvon e Sander, 1996).

Nas encefalopatias epilépticas é importante considerar o risco de indução de estado de mal epiléptico pela associação de drogas potencialmente sedativas (Bialer e cols., 1996; Pelekanos e cols., 1991).

Na síndrome de Lennox-Gastaut, a sonolência induzida por uso excessivo de benzodiazepínicos para controle das crises deteriora o quadro clínico do paciente, podendo levar a um *status epilepticus* tônico ou confusional (Genton, 2000; Hosain e cols.,

2000). Por isso, é necessário, nesse tipo de encefalopatia epiléptica, reduzir a ansiedade dos médicos diante de crises que, apesar dos esforços terapêuticos, não serão totalmente controladas na grande maioria dos casos. Afinal, incrementos exagerados das doses das DAEs causam mais danos (alterações cognitivas, sedação extrema, intoxicação) do que benefícios clínicos mensuráveis.

O ácido valpróico é considerado a melhor medicação para as encefalopatias epilépticas da infância, uma vez que estas associam-se a um polimorfismo de crises que incluem ausências e crises atônicas que podem ser exacerbadas pelo uso de drogas como o fenobarbital, a carbamazepina e a fenitoína. Nesses casos, recomenda-se a associação de ácido valpróico com um benzodiazepínico, dando-se preferência para o de menor efeito sedativo e menor risco de hipersecreção brônquica, como é o caso do clobazam. Ao prescrever o fracionamento da dose, é fundamental que o médico respeite a vida média de cada medicação antiepiléptica; os ajustes das doses das DAEs devem ser realizados após o tempo necessário para que seja obtido um platô estável de concentração plasmática da droga. Em geral, o estado de equilíbrio demora o equivalente a cinco meias-vidas para se estabelecer (Aicardi, 2000; Genton, 2000; Campos Castello, 2001). Assim, esse mesmo tempo é necessário quando se programa uma nova associação medicamentosa.

Outros exemplos são o fenômeno de saturação cinética, que ocorre com a fenitoína, e a indução enzimática, com a carbamazepina. No caso da fenitoína, mesmo pequenos incrementos na dose produzem grandes aumentos nos níveis séricos, podendo levar a quadros de intoxicação. No caso da auto-indução que ocorre com a carbamazepina, os níveis séricos podem cair transitoriamente devido à autometabolização da droga nas primeiras 3 a 6 semanas do uso inicial, fase em que não é necessário ajustar a dose, para não ocasionar futura intoxicação (Besser e cols., 1992; Rall e Schleifer, 1991).

A farmacocinética ideal para as DAEs inclui: alta disponibilidade oral, nenhuma ou baixa ligação protéica plasmática, meia-vida longa, dose de uma ou duas vezes por dia, cinética linear, nenhum metabólito ativo, eliminação renal, nenhuma indução enzimática e nenhuma interação medicamentosa. As novas DAEs foram desenhadas originalmente para ter um perfil amplo, poucos efeitos colaterais, baixa ligação protéica e menor interação medicamentosa; entretanto, ocupam apenas um pequeno espaço no controle das crises refratárias (Aicardi, 2000; Genton, 2000). Além disso, sua utilização é muitas vezes proibitiva pelo alto custo financeiro, principalmente quando se trata de população de baixa renda. O tratamento com as novas DAEs mostra ser de duas a quatro vezes mais caro do que o tratamento com as drogas convencionais (Boon e cols., 2002).

Dentre as novas DAEs, as que trazem maiores benefícios são: a vigabatrina, no controle dos espasmos infantis associados à esclerose tuberosa; a lamotrigina, para as crises generalizadas atônicas e mioclônicas (da síndrome de Lennox-Gastaut ou da síndrome de Doose, por exemplo), podendo acentuar as crises mioclônicas em outras síndromes epilépticas, como a síndrome de Dravet; a gabapentina, como coadjuvante no tratamento de crises parciais refratárias e o topiramato, que auxilia no controle de crises generalizadas atônicas, tônicas e ausências associadas a encefalopatias epilépticas graves (Leppik e Gil-Nagel, 1995; Glauser, 2000b; Culy e Goa, 2000). O uso atual do sulthiame (Ospolot) parece ter um valor na expressão eletrofisiológica das descargas epileptiformes associadas a crises parciais, como na epilepsia parcial atípica ou nos casos de descargas contínuas associados ao estado de mal elétrico do sono lento ou na síndrome de Landau-Kleffner.

Dentre as medicações de uso alternativo para epilepsia de difícil controle há o piracetam, que tem melhor efeito sobre as mioclonias de origem cortical e nas mioclonias associadas à epilepsia mioclônica progressiva, podendo em alguns casos diminuir a freqüência de convulsões. O levetiracetam, por sua vez, parece ser uma droga antiepiléptica promissora no controle de crises associadas à fotossensibilidade (Shorvon, 1996; Barron e Hunt, 1997).

Efeitos adversos

Os efeitos tóxicos das DAEs são previsíveis e estão intimamente relacionados aos níveis plasmáticos (toxicidade relacionada à dose; melhora dos efeitos com a redução da dose); há ainda os efeitos idiossincrásicos, que não são usuais, de qualquer intensidade, e que podem ou não estar relacionados à dose (Greenwood, 2000).

As alterações cognitivas e comportamentais são os efeitos adversos mais comuns que ocorrem no sistema nervoso central. As DAEs diminuem a excitabilidade neuronal, a qual pode afetar a função cognitiva. Os efeitos colaterais cognitivos com a monoterapia das DAEs geralmente não são pronunciados quando as DAEs estão dentro da média terapêutica. O risco de efeitos colaterais cognitivos aumenta com altas doses, rápido aumento da dose, gravidade da epilepsia e politerapia (Schmitz, 1999; Loring e Meador, 2001).

As DAEs costumam apresentar efeitos psicotrópicos sedativos e ativadores. Dentre as DAEs com propriedades gabaérgicas (com efeitos inibitórios sobre a neurotransmissão), destacam-se os barbitúricos, os benzodiazepínicos, o valproato, a gabapentina e a vigabatrina, que são responsáveis por efeitos sedativos (negativos), incluindo fadiga, lentidão cognitiva, ganho ponderal e possível efeito antimaníaco e ansiolítico. Os efeitos ativadores (positivos), como hiperatividade, perda ponderal, ansiogênico e antidepressivo, possivelmente ocorrem pela atenuação da excitabilidade glutaminérgica, como com a lamotrigina (Schmitz, 1999; Ketter e cols., 1999). Segundo Ketter e cols. (1999), o topiramato teria provavelmente ação mista (gabaérgica e antiglutaminérgica).

Muitas vezes, o controle das crises não está associado à ausência de efeitos adversos. Nesses casos, o paciente pode escolher o seu guia de tratamento preferencial. Alguns preferem o completo controle das crises epilépticas, apesar de um desempenho cognitivo lento, ao passo que outros preferem ter crises epilépticas ocasionais e manter um desempenho cognitivo mais alto. Os efeitos cognitivos da maioria das DAEs convencionais são sutis, difíceis de discernir, porque múltiplos fatores podem influir na cognição em pacientes com epilepsia: etiologia das crises epilépticas, lesões cerebrais adquiridas antes do início das crises, freqüência/duração/gravidade das crises, disfunções fisiológicas ictal e interictal, dano estrutural cerebral devido a repetidas e prolongadas crises, fatores hereditários e psicossociais (Loring e Meador, 2001). As funções neuropsicológicas mais afetadas por DAEs incluem velocidade psicomotora, vigilância, memória e humor. Para as DAEs convencionais, os efeitos mais pronunciados são observados com barbitúricos e benzodiazepínicos (Meador e cols., 1995) e menores efeitos com a carbamazepina, a fenitoína e o valproato (Loring e Meador, 2001). O maior estudo sobre diferenças cognitivas entre carbamazepina e fenitoína não mostrou diferenças quando os níveis séricos das drogas estavam controlados (Meador e cols., 1995; Dodrill e Troupin, 1991).

Modificações no estilo de vida devem ser enfatizadas, especialmente em adolescentes e adultos jovens e em pacientes com epilepsia generalizada idiopática. As epilepsias generalizadas são freqüentemente sensíveis ao consumo de álcool, à privação de sono, a alterações do ciclo circadiano ou outros insultos tóxicos e metabólicos. Deve-se evitar a ingesta de bebidas alcoólicas e manter um ciclo sono e vigília (Nadkarni e cols., 2005; Rall e Schleifer, 1991; Leppik e Gil-Nagel, 1995).

A seguir, uma abordagem dos principais efeitos adversos das DAEs.

Benzodiazepínicos (BZD)

A maior desvantagem dessa classe de drogas é a marcada taquifilaxia (estado de tolerância a uma droga, ou seja, doses maiores da droga são necessárias para se alcançar o efeito desejado), que ocorre freqüentemente nos seis primeiros meses de uso. Esse efeito parece ser conseqüência da mudança dos receptores benzodiazepínicos (proteínas às quais os benzodiazepínicos se ligam para exercer sua função) dentro do cérebro, resultando em elevada perda de efeito da droga. Se a tolerância ao efeito terapêutico ocorrer, deve-se substituir essa droga por outra (Sillanpää e cols., 1993; Rall e Schleifer, 1991; Leppik e Gil-Nagel, 1995).

Outro problema importante, que ocorre com todos os benzodiazepínicos, é o desenvolvimento de dependência. Se a droga for suspensa repentinamente, podem surgir sintomas de abstinência, como agitação, insônia e convulsões. A maioria dos pacientes que exibem efeitos tóxicos apresenta remissão desses sintomas quando se reduz a dose.

O uso crônico produz sonolência, ataxia, tontura, hipersecreção brônquica e hipersalivação. Erupções cutâneas têm sido relatadas com o uso desse tipo de droga. Entre os efeitos cognitivos e comportamentais, destacam-se a apatia e alterações de comportamento, com hiperatividade e agressividade (reação paradoxal) em crianças e pessoas idosas. Esses sintomas podem melhorar no decorrer do tempo; idosos são mais sensíveis aos efeitos dos benzodiazepínicos do que os indivíduos jovens.

Carbamazepina (CBZ)

Os efeitos colaterais mais encontrados são anorexia, náuseas e vômitos (conseqüentes da ação local gastrintestinal), boca seca e sonolência. Os efeitos tóxicos mais freqüentes, que variam em função da dose, são: visão turva, diplopia, nistagmo, vertigem, ataxia e sonolência. Pode-se observar também uma redução dos níveis de tiroxina e aumento da concentração do cortisol livre, com o uso crônico. A CBZ pode afetar o metabolismo do cálcio e da vitamina D.

Alguns possíveis efeitos idiossincrásicos são: anemia aplásica e agranulocitose, icterícia, eritema generalizado, dermatite esfoliativa, leucopenia (abaixo de 3000 leucócitos, recomenda-se retirar a medicação) e neutropenia (devido à destruição periférica e não à supressão da medula óssea). Entre 5 e 10% dos pacientes apresentam um *rash* cutâneo, que pode cessar com a suspensão da medicação ou com a redução da dose total diária (pode-se tentar o uso de oxcarbazepina). Pode ocorrer também erupção liquenóide (lesão eczematosa com pigmentação pós-inflamatória em áreas fotoexpostas).

A síndrome de hipersensibilidade à DAE é uma síndrome associada às DAEs aromáticas (fenitoína, carbamazepina, fenobarbital e lamotrigina) e caracteriza-se por uma reação idiossincrática, podendo incluir *rash* cutâneo e febre, linfadenopatia, hepatite, nefrite intersticial, alterações hematológicas. Estas últimas ocorrem em geral entre a segunda e a sexta semana do início da terapêutica, podendo ser mais tardias, devido à formação de complexos antigênicos droga-hapteno, com ativação de diferentes populações linfocitárias/linfocinas imunomoduladoras e fenômenos de citotoxidade ainda não esclarecidos (Brown e cols., 1997).

A hiponatremia está associada ao uso da carbamazepina e da oxcarbazepina, com retenção hídrica, redução da osmolaridade e da concentração do sódio no plasma, principalmente em pacientes idosos com doenças cardíacas. Os mecanismos envolvidos no efeito antidiurético incluem o aumento da secreção de hormônio antidiurético pela neuro-hipófise, aumento da sensibilidade dos receptores tubulares renais distais e inibição da atividade da vasopressina sérica, levando a um aumento da meia-vida desse hormônio (Amelsvoort e cols., 1994). A CBZ não causa dependência física; por isso, a suspensão do fármaco pode ser feita de forma rápida. Pode também ocorrer a síndrome *lupus-like.* Algumas vezes, reduzem-se os níveis de T4 e T3, e mesmo assim, o paciente pode permanecer eutireóideo (Surks e Defesi, 1996).

Não há sérios efeitos cognitivos, sedativos e comportamentais (Prevey e cols., 1996; Chen e cols., 1996). Menos freqüentemente podem ocorrer depressão ou psicose. Ocasionalmente, a CBZ pode produzir no feto defeitos craniofaciais, hipoplasia das unhas e retardo do desenvolvimento. Essas anomalias congênitas têm sido relatadas em até 2% dos recém-nascidos de mães tratadas com CBZ durante a gravidez.

Etossuximida (ESM)

Como efeitos colaterais mais freqüentes no início do uso temos: náuseas, distúrbios gástricos, sonolência, cefaléia, soluços e ataxia, que diminuem à medida que o paciente desenvolve tolerância (Kutt, 1985). As alterações idiossincrásicas da ESM são *rash*, depressão da medula óssea e lúpus eritematoso sistêmico. Foram descritas também síndrome de Parkinson e fotofobia. Tem-se relatado que o uso crônico pode levar a distúrbios de comportamento, terror noturno, agressividade, depressão e psicose paranóide.

Fenitoína (DFH)

Os efeitos indesejáveis da DFH observados com o uso crônico variam de acordo com a dose, o tempo de uso e as variações individuais. Com doses excessivas, os sinais de intoxicação caracterizamse por distúrbios no sistema cerebelo-vestibular: nistagmo, vertigens, ataxia, diplopia, exaltação de reflexos, distúrbios de conduta, aumento das crises, alucinação e confusão mental. Uma relação entre os níveis séricos e os efeitos tóxicos pode ser observada na grande maioria dos pacientes. O nistagmo geralmente surge com níveis próximos a 20 µg/ml, a ataxia em torno de 30 µg/ml e a sonolência em níveis superiores a 40 µg/ml. Esses efeitos desaparecem com a redução da dose.

Uma manifestação que pode ocorrer tanto em níveis altos como em níveis terapêuticos é a chamada síndrome encefalopática subaguda ou crônica, que se caracteriza por uma insidiosa deterioração mental, distúrbios de comportamento e aumento da freqüência das crises. Atrofia cerebelar pode ocorrer de forma irreversível (Negro e cols., 2000).

Observa-se, com o uso crônico, neuropatia periférica com pouco significado clínico, anemia megaloblástica (que tem sido atribuída à absorção alterada do folato) e hiperplasia gengival — os fibroblastos gengivais são estimulados por processo inflamatório, provavelmente devido à inibição pela fenitoína da captação de folato pelas células, produzindo uma deficiência local (que pode ser atenuada por uma adequada orientação odontológica, como a escovação gengival) (Ogunbodede e cols., 1998). Também podem ocorrer alterações ósseas (raquitismo e osteomalácia), alterações endócrinas (inibição das funções adrenocortical, tireoidiana, insulínica e hipofisária), hirsutismo, defeitos de coagulação no período neonatal em filhos de mães epilépticas que usaram DFH durante a gravidez, alterações hepáticas, diminuição de imunoglobulinas séricas, diminuição da liberação do hormônio antidiurético, alteração do metabolismo da vitamina K, anemia aplásica, granulocitopenia e trombocitopenia; outras discrasias sanguíneas têm sido relatadas, porém são raras.

Os efeitos idiossincrásicos incluem: reações febris, *rash* tipicamente morbiliforme, discrasias sanguíneas, síndrome do pseudolinfoma (febre, linfadenopatia e máculas eritematosas) e insuficiência renal. A linfadenopatia relacionada à fenitoína é dividida em hiperplasia linfóide, pseudolinfoma, pseudopseudolinfoma e linfoma (Jeng e cols., 1996). A hiperplasia linfóide e o pseudolinfoma desaparecem com a interrupção do tratamento. No pseudopseudolinfoma, o paciente pode desenvolver linfoma maligno. No grupo dos linfomas, não há desaparecimento com a retirada da medicação. Todos os pacientes em uso de fenitoína que desenvolvem linfadenopatia devem suspender a medicação e realizar biópsia. Ocasionalmente, ocorre eritema multiforme ou síndrome de Stevens-Johnson. A contratura de Dupuytren caracteriza-se por hiperplasia da fáscia palmar, com formação nodular e por vezes contratura palmar, associada ao uso de fenobarbital e fenitoína. Pode ocorrer a síndrome *lupus-like* e a síndrome de hipersensibilidade à DAE.

O principal efeito cognitivo e comportamental é o déficit de atenção, concentração e memória. Também foram descritas alterações de personalidade, sintomas depressivos, histéricos e até psicose (Aldenkamp e cols., 1994; Chen e cols., 1996). Cerca de 10% dos fetos expostos à fenitoína irão apresentar evidências de síndrome da hidantoína, geralmente caracterizada por anomalias craniofaciais e digitais, além de retardo mental.

Fenobarbital (FB)

Efeitos relacionados à dose incluem fadiga, ataxia, depressão e dificuldade de concentração. A sedação é o efeito adverso mais freqüente do FB, ocorrendo na maioria dos pacientes no início do tratamento, embora geralmente ocorra tolerância com o tratamento prolongado. Pode estar associado a um déficit de aprendizagem (Farwell e cols., 1990). Dos efeitos não relacionados à dose, os mais comuns são contratura de Dupuytren, deficiência de folatos e *rash* (Pelekanos e cols., 1991).

Na toxicidade crônica encontramos sedação, mudanças afetivas, distúrbios comportamentais, distúrbios cognitivos, dependência e síndrome cerebelar. A síndrome da dependência é encontrada principalmente em recém-nascidos cujas mães usam FB, caracterizando-se por tremor, irritabilidade e alterações gastrintestinais, com duração de dias a vários meses. Pode ocorrer alteração do metabolismo ósseo por ação direta ou através do catabolismo aumentado da vitamina D. Efeitos idiossincrásicos incluem eritema morbiliforme, agranulocitose, febre, síndrome de Stevens-Johnson, lúpus eritematoso disseminado, anemia aplásica, choque anafilático e icterícia (Pelekanos e cols., 1991).

Há uma incidência maior de depressão em pacientes que fazem uso de fenobarbital, além de transtornos de conduta como a hiperatividade. Reações paradoxais ligadas a variações individuais, sem relação com a dose, podem se manifestar em crianças (irritabilidade, agressividade, hiperatividade) e em velhos (confusão e delírio). A retirada do FB deve ser lenta e gradual para evitar o risco de exacerbação das crises epilépticas. A deterioração mental promovida pelo fenobarbital é mais comum em crianças, principalmente com lesões cerebrais prévias. Pode ocorrer precipitação de psicose, principalmente em indivíduos que já a tiveram.

Pode haver uma queda na concentração plasmática do FB durante a gravidez. Também tem sido relatado, com o uso de FB, um aumento da freqüência de fissura labial ou palatina no recém-nascido. São descritas alterações na coagulação, como hipoprotrombinemia, de recém-nascidos filhos de mães epilépticas que usaram FB durante a gravidez, com sinais clínicos de sangramento e alteração nos fatores de coagulação nas primeiras 24 horas de vida. A vitamina K é recomendada para as mães epilépticas no último mês de gravidez, para impedir essa síndrome. Podem ocorrer cardiopatias congênitas.

Gabapentina (GBP)

Os efeitos colaterais são geralmente leves e transitórios. Os mais comuns incluem sonolência, fadiga, tonturas e ataxia (Barron e Hunt, 1997). Os efeitos podem ser minimizados com a titulação da droga. Reações idiossincrásicas são raras. Observam-se casos de agitação psicomotora em crianças utilizando GBP, revertido com a suspensão da droga, e ganho de peso. Há um efeito benéfico em sintomas de ansiedade generalizada, pânico e sobre distúrbios de humor. Pode ocorrer agressividade (Barron e Hunt, 1997).

Lamotrigina (LTG)

Os efeitos tóxicos relacionados à dose são: sonolência, diplopia, náusea, ataxia e vômitos. Em aproximadamente 10% dos casos ocorre erupção cutânea, reversível com a descontinuidade da medicação; pode ser leve, e algumas vezes grave, podendo ocorrer síndrome de Stevens-Johnson (Aicardi, 2000; Leppik e Gil-Nagel, 1995; Messenheimer, 2000). Com base nas evidências atuais, a lamotrigina apresenta-se como uma promissora droga antiepiléptica, menos tóxica e menos sedativa que as atuais. Pode beneficiar pacientes com depressão (principalmente aqueles com distúrbio bipolar) ou aqueles que têm dificuldade de concentração ou são mais sonolentos (ou mais sensíveis a efeitos sedativos medicamentosos) (Nadkarni e cols., 2005). Pode ocorrer piora das crises, relacionada à dose ou a um efeito idiossincrásico. As crises em pacientes com epilepsia mioclônica severa da infância podem piorar (Guerrini e cols., 1998).

A lamotrigina, que leva à redução de liberação de aminoácidos excitatórios (glutamato, aspartato) parece possuir atividade psicotrópica e efeitos antidepressivos. Tem efeitos farmacodinâmicos diversos, incluindo bloqueio de canais de sódio, inibição da atividade glutaminérgica, modulação da recaptação da serotonina e bloqueio da recaptação de monoaminas, incluindo dopamina. A soma desses mecanismos é responsável pela diminuição geral da ativação neuronal, que se encontra aumentada em pacientes com transtorno bipolar, tendo assim efeitos positivos em pacientes com esse transtorno

(Meador e cols., 1995; Hahn e cols., 2004). A insônia pode ser um efeito freqüente (Harden, 2000). Muitos estudos com medidas de QV têm mostrado efeitos benéficos sobre a percepção de bem-estar, tais como sentimentos positivos e percepção de controle (Gillham e cols., 1996; Barron e Hunt, 1997; Steiner e cols., 1999). Pode ocorrer sedação, mas é menos freqüente. Alterações de comportamento como agressividade, agitação, irritabilidade, confusão, alucinação e mesmo psicose são descritos, mas em indivíduos com distúrbios psiquiátricos pregressos ou em crianças com deficiência mental. Distúrbios cognitivos ocorrem em menos de 1% dos pacientes (Menezes e cols., 2000; Glauser, 2000a).

Oxcarbazepina (OCBZ)

A toxicidade aguda associada à oxcarbazepina é reduzida. Os efeitos mais freqüentemente relatados são cefaléia, tontura, sonolência, ataxia, náusea, vômito, diplopia e fadiga. Os efeitos adversos são menos comuns aos da carbamazepina (Barron e Hunt, 1997). A oxcarbazepina não mostrou potencial teratogênico nas espécies investigadas (camundongos, ratos e coelhos). Não se observaram evidências de mutagenicidade. A hiponatremia ocorre com mais freqüência em idosos e em pacientes com doses elevadas, levando à suspensão do tratamento (Amelsvoort e cols., 1994).

A avaliação da monoterapia com OCBZ em pacientes que não atingiram o controle das crises com outras DAEs indicou que a droga melhora significativamente a QV associada aos efeitos emocional/psicológico e médico/social da epilepsia (Sachdeo e cols., 2006).

Primidona (PRM)

Os efeitos indesejáveis mais importantes são sedação, ataxia, vertigem, astenia, náuseas, diplopia, nistagmo e eritema máculo-papilar. Os efeitos mais intensos ocorrem no início do tratamento e podem ser minimizados com ajuste lento e progressivo da dose inicial (Rall e Schleifer, 1991; Leppik e Gil-Nagel, 1995). Outros efeitos indesejáveis descritos são sonolência, anemia megaloblástica, linfopenia e linfoma. Pode ocorrer a hiperatividade.

Sulthiame

Mais de 1/3 dos pacientes em uso de sulthiame apresentam efeitos colaterais. Os mais freqüentemente encontrados incluem: distúrbios gastrointestinais, ataxia, dispnéia, hiperpnéia, redução da tolerância a exercícios, parestesias e perda de peso. Os níveis séricos de bicarbonato e potássio podem estar diminuídos. Sedação, hipersalivação, anorexia, dor de cabeça, distúrbios psiquiátricos e *status epilepticus* podem ocorrer. Com overdose, foram observadas também neuropatia, necrose tubular aguda e estado de catatonia. Podem ocorrer, além disso, depressão, piora da concentração, fadiga e piora do desempenho neuropsicológico.

Valproato (AVP)

Os efeitos colaterais mais encontrados são os gastrointestinais, como náuseas, indigestão, cólica abdominal, hipersalivação, obstipação e alterações no apetite para mais ou para menos. Os efeitos colaterais relacionados ao uso crônico são ganho ou (mais raramente) perda de peso, enfraquecimento ou queda dos cabelos, edema de tornozelo e trombocitopenia. Não há efeitos cognitivos sérios (Prevey e cols., 1996).

A regulação do apetite envolve neurotransmissores nas vias hipotalâmicas e receptores que podem ser influenciados pelas DAEs. O GABA e o neuropeptídeo Y levam a um aumento do consumo de carbohidrato, reduzindo o gasto energético. A serotonina age no hipotálamo medial reduzindo o apetite. As DAEs agem nesses neurotransmissores, interferindo na regulação do apetite. A obesidade está mais associada ao valproato, devido a um hiperinsulinismo que diminui os níveis de glicose, aumentando o apetite (Isojarvi e cols., 1996).

Outros efeitos observados foram: polaciúria, pseudocetonúria, enurese, insônia e parestesias. Entre os efeitos que variam com a dose, destacam-se: tremor fino das mãos, sonolência, náusea e malestar gástrico. Os fios de cabelo podem tornar-se mais finos e apresentar queda. *Rash* ocorre ocasionalmente. Estupor e encefalopatia são efeitos tóxicos raros e podem ocorrer devido ao acúmulo de amônia. A plaquetopenia está associada a doses mais elevadas.

Há uma relação de ovários policísticos e hiperandrogenismo com o uso de valproato, levando a irregularidades menstruais, hirsutismo e obesidade, em 30-40% das mulheres. Postula-se que um aumento nos níveis de insulina leve à hiperestimulação ovariana, acarretando esses sintomas (Isojarvi e cols., 1996; Crawford e cols., 1999).

Os efeitos idiossincrásicos relacionados ao valproato incluem pancreatite, falência hepática, plaquetopenia, diminuição da agregação plaquetária, alterações dos níveis de fatores de coagulação e linfocitose relativa. A pancreatite é rara e ocorre até a segunda década de vida; no primeiro ano de uso, especialmente durante os três meses iniciais, o quadro na maioria dos casos varia de leve a moderado, mas pode ocasionar a morte. Por isso, é necessário descontinuar o tratamento se forem constatados sintomas.

A hepatotoxicidade, que pode ser fatal, parece estar limitada a crianças com menos de dois anos de idade submetidas a politerapia com DAEs; essas crianças, em geral portadoras de retardo mental, apresentam muitas vezes outros distúrbios metabólicos. A hepatotoxicidade é acompanhada de lesões anátomo-patológicas inespecíficas, mas foram descritos casos com necrose e esteatose microvesicular. A carnitina é necessária para o metabolismo mitocondrial do valproato e a sua deficiência tem sido implicada nas patogêneses da hepatotoxicidade induzida por essa droga. O valproato é um inibidor da oxidação de ácidos graxos e o seu uso aumenta o risco de disfunção mitocondrial (De Vivo e cols., 1998). Evidências sugerem que a deficiência de carnitina pode acompanhar o longo uso de valproato. O uso precoce de carnitina, principalmente endovenosa, leva a uma melhora na recuperação dos pacientes (Bohan e cols., 2000) com hepatotoxicidade.

Os níveis plasmáticos do AVP diminuem durante a gravidez, basicamente por diminuição da biodisponibilidade e aderência ao tratamento, podendo, além disso, ocorrer uma queda na ligação com albumina. Tem sido descrita uma relação entre espinha bífida no recém-nascido e o uso de AVP durante a gravidez; esse defeito pode ser identificado logo no segundo trimestre de gestação, através de uma dosagem de alfafetoproteína materna e da ultra-sonografia.

Divalproato

A absorção mais lenta no trato gastrintestinal minimiza as náuseas e os vômitos observados com o valproato. A sua formulação não higroscópica permite níveis séricos mais estáveis, impedindo períodos de intoxicação e de subdose durante o dia e diminuindo os efeitos colaterais decorrentes da não-estabilidade sérica do valproato (Beydoun e cols., 1997).

Vigabatrina (VGB)

Os efeitos colaterais mais freqüentemente encontrados em adultos com o uso da vigabatrina incluem sonolência, ataxia e fadiga. Os efeitos colaterais nas crianças, além dos observados em adultos, incluem distúrbios comportamentais como agitação psicomotora e hiperatividade. Em alguns casos a intensidade de tais sintomas impossibilita a continuidade do tratamento, mesmo quando há melhora das crises. Há relatos na literatura do risco potencial do desenvolvimento de psicose com o uso da vigabatrina em pacientes predispostos (Reynolds e cols., 1991).

Estudos histopatológicos em cães e ratos com o uso da vigabatrina mostraram a presença de vacuolização neuronal e edema intramielínico, principalmente ao nível do trato óptico, reversíveis com a descontinuação da droga. Em humanos, não há evidências clínicas ou neurofisiológicas do desenvolvimento desses efeitos. Foram observadas, em pacientes em uso da VGB, anormalidades do campo visual e no eletrorretinograma compatíveis com lesão de cones, decorrente de disfunção das células GABA-érgicas da retina. Não se sabe a real incidência dessa alteração e suas conseqüências na infância. Há relatos de defeitos similares aos dos adultos em crianças (Kalviainen e cols., 1999; Vanhatalo e Pääkkonen, 1999).

O uso da vigabatrina não mostrou efeitos nocivos sobre a função cognitiva; em alguns estudos foi até mesmo observada uma melhora dessa função. Graves anormalidades comportamentais, incluindo depressão e psicose, foram observadas em 3,4% dos pacientes (Ferrie e cols., 1996), mas o uso de vigabatrina não tem mostrado ser de maior risco do que o de outras DAEs. A vigabatrina eleva os níveis cerebrais do neurotransmissor ácido gama-aminobutírico (GABA). Em estudos duplo-cegos randomizados, observaram-se poucos efeitos adversos sobre a cognição ou QV, comparados com o placebo (Dodrill e cols., 1993; Grunewald e cols., 1994).

Topiramato (TPM)

Os efeitos indesejáveis incluem sonolência, vertigens, confusão, ataxia, anorexia, parestesias, alteração da memória, alterações da fala (dificuldade para encontrar palavras), tremor, incoordenação, nistagmo, anormalidades da marcha e perda de peso. *Rash* e nefrolitíase ocorrem principalmente em homens. Parestesia é um efeito observado no início da terapêutica com TPM e melhora com a continuidade do tratamento. O topiramato é um fraco inibidor de anidrase carbônica, promovendo a formação de cálculos por reduzir a excreção de citrato urinário e aumentar o pH urinário. O risco de litíase pode ser diminuído com estimulação da hidratação (Herman e Pedley, 1998). Pode aumentar o risco de glaucoma (Nadkarni e cols., 2005). O topiramato pode beneficiar pacientes que sofrem de dores de cabeça ou obesidade (Nadkarni e cols., 2005).

Em controles clínicos o topiramato foi associado a sonolência, lentidão psicomotora, problemas de linguagem e dificuldade com memória (Loring e Meador, 2001). Observou-se declínio clínico cognitivo em uma amostra de pacientes recebendo topiramato como terapia coadjuvante (Thompson e cols., 2000; Reife e cols., 2000). Parece que há pacientes que são mais suscetíveis aos efeitos cognitivos do topiramato (Loring e Meador, 2001). A alta incidência de depressão em pacientes que fazem uso de topiramato pode estar associada ao seu efeito gabaérgico. Pode ocorrer a precipitação de quadros psiquiátricos como psicose, agressividade e transtornos afetivos, principalmente em pacientes com história familiar de doença psiquiátrica.

Piracetam

Piracetam é muito bem tolerado e apenas 1-3% dos pacientes apresentam efeitos adversos, como insônia, tontura, náuseas, desconforto gastrintestinal, ganho de peso, depressão, tremores e agitação. Erupção cutânea ocorre em menos de 1% dos casos (Shorvon, 1996; Kasteleijn-Nolst Trenité e cols., 1996; Ikeda e cols., 1996).

Levetiracetam

Levetiracetam é bem tolerado e não apresenta riscos significativos quando usado no tratamento coadjuvante, na dose de 1-3 g/dia, em pacientes adultos com crises de início focal.

Os efeitos adversos mais comumente encontrados são sonolência, astenia, dificuldades de coordenação, dor de cabeça, tontura e sintomas comportamentais (Harden, 2000; Genton, 2000; Krakow e cols., 2001). As doses do levetiracetam devem ser ajustadas na insuficiência renal. A segurança da droga durante a gravidez não pode ser ainda avaliada. O levetiracetam tem a vantagem do *clearance* renal, produzindo mínima interação com outras medicações, rápida titulação para atingir a dose efetiva e mínimos efeitos cognitivos (Nadkarni e cols., 2005). Os pacientes devem ser avisados sobre a presença de possíveis efeitos adversos durante as primeiras quatro semanas de uso do levetiracetam (Harden, 2000). Pellock e cols. (2001) observaram, em cinco de 24 crianças, com idades de 6 a 12 anos, alguns efeitos colaterais: diarréia, letargia, diminuição de apetite e tontura; nenhum desses eventos foi grave e não houve necessidade de retirar a medicação.

Kossoff e cols. (2001) observaram, em uma criança de 5 anos e em três adolescentes, a associação de psicose (alucinações auditivas e visuais) com o uso de levetiracetam. Todos esses pacientes tinham déficits cognitivos e alterações comportamentais anteriores ao uso de levetiracetam; houve melhora dos sintomas com a descontinuidade da medicação. Esses autores recomendam a titulação da dose, iniciando com 10 mg/kg/dia, aumentando para 20 mg/

kg/dia após quatro semanas, especialmente para aqueles pacientes com anormalidades prévias de comportamento.

A intoxicação por levetiracetam causa sedação, depressão respiratória e até coma, que podem melhorar com a interrupção do uso da droga e suporte geral (Barrueto, 2002).

Considerações finais

Todas as medicações para epilepsia têm efeitos colaterais que variam com a medicação e com o indivíduo. No entanto, essas alterações na maioria das vezes podem ser prevenidas, sem a necessidade de interromper o tratamento. Deve-se ter consciência dos potenciais efeitos adversos e detectá-los precocemente, com vistas à prevenção de resultados fatais; a detecção precoce de intercorrências graves e a avaliação metabólica periódica são importantes para o acompanhamento de pacientes em uso de DAEs.

Os efeitos adversos das DAEs devem ser amplamente conhecidos pelos clínicos. Para evitar esses efeitos, recomenda-se: ênfase na monoterapia, seleção da DAE mais apropriada para cada tipo de crise epiléptica, menores doses terapêuticas, escalonamento lento e progressivo das doses até chegar ao nível terapêutico adequado para o paciente e monitorização clínica rotineira dos efeitos adversos de cada DAE (Sherman e cols., 2006; Jenssen e cols., 2006; Wertz e cols., 2006).

A atenção integral à saúde do ser humano é uma exigência para a prática médica correta. Exige-se que cada profissional dê o melhor de si como cuidador, como pessoa interessada no bem-estar da outra e que se dispõe a estimular a saúde do paciente, a mobilizar suas esperanças e a gerar entusiasmo para a construção de uma sociedade mais justa, igualitária e integrada à natureza, em que a vida possa ser vivida em sua plenitude e com excelente qualidade.

A QV deve ir além da satisfação das necessidades humanas básicas: deve-se também levar em conta as opções pessoais, abrangendo o homem em sua totalidade, além da dimensão bioética, com ênfase na dignidade humana. Afinal, a qualidade de vida é um direito essencial, independentemente das condições de eficiência ou de produtividade econômica.

Referências bibliográficas

Aicardi J. Risks and benefits of new antiepileptic agents in children. *Rev Neurol.* 2000; 31(4):376-81.

Aldenkamp AP, Alpherts WCJ, Diepman L, Slot VO, Vermeulen J. Cognitive side-effects of phenytoin compared with carbamazepine in patients with localization-related epilepsy. *Epilepsy Res.* 1994; 19(1):37-42.

Amelsvoort TV, Bakshi R, Devaux CB, e cols. Hyponatremia associated with carbamazepine and oxcarbazepine therapy: a review. *Epilepsia.* 1994; 35(1):181-8.

Baker GA, Camfield C, Camfield P, e cols. Commission on outcome measurement in epilepsy, 1994-1997: final report. *Epilepsia.* 1998; 39:213-31.

Baker GA, Jacoby A, Gorry J, e cols. Quality of life of people with epilepsy in Iran, the Gulf, and near East. *Epilepsia.* 2005; 46:132-40.

Barron TF, Hunt SL. A review of the newer antiepileptic drugs and the ketogenic diet. *Clin Pediatr.* 1997; 36(9):513-21.

Barrueto Jr. F, Williams K, Howland MA, Hoffman RS, Nelson LS. A case of levetiracetam (Keppra) poisoning with clinical and toxicokinetic. *J Toxicol Clin.* 2002; 40(7):881-4.

Begley CE, Annegers JF, Lairson DR, e cols. Methodological issues in estimating the cost of epilepsy. *Epilepsy Res.* 1999; 33:39-55.

Belasco AGS, Sesso RCC. Qualidade de vida: princípios, focos de estudo e intervenções. In: Diniz DP, Schor NM, eds. *Guias de medicina ambulatorial e hospitalar Unifesp – EPM*: Qualidade de vida. Barueri: Manole; 2006. p. 1-10.

Besser R, Hornung K, Theisohn M, Rothacher G, Kramer G. EEG changes in patients during the introduction of carbamazepine. *Eletroencephalogr Clin Neurophysiol.* 1992; 83:19-23.

Beydoun A, Sckellares JC, Shu V. Safety and efficacy of divalproex sodium monotherapy in partial epilepsy: a double-bind concentration-response design clinical trial. Depakote monotherapy for partial seizures study group. *Neurology.* 1997; 87:252-6.

Bialer M, Johannessen SI, Kupferberg HJ, Levy RH, Loiseau P, Perucca E. Progress report on new antiepileptic drugs: a summary of the Third Eilat Conference. *Epilepsy Res.* 1996; 25(3):299-319.

Birbeck GL, Hays RD, Cui X, Vickrey BG. Seizure reduction and quality of life improvements in people with epilepsy. *Epilepsia*. 2002; 43:535-8.

Bohan TP, Helton E, McDonald I. Effects of L-carnitine treatment for valproate-induced hepattoxicity. *Neurology*. 2000; 54 (suppl 3):A85. Abstract S16.006.

Boon P, D'Havé M, Walleghem PV, e cols. Direct medical costs of refractory epilepsy incurred by three different treatment modalities: a prospective assessment. *Epilepsia*. 2002; 43(1): 96-102.

Boylan L, Flint LA, Labovitz DL, Jackson SC, Staner K, Devinsky O. Depression but not seizure frequency predicts quality of life in treatment resistant epilepsy. *Neurology*. 2004; 62:258-61.

Brown CE, Smith GD, Conglione T. Anticonvulsivant hypersensitivity: an infortunate case of triple exposure to phenytoin. *J Farm Pract*. 1997; 45:434-7.

Bullinger M, Steinbüchel N. Quality of life: measurement of outcome. In: Pfäfflin M, Fraser RT, Thorbecke R, Specht V, Wolf Peter, eds. *Comprehensive care for people with epilepsy*. London: John Libbey, 2001. p. 277-91.

Camfield P, Camfield C. Epileptic syndromes in childhood: clinical features, outcomes, and treatment. *Epilepsia*. 2002; 43 (suppl 3):S27-32.

Campos Castello J. Therapeutic strategy in severe encephalopathies. *Rev Neurol*. 2001; 32(9):860-6.

Carpay JA, Aldenkamp AP, van Donselaar CA. Complaints associated with the use of antiepileptic drugs: results from a community-based study. *Seizure*. 2005; 14:198-206.

Chen YJ, Kang WM, Min So WC. Comparison of antiepileptic drugs on cognitive function in newly diagnosed epileptic children: a psychometric and neurophysiological study. *Epilepsia*. 1996; 37(1):81-6.

Cramer JA, Perrine K, Devinsky O, Bryant-Comstock L, Meador K, Hermann B. Development and cross-cultural translations of a 31-item quality of life in epilepsy inventory. *Epilepsia*. 1998; 39:81-8.

Crawford P, Apleton R, Betts T, e cols. Best practice guidelines for the management of women with epilepsy. *Seizure*. 1999; 8:201-17.

Culy CR, Goa KL. Lamotrigine: a review of its use in childhood epilepsy. *Paediatr Drugs*. 2000; 2(4):299-330.

Deckers CL, Hekster YA, Keyser A, Lammers MW, Meinardi H, Renier WO. Adverse effects in epilepsy therapy. Wait and see or go for it? *Acta Neurol Scand*. 1997; 95:248-52.

Devinsky O, Vickrey BG, Cramer JA, e cols. Development of quality of life in epilepsy (QOLIE) inventory. *Epilepsia*. 1995; 36:1089-104.

Devinsky O, Westbrook L, Cramer J, Glassman M, Perrine K, Camfield C. Risk factors for poor health-related quality of life in adolescents with epilepsy. *Epilepsia*. 1999; 40:1715-20.

De Vivo DC, Bohan TP, Coulter DL, e cols. L-carnitine supplementation in childhood epilepsy: current perspectives. *Epilepsia*. 1998; 39(11):1216-25.

Dodrill CB, Troupin AS. Neuropsychological effects of carbamazepine and phenytoin: a reanalysis. *Neurology*. 1991; 41:141-3.

Dodrill CB, Arnett JL, Sommerville KW, e cols. Evaluation of the effects of vigabatrin on cognitive abilities and quality of life in epilepsy. *Neurology*. 1993; 43:2501-7.

Farwell J, Lee Y, Hirtz D, e cols. Phenobarbital for febrile seizures-effects on intelligence and on seizure recurrence. *N England J Med*. 1990; 322:364-9.

Ferrie CD, Robinson RO, Panayiotopoulos CP. Psychotic and severe behavioural reactions with vigabatrin: a review. *Acta Neurol Scand*. 1996; 93:1-8.

Fisher RS, Vickrey BG, Gibson P, e cols. The impact of epilepsy from the patient's perspective II: views about therapy and health care. *Epilepsy Res*. 2000; 41:53-61.

Genton P. When antiepileptic drugs aggravate epilepsy. *Brain Dev*. 2000; 22(2):75-80.

Gillham R, Baker GA, Thompson P, Birbeck K, McGuire A, Tomlinson L, e cols. Standardisation of a self-report questionaire for use in evaluating cognitive, affective and behavioural side-effects of anti-epileptic drug treatments. *Epilepsy Res*. 1996; 24:47-55.

Gillham R, Bryant-Comstock L, Kane K. Validation of the side effect an life satisfation (SEALS) Inventory. *Seizure*. 2000; 9:458-63.

Gilliam FG, Fessler AJ, Baker G, Vahle V, Carter J, Attarian H. Systematic screening allows reduction of adverse antiepileptic drug effects: a randomized trial. *Neurology*. 2004; 62:23-7.

Glauser TA. Idiosyncratic reactions: new methods of identifying high-risk patients. *Epilepsia*. 2000; 41 (suppl 8):S16-29. (a)

Glauser TA. Topiramate in the catastrophic epilepsies of childhood. *J Child Neurol*. 2000; 15 (suppl 1):S14-21. (b)

Greenwood RS. Adverse effects of antiepileptic drugs. *Epilepsia*. 2000; 41 (suppl 2):S42-52.

Grunewald RA, Thompson PJ, Corcoran R, e cols. Effects of vigabatrin on partial seizures and cognitive function. *J Neurol Neurosurg Psychiatry*. 1994; 57:1057-63.

Guerrini R, Dravet C, Genton P, Belmonte A, Kaminska A, Dulac O. Lamotrigine and seizure aggravation in severe myoclonic epilepsy. *Epilepsia*. 1998; 39(5):508-12.

Hahn C, Gyulai L, Baldassano CF, Lenox RH. The current understanding of lamotrigine as a mood stabilizer. *J Clin Psychiatr*. 2004; 65:791-804.

Harden CL. Therapeutic safety monitoring: what to look for and when to look for it. *Epilepsia*. 2000; 41 (suppl 8):S37-44.

Helmstaedter C, Elger CE. Behavioral markers for self-and other-attribution of memory: a study in patients with temporal lobe epilepsy and healthy volunteers. *Epilepsy Res.* 2000; 41:235-43.

Herman ST, Pedley TA. New options for treatment of epilepsy. *JAMA.* 1998; 280(8):693-4.

Hosain Hosain S, Nikalov B, Harden C, Li M, Fraser R, Labar D. Vagus nerve stimulation treatment for Lennox-Gastaut syndrome. *J Child Neurol.* 2000; 15(8):509-12.

Ikeda A, Shibasaki H, Tashiro K, Mizuno Y, Kimura J. Clinical trial of piracetam in patients with myoclonus: nationwide multiinstitution study in Japan. The Myoclonus/Piracetam study group. *Mov disord.* 1996; 11(6):691-700.

Isojarvi JIT, Laatikainen TJ, Knip M, e cols. Obesity and endocrine disorders in women taking valproate for epilepsy. *Annals Neurol.* 1996; 39(5):579-84.

Jeng YM, Tien HF, Jen Su I. Phenytoin-induced pseudolymphoma: reevaluation using modern molecular biology techniques. *Epilepsia.* 1996; 37(1):104-7.

Jenssen S, Gracely E, Mahmood T, Tracy JI, Sperling MR. Subjective somnolence relates mainly to depression among patients in a tertiary care epilepsy center. *Epilepsy Behav.* 2006; 9:632-5.

Johannessen SI, Loyning Y, Munthe-Kaas AW. General aspects. In: Dam M, Gram L, eds. *Comprehensive epileptology.* Raven Press: Nova York; 1990. p. 505-88.

Kalviainen R, Nousiainen I, Mantyjarvi M, e cols. Vigabatrin, a gabaergic antiepileptic drug, causes concentric visual field defects. *Neurology.* 1999; 22(53):922-6.

Kasteleijn-Nolst Trenité DG, Marescaux C, Stodieck S, Edelbroek PM. Photosensitive epilepsy: a model to study the effects of antiepileptic drugs. Evaluation of the piracetam analogue, levetiracetam. *Epilepsy Res.* 1996; 25(3):225-30.

Ketter TA, Post RM, Theodore WH. Positive and negative psychiatric effects of antiepileptic drugs in patients with seizure disorders. *Neurology.* 1999; 53 (suppl 2):S53-67.

Knut S, Bjornaes H, Lossiun MI. Reliability and validity of a Norwegian version of the quality of life epilepsy inventory (QOLIE-89). *Epilepsia.* 2000; 41(1):91-7.

Kossoff EH, Bergey GK, Freeman JM, Vining EPG. Levetiracetam psychosis in children with epilepsy. *Epilepsia.* 2001; 42(12):1611-3.

Krakow K, Walker M, Otoul C, Sander JWAS. Long-term continuation of levetiracetam in patients with refractory epilepsy. *Neurology.* 2001; 56:1772-4.

Kutt H. Therapeutic monitoring of antiepileptic drugs. In: Pedley TA, Meldrum BS, eds. *Recent advances in epilepsy.* Livingstone: Churchill; 1985. p. 183-205.

Leidy NK, Elixhauser A, Vickrey B, Means E, Willian MK. Seizure frequency and the health-related quality of life of adults with epilepsy. *Neurology*. 1999; 53:162-6.

Leppik IE, Gil-Nagel A. New antiepileptic drugs. In: Pedley TA, Meldrum BS, eds. *Epilepsy*. Livingstone: Churchill, 1995. p. 119-39.

Lopes AC, Dantas F. O papel do clínico na melhoria da qualidade de vida. In: Diniz DP, Schor NM (eds). *Guias de medicina ambulatorial e hospitalar Unifesp – EPM*. Qualidade de vida. Barueri: Manole, 2006:31-4.

Loring DW, Meador KJ. Cognitive and behavioral effects of epilepsy treatment. *Epilepsia*. 2001; 42 (suppl 8):24-32.

Lundgren T, Dahl J, Melin L, Kies B. Evaluation of acceptance and commitment therapy for drug refractory epilepsy: a randomized controlled trial in South Africa – a pilot study. *Epilepsia*. 2006; 47(12):2173-9.

Meador KJ, Loring DW, Moore EE, e cols. Comparative cognitive effects of phenobarbital, phenytoin, and valproate in healthy adults. *Neurology*. 1995; 45:1494-9.

Menezes SMA, Rho JM, Murphy P, e cols. Lamotrigine-induced tic disorder: report of five pediatric cases. *Epilepsia*. 2000; 41(7):862-7.

Messenheimer JA. Rash with lamotrigine: dosing guideline. *Epilepsia*. 2000; 41(4):488.

Nadkarni S, LaJoie J, Devinsky O. Current treatments of epilepsy. *Neurology*. 2005; 64 (suppl 3):S2-S11.

Negro A, Dantas CR, Zanardi V, e cols. Relação dose-dependente do uso crônico de fenitoína e atrofia cerebelar em pacientes com epilepsia. *Arq Neuropsiquiatr*. 2000; 58(2-A):276-81.

Ogunbodede EO, Adamolekun B, Akintomide AO. Oral health and dental treatment needs in Nigeriam patients with epilepsy. *Epilepsia*. 1998; 39(6):590-4.

Organização Mundial da Saúde (OMS). *WHOQOL*: Measuring quality of life. Genebra: Division of Mental Health and Prevention of Substance Abuse; 1997 [acesso em 2005 Jul 19]. Disponível em: http//www.who.int/mental_health/media/68.pdf

Pelekanos J, Camfield P, Camfield C, Gordon K. Allergic rash due to antiepileptic drugs. Clinical features and management. *Epilepsia*. 1991; 32(4):555-9.

Pellock JM, Glauser TA, Bebin EM, Fountain NB, Shields WD. Pharmacokinetic study of levetiracetam in children. *Epilepsia*. 2001; 42(12):1574-9.

Perucca E, Berghi E, Dulac O, e cols. Assessing risk to benefit ratio in antiepileptic drug therapy. *Epilepsy Res*. 2000; 41:107-39.

Prevey ML, Delaney RC, Cramer JA, e cols. Effect of valproate on cognitive functioning. Comparison with carbamazepine. The Department of Veterans Affairs Epilepsy Cooperative Study 264 Group. *Arch Neurol*. 1996; 53:1008-16.

Rall TW, Schleifer LS. Drogas eficazes no tratamento das epilepsias. In: Goodman LS, Gilman A, eds. *As bases farmacológicas da terapêutica.* Rio de Janeiro: Guanabara; 1991. p. 288-302.

Reife R, Pledger G, Wu Shu-Chen. Topiramate as add-on therapy: pooled analysis of randomized controlled trials in adults. *Epilepsia.* 2000; 41 (suppl 1): S66-71.

Reynolds EH, Ring HA, Farr IN, Heller AJ, Elwes RDC. Open double-blind and long term study of vigabatrin in chronic epilepsy. *Epilepsia.* 1991; 32(4):530-8.

Sachdeo RC, Gates JR, Bazil CW, e cols. Improvement quality of life in patients with partiel seizures after conversion to oxcarbazepine monotherapy. *Epilepsy Behav.* 2006; 9:457-63.

Saint-Martin AD, Seegmuller C, Carcangiu R, e cols. Cognitive consequences of rolandic epilepsy. *Epileptic Disord.* 2001; 3(2):S159-65.

Sander JW. The use of antiepileptic drugs-principles and practice. *Epilepsia.* 2004; 45 (suppl 6):28-34.

Schmitz B. Psychiatric syndromes related to antiepileptic drugs. *Epilepsia.* 1999; 40 (suppl 10):565-70.

Sherman EMS, Slick DJ, Eyrl KL. Executive dysfunction is a significant predictor of poor quality of life in children with epilepsy. *Epilepsia.* 2006; 47(11):1936-42.

Shields WD. Catastrophic epilepsy in childhood. *Epilepsia.* 2000; 41 (suppl 2):S2-6.

Shorvon SD. Piracetam. In: Shorvon S, Dreifuss F, Fish D, eds. *The treatment of epilepsy.* Oxford: Blackwell Science; 1996. p. 466-70.

Shorvon SD, Sander WAS. Historical introduction. In: Shorvon S, Dreifuss F, Fish D, eds. *The treatment of epilepsy.* Oxford: Blackwell Science; 1996. p. XVII-XLIII.

Sillanpää M, Wilder BJ, McLean JR, e cols. Specific antiepileptic medications: principles of clinical use. In: Wyllie MD, ed. *The treatment of epilepsy.* Philadelphia: London; 1993. p. 867-931.

Steiner TJ, Dellaportas CI, Findley LJ, e cols. Lamotrigine monotherapy in newly diagnosed untreated epilepsy: a double-blind comparison with phenytoin. *Epilepsia.* 1999; 40:601-7.

Surks MI, Defesi CR. Normal serum free thyroid hormone concentrations in patients treated with phenytoin or carbamazepine. A pradox resolved. *JAMA.* 1996; 275:1495-8.

Szaflarski M, Meckler JM, Privitera MD, Szaflarski JP. Quality of life in medication-resistant epilepsy: the effects of patient`s age, age at seizure onset, and disease duration. *Epilepsy Behav.* 2006; 8:547-51.

Thompson PJ, Baxendale SA, Duncan JS, e cols. Effects of topiramate on cognitive function. *J Neurol Neurosurg Psychiatry.* 2000; 69:636-41.

Uijl SG, Uiterwaal CSMP, Aldenkamp AP, e cols. A cross-sectional study of subjective complaints in patients with epilepsy who seem to be well-controlled with anti-epileptic drugs. *Seizure*. 2006; 15(4):242-8.

Vanhatalo S, Pääkkonen L. Visual field constriction in children treated with vigabatrin. *Neurology*. 1999; 52:1713-4.

Wertz MA, Schoenberg MR, Meador KJ, e cols. Subjective preference for lamotrigine or topiramate in healthy volunteers: relationship to cognitive and behavioral functioning. *Epilepsy Behav*. 2006; 8:181-91.

Wheless JW. Nonpharmacologic treatment of the catastrophic epilepsies of childhood. *Epilepsia*. 2004; 45(S5):17-22.

Wirrell EC, Camfield CS, Camfield PR, Dooley JM, Gorden KE, Smith B. Long-term psychosocial outcome in typical absence epilepsy. Sometimes a wolf in sheeps' clothing. *Arch Pediatr Adolesc Med*. 1997; 151:152-8.

Wong IC, Lhatoo SD. Adverse reactions to new anticonvulsant drugs. *Drug Saf*. 2000; 23(1):35-6.

Qualidade de vida em pacientes com epilepsia recém-diagnosticada

Laura M. F. Ferreira Guilhoto
Ana Carolina Westphal-Guitti

Introdução

Inicialmente, a saúde era considerada apenas um aspecto da sobrevivência. Preocupada com a inclusão de todas as dimensões da existência e suas relações com as doenças, a Organização Mundial da Saúde (OMS) ampliou a definição original, que prevaleceu por trinta anos. Em 1947, a organização preconizou o seguinte conceito: "Saúde é um completo estado de bem-estar físico, mental e social, e não meramente a ausência de doença ou enfermidade". Do mero "estar livre de doenças" e da "habilidade individual para desempenhar suas atividades diárias", a saúde transformou-se em uma "sensação de bem-estar e avaliação positiva da qualidade de vida".

Além disso, a OMS definiu *qualidade de vida* (QV) como sendo "a percepção de um indivíduo de sua posição na vida, no contexto do sistema de valores e da cultura em que vive e em relação às suas metas, expectativas, padrões e interesses". Trata-se de um conceito amplo que agrega saúde física, aspectos psicológicos, nível de independência, sociabilidade e relações com o ambiente.

Os domínios da *qualidade de vida relacionada à saúde* (QVS) incluem: funcionamento físico (dor, autocuidado, limitação ou incapacidade para execução de atividades cotidianas), fatores psicológicos (distúrbios de humor, percepção de estigma, auto-estima), fatores sociais (interação entre os familiares, relacionamentos sociais e amorosos, suporte da comunidade), atividades diárias (emprego, administração da casa, lazer) e fatores econômicos como desemprego e suporte da Previdência Social (Perrine, 1993).

A epilepsia, segundo a nova definição da ILAE, é um distúrbio cerebral duradouro que se caracteriza pela predisposição a gerar crises epilépticas e pelas conseqüências neurobiológicas, cognitivas, psicossociais e sociais da condição; para considerar que um sujeito tenha epilepsia, ele deve ter apresentado pelo menos uma crise epiléptica (Fisher e cols., 2005). A esfera psicossocial é um elemento importante na própria conceituação da epilepsia. Por tratar-se de um distúrbio com diversas formas de apresentação clínica, várias faixas etárias e com grande estigma, o estudo da extensão do fenômeno psicossocial a ela relacionado torna-se muito amplo. Além disso, as formas de avaliação social sofrem influências culturais específicas de cada região ou país.

A epilepsia interfere na QV do indivíduo em diversas áreas. Segundo Specht (2001), estudos indicam que aproximadamente 20% dos pacientes, mesmo sem crises epilépticas, sofrem com problemas psicossociais em conseqüência da doença: dificuldades emocionais, como sentimentos de estigma, ansiedade, baixa auto-estima, problemas no emprego e em atividades diárias, entre outras.

A instituição do tratamento com drogas antiepilépticas (DAEs) impõe horários regulares para tomar a medicação; além disso, a presença de efeitos adversos dos medicamentos e o medo de ter crises, principalmente em lugares públicos, passam a fazer parte da realidade cotidiana do indivíduo com epilepsia, ocasionando mudanças no seu estilo de vida e restrições à sua independência.

De acordo com Hartshorn e Byers (1994), existem algumas variáveis que indiretamente causam um impacto significativo na QV das pessoas com epilepsia: estado de saúde, restrições às atividades físicas, freqüência das crises e danos provocados por elas, efeitos adversos das DAEs, informações sobre a epilepsia, relacionamento familiar, fatores econômicos e sociais, comunidade na qual o indivíduo está inserido, possibilidades de desenvolvimento pessoal, recursos para lidar com o estresse e a possibilidade de continuar sendo produtivo.

As expectativas e atitudes da família também influenciam na QV do paciente com epilepsia (Specht, 2001). As famílias vivem em constante tensão e podem tornar-se socialmente isoladas, destruindo sua rede social por medo da rejeição, devido ao preconceito da comunidade em relação à epilepsia. Williams e cols. (2003) mostraram a relação entre ansiedade dos pais e QV; concluíram que as famílias mais vulneráveis a uma pior QV eram aquelas nas quais os filhos apresentavam crises refratárias ao tratamento, presença de co-morbidade e elevado nível de ansiedade.

O simples fato de ter epilepsia causa impacto na saúde mental e no bem-estar psicológico do paciente e também de seus familiares (Thompson e Upton, 1992). Sentimentos de insegurança, baixa auto-estima e distorção da auto-imagem contrapõem-se ao desejo de independência do paciente, que muitas vezes rejeita os cuidados necessários e a dedicação do cuidador. Hartshorn e Byers (1994) mostraram que a QV do paciente com epilepsia também está relacionada à vida dos cuidadores, ou seja, ao sistema em que o paciente está inserido. Portanto, quanto melhor o relacionamento entre os cônjuges e familiares e quanto maior a união familiar, mais positivas serão suas atitudes e reações para o enfrentamento da epilepsia. A aceitação e o suporte foram identificados como as atitudes mais positivas a serem adotadas pelos familiares. Os participantes do estudo destacaram como essenciais (1) a habilidade de seus familiares para falar sobre as crises e os problemas relacionados à epilepsia e (2) os cuidados prestados durante uma crise. Por outro lado, o medo e a rejeição foram as piores atitudes demonstradas pelas famílias.

De acordo com Sluski (1997), é muito importante que o profissional de saúde entenda a rede social do paciente, conceituada como "a soma de todas as relações que um indivíduo percebe como significativas ou define como diferenciadas da massa anônima da sociedade". Ou seja, fazem parte dessa rede a família, os amigos, as relações de trabalho ou as escolares (companheiros de trabalho ou estudo) e as relações comunitárias de serviços (por exemplo, serviços de saúde) ou de credo.

Wiebe (2006) definiu a sobrecarga nas epilepsias como o conjunto de conseqüências econômicas, sociais e psicológicas para o indivíduo, a família ou a sociedade. A família, como cuidador primário, poderia desenvolver problemas físicos e psicológicos como resultado de suas responsabilidades. Cada vez mais os estudos sugerem que, para compreender a sobrecarga do cuidador de pessoas com doenças crônicas, é necessário pesquisar todos os fatores biopsicossociais que influenciam a vida do cuidador de maneira dinâmica e inter-relacional: as características do cuidador (gênero, idade, raça, cultura, saúde física, mental e psicológica), os fatores sócio-econômicos, as demandas do cuidador, o tempo envolvido no cuidado, fatores clínicos do paciente, idade de início da doença e a rede social e de saúde.

Assim, para compreendermos o grau de sobrecarga e o impacto na QV do cuidador, é preciso entender todos os aspectos que cercam o cuidador e o paciente: o contexto sócio-econômico, ambiental e cultural, os valores, as regras e as crenças em que ambos estão inseridos. Também é fundamental considerar os aspectos psicológicos, mentais, relacionais paciente/família/cuidador, além da demanda e do envolvimento do cuidador com o paciente. Muitas vezes, a doença promove um comportamento de evitação do outro, colocando o paciente e o cuidador numa espécie de isolamento, restringindo oportunidades de contatos sociais. O sujeito com epilepsia é, por vezes, superprotegido; desenvolve-se, assim, um modo de interação complementar entre paciente e familiar, cristalizado na doença e impeditivo do crescimento individual.

Um fator importante é a forma de avaliação da QV em pacientes recém-diagnosticados. Sabe-se, do ponto de vista sociológico, que a reação à doença varia ao longo da trajetória da cronicidade. A maior parte dos instrumentos foi desenvolvida para avaliar a QV nas epilepsias refratárias, diagnosticadas há pelo menos dois anos; esses instrumentos são utilizados em abordagens terapêuticas específicas, como tratamento cirúrgico, protocolo de novas drogas antiepilépticas (DAEs) etc. Inventários desenhados para crianças, adolescentes, idosos e epilepsias recém-diagnosticadas foram desenvolvidos posteriormente.

Os vários instrumentos para epilepsia foram formulados a fim de avaliar domínios e modalidades específicas dentro das variáveis do paciente (idade, tempo de doença), do tratamento (cirurgia, novas DAEs) e do tipo de avaliação (mínima, completa), de modo a promover mensurações mais aproximadas do fenômeno psicossocial em uma condição biológica. Exemplos desses instrumentos são: QOLIE-10 (*Quality of Life in Epilepsy Inventory-10*), QOLIE-31 (*Quality of Life in Epilepsy Inventory-31*) validado para o português (Silva e cols., 2007), QOLIE-89 (*Quality of Life in Epilepsy Inventory-89*), ESI-55 (*Epilepsy Surgery Inventory*) validado para o português (Alonso e cols., 2006), QOLCE (*Quality of Life in Childhood Epilepsy Questionnaire*), QOLIE-AD-48 (*Quality of Life in Epilepsy Inventory for Adolescents 48*) e NEWQOL (*Quality of Life in Newly Diagnosed Epilepsy Instrument*).

Subgrupos estudados

Crianças e jovens

Em crianças com epilepsia de início recente, o distúrbio de comportamento associado à epilepsia parece ser o de maior impacto nas famílias, especialmente dos pacientes que permanecem tendo crises. Austin e cols. (2004) estudaram o impacto das alterações de comportamento nas famílias desses pacientes. Observaram correlação com o ambiente familiar, relacionado à disciplina da criança e ao suporte emocional oferecido pelos adultos, e sugeriram programas de apoio aos familiares desses jovens com epilepsia. Por isso, em instrumentos de QV para crianças, é importante avaliar o impacto na família e usar escalas para a criança afetada e seus familiares (Hoare 1995; Ronen e cols., 2003).

O instrumento mais utilizado nessa faixa etária, o QOLCE (Sabaz e cols., 2000), foi desenvolvido em um grupo de crianças com epilepsia refratária e contém 73 itens, subdivididos em 16 subescalas, que medem restrições físicas, energia/fadiga, depressão, ansiedade, controle, auto-estima, atenção, concentração, memória, linguagem, velocidade de processamento, solução de problemas, planejamento, interações sociais, atividades sociais, estigma, comportamento, respostas e consistência interna para cada uma das subescalas.

Com relação às diferentes síndromes epilépticas na infância, Sabaz e cols. (2003) observaram diferenças entre as formas sintomáticas e as idiopáticas: a QV mostrou-se melhor nestas últimas. Os autores não encontraram diferenças significativas entre as diversas subsíndromes em cada grupo. Independentemente do tipo de síndrome, as crianças com epilepsia (incluindo as do grupo idiopático) mostraram mais freqüentemente problemas psicossociais, em relação à média populacional.

Lach e cols., em trabalho de revisão (2006), observaram os seguintes fatores importantes na avaliação da QV na juventude: freqüência de crises e gravidade, tempo de recuperação após a crise, acidentes durante a crise, epilepsia ativa, idade de início, duração e proporção da vida, co-morbidade, déficit intelectual, declínio cognitivo, distúrbio mental e de comportamento e distúrbios do sono.

Benavente-Aguilar e cols. (2004), em estudo de pessoas jovens com epilepsia, observaram na comunidade que a QV é melhor do que a relatada em clínicas especializadas, principalmente no domínio físico, mostrando que o estado geral de saúde das pessoas com epilepsia sem co-morbidades não é muito prejudicado. Nesse estudo, embora a QV variasse em função do status sócio-econômico e do gênero, a gravidade da epilepsia relacionada ao número de crises pareceu ser o principal fator determinante.

Em uma avaliação da QV, realizada no Hospital Universitário da Universidade de São Paulo (USP) com uso do questionário ISIS com versão validada para o português (Maia e cols., 2006), observou-se que crianças da comunidade com epilepsia recém-diagnosticada apresentavam nota geral de 77,5%, com as seguintes notas específicas: domínio físico 75,6%, domínio psicológico 73,8%, domínio sócio-familiar 87,2% e domínio cognitivo-educacional 76,3% (Guilhoto, 2007).

Idosos e adultos

No outro extremo, pacientes idosos com epilepsia, em comparação com os mais jovens e com os idosos saudáveis, apresentam maior comprometimento da QV. Isso é particularmente significativo em pacientes com idade acima de 85 anos e epilepsia recém-diagnosticada, geralmente associada a outras doenças de base, como acidentes vasculares cerebrais e doenças degenerativas; isso dificulta o estudo da QV nesses indivíduos, devido às elevadas morbidade e mortalidade (Ruggles, 2001).

Nesses casos, a melhor QV está associada à manutenção de uma vida engajada, com atividades físicas e sociais. Em pessoas mais jovens ou de meia-idade, as atividades encontradas foram: cultivar identidade pessoal e profissional, ser responsável por uma família, com expansão de papéis sociais e menor enfoque na atividade física. Pacientes mais jovens relatam maior estigma relacionado à epilepsia, enquanto indivíduos mais velhos relatam maior depressão e ansiedade.

Indivíduos mais jovens, com epilepsia de início recente, podem ter problemas relacionados ao desenvolvimento de uma carreira e em encontrar um cônjuge, ao passo que os mais idosos podem encontrar restrições para a execução de certas atividades, por causa da diminuição da massa muscular e do aumento da fragilidade óssea. Pugh e cols. (2005), ao avaliar pacientes do *Veterans Health Administration* (VA), observaram que limitações físicas em pacientes idosos e de meia-idade com epilepsia de início recente foram mais importantes do que em indivíduos jovens; restrições psíquicas foram mais importantes nos de meia-idade do que nos jovens e idosos, em função de seu importante papel social, comprometido pela imprevisibilidade das crises.

Em estudo de Santhouse e cols. (2007) não se observou diferença na QV de vida dos pacientes adultos com epilepsia ou síncope; sugeriu-se que o principal fator contribuinte para os baixos valores da QV na epilepsia seja a imprevisibilidade da perda da consciência.

Deficiência mental

Sabaz e cols. (2001) demonstraram que crianças com epilepsia e quociente mental baixo apresentavam pior QV. Buelow e cols. (2003) observaram, nesse grupo de pacientes, alta freqüência de distúrbios de comportamento, baixa auto-estima e depressão, especialmente no sexo feminino.

Instrumentos e domínios avaliados

O instrumento NEWQOL é uma bateria desenvolvida em 2000 por Abetz e cols. para epilepsia de início recente. Realizado por um grupo internacional de ensaios clínicos liderado pela *U.K. Medical Research Council*, é utilizado para avaliar a qualidade de vida de pacientes tratados com novas DAEs. Vários pontos foram abordados nesse instrumento: dúvidas relacionadas ao diagnóstico e ao prognóstico; grau de ansiedade; preocupação com medicações e efeitos colaterais, em curto e longo prazos; impacto da epilepsia na habilidade de exercer atividades cotidianas e papéis sociais, particularmente em relação a emprego e direção de automóveis; limitações percebidas nas atividades sociais e de relacionamentos e mudanças na auto-estima.

Maia e cols. (2005; 2006) validaram para o português um instrumento genérico de QV para crianças com epilepsia e distúrbios psiquiátricos, denominado ICIS (*Impact of Childhood Illness Scale*). Os escores observados nesse estudo foram piores para as crianças com epilepsia e co-morbidades. Crianças com epilepsia isolada tiveram escore pior no domínio sobre o impacto do tratamento quando comparadas às crianças com hiperatividade e déficit de atenção; porém, tiveram melhores resultados em relação ao impacto da doença no desenvolvimento e nas famílias. O grupo das epilepsias sintomáticas apresentou piores escores.

Davis e cols. (2006) revisaram 38 instrumentos de QV na infância e relataram os seguintes domínios estudados: emoções (n=27), interações sociais (n=9), cognição (n=9), atividades (n=6), escola (n=6), família (n=4), independência/autonomia (n=4), dor (n=4), comportamento (n=3), futuro (n=3), lazer (n=3) e imagem corporal (n=3). Domínios incluídos em apenas um instrumento foram: vocação, ambiente, preocupações do cuidador, auto-estima e sono. Os questionários específicos de epilepsia na infância revistos por esses autores foram: *Epilepsy QOL Questionnaire* (domínios: interpessoal/social, preocupações futuras e atuais, intrapessoal/emocional); *Impact of Childhood Illness Scale* (domínios: impacto do tratamento na criança, pais, familiares e impacto cumulativo); *QOL Childhood Epilepsy Questionnaire* (domínios: físico, social, emocional, bem-estar, cognição e comportamento); *Quality of Life in Children Epilepsy-89* (domínios: auto-conceito, vida doméstica, vida escolar, atividades sociais e medicação).

Conclusões

A definição mais recente de epilepsia proposta pela ILAE inclui as conseqüências neurobiológicas, cognitivas, psicossociais e sociais da condição. Por isso, deve-se estudar e avaliar individualmente, em cada paciente, não apenas o controle das crises, mas também a QV associada ao tratamento e à evolução da epilepsia. Os estudos nessa área focaram inicialmente a epilepsia refratária; contudo, são de grande importância o desenvolvimento, a adaptação cultural e a validação, em diversos países, de instrumentos de QV para a epilepsia recém-diagnosticada, envolvendo diversas faixas etárias e co-morbidades, a fim de diminuir o estigma e melhorar a condição geral de vida, em domínios específicos, da pessoa com epilepsia.

Referências bibliográficas

Abetz L, Jacoby A, Baker GA, McNulty P. Patient-based assessments of quality of life in newly diagnosed epilepsy patients: validation of the NEWQOL. *Epilepsia.* 2000; 41(9):1119-28.

Alonso NA, Ciconelli RM, Silva TI, e cols. The Portuguese version of the Epilepsy Surgery Inventory (ESI-55): cross-cultural adaptation and evaluation of psychometric properties. *Epilepsy Behav.* 2006; 9:126-32.

Austin JK, Dunn DW, Johnson CS, Perkins SM. Behavioral issues involving children and adolescents with epilepsy and the impact of their families: recent research data. *Epilepsy Behav.* 2004; S33-41.

Benavente-Aguilar I, Morales-Blánquez C, Rubio EA. Quality of life of adolescents suffering from epilepsy living in the community. *Rey JM Paediatr Child Health.* 2004; 40:110-3.

Buelow JM, Austin JK, Perkins SM, Shen JH, Dunn DW, Fastenau PS. Behavioral and mental health problems in children with epilepsy and low IQ. *Dev Med Child Neurol.* 2003; 45:683-92.

Da Silva TI, Ciconelli RM, Alonso NA, e cols. Validity and reliability of the Portuguese version of the Quality of Life in Epilepsy Inventory (QOLIE-31) for Brazil. *Epilepsy Behav.* 2007; 10:234-41.

Davis E, Waters E. Pediatric quality of life instruments: a review of the impact of the conceptual framework on outcomes. *Dev Med Child Neurol.* 2006; 48:311-8.

Fisher RS, van Emde Boas W, Blume W, Elger C, Genton P, Lee P, Engel Jr. J. Epileptic seizures and epilepsy: definitions proposed by the International League Against Epilepsy (ILAE) and the International Bureau for Epilepsy (IBE). *Epilepsia.* 2005; 46(4):470-2.

Guilhoto LMFF. Quality of life in children with new onset epilepsy from community: good news from the non-refractory scenario. Comunicação pessoal; 2007.

Hartshorn JC, Byers VL. Importance of health and family variables related to quality of life in individuals with uncontrolled seizures. *J Neurosci Nurs.* 1994; 26:288-97.

Hoare P, Russell M. The quality of life of children with chronic epilepsy and their families: preliminary findings with a new assessment measure. *Dev Med Child Neurol.* 1995; 37:689-96.

Lach LM, Ronen GM, Rosenbaum PL, e cols. Health-related quality of life in youth with epilepsy: theoretical model for clinicians and researchers. Part I: The role of epilepsy and co-morbidity. *Qual Life Res.* 2006; 15:1161-71.

Maia Filho HS, Hoare P, Gomes MM. Validation of a Portuguese version of a generic health quality-of-life questionnaire for children with neurological and neuropsychiatric disorders, including epilepsy. *Epilepsy Behav*. 2006; 9:503-9.

Maia Filho HS, Gomes MM, Fontenelle LMC. Development and validation of a health related quality of life questionnaire for Brazilian children with epilepsy. Preliminary findings. *Arq Neuropsiquiatr*. 2005; 63(2B):389-94.

Perrine KR. A new quality of life inventory for epilepsy patients: interim results. *Epilepsia*. 1993; 34 (suppl 4):S28-33.

Pugh MJV, Copeland LA, Zeber JE , e cols. The impact of epilepsy on health status among younger and older adults. *Epilepsia*. 2005, 46(11):1820-7.

Ronen GM, Streiner DL, Rosenbaum P. Canadian Pediatric Epilepsy Network. Health-related quality of life in children with epilepsy: development and validations of self-report and parent-proxy measures. *Epilepsia*. 2003; 44:598-612.

Ruggles KH, Haessly SM, Berg RL. Prospective study of seizures in the elderly in the Marshfield Epidemiologic Study Area (MESA). *Epilepsia*. 2001; 42:1594-9.

Sabaz M, Cairns DR, Bleasel AF, Lawson JA, Grinton B, Scheffer IE, Bye AME. The health-related quality of life of childhood epilepsy syndromes. *J Paediatr Child Health*. 2003; 39:690-6.

Sabaz M, Cairns DR, Lawson JA, Nheu N, Bleasel AF, Bye AME. Validation of a new quality of life measure for children with epilepsy. *Epilepsia*. 2000; 41:765-74.

Sabaz M, Cairns DR, Lawson JA, Bleasel AF, Bye AM. The health-related quality of life of children with refractory epilepsy: a comparison of those with and without intellectual disability. *Epilepsia* 2001 May; 42(5):621-8.

Santhouse J, Carrier C, Arya S, Fowler H, Duncan S. A comparison of self-reported quality of life between patients with epilepsy and neurocardiogenic syncope. *Epilepsia*. 2007, 48(5):1019-22.

Specht U. Need for comprehensive care: patients with good epilepsy prognosis. In: Pfäfflin M , Fraser RT, Thorbecke R, Specht V, Wolf P, eds. *Comprehensive care for people with epilepsy*. Londres: John Libbey; 2001. p.7-14.

Sluski CE. A rede social na prática sistêmica: alternativas terapêuticas. São Paulo: Casa do Psicólogo; 1997. p. 16-42.

Thompson PJ, Upton D. The impact of chronic epilepsy on the family. *Seizure*. 1992; 1:43-8.

Wiebe S. Burden of intractable epilepsy. *Adv Neurol*. 2006; 97:1-4.

Williams J, Steel C, Sharp GB, e cols. Parental anxiety and quality of life in children with epilepsy. *Epilepsy Behav*. 2003; 4:483-6.

Aspectos econômicos das epilepsias

Marly de Albuquerque

Custo econômico das epilepsias para a sociedade

Há um crescente interesse nos aspectos econômicos da saúde e seus cuidados em todos os sistemas de saúde ao redor do mundo. Para muitas doenças, inclusive as epilepsias, há pouquíssimas informações sobre os custos dos programas de tratamento, a possibilidade de conseguir evoluções clínicas semelhantes com menor custo e o custo/benefício dos novos tratamentos (Heaney e Begley, 2002).

O tratamento das epilepsias cresceu exponencialmente nas últimas décadas. Várias novas drogas estão disponíveis e outras estão sendo testadas; o número de centros que realizam rotineiramente cirurgias para epilepsia praticamente dobrou de número em todo o mundo, e a disponibilidade do implante de estimulador vagal tornou-se maior recentemente (Langfitt, 2000).

Nos últimos vinte anos, os médicos têm reconhecido cada vez mais a importância de levar em consideração as implicações econômicas dos tratamentos prescritos. Além disso, a melhora da qualidade de vida dos pacientes deve ser considerada em termos econômicos; para tal, podem ser utilizados instrumentos de avaliação como o *Quality Adjusted Life Years* (Heaney e cols., 2002).

Os tratamentos relacionados às novas drogas antiepilépticas (DAEs), os novos testes diagnósticos e as novas abordagens cirúrgicas tendem a ser muito mais onerosos que os métodos tradicionais (Platt e Sperling, 2002). Por exemplo, um ano de tratamento com lamotrigina (LTG) para adultos pode custar vinte vezes mais que o tratamento com a fenitoína (PHT) (Heaney e Begley, 2002). Por outro lado, se a pessoa que usa uma nova DAE estiver apta a retornar ao trabalho ou se a nova droga tem mais vantagens, com menos efeitos colaterais ou melhor controle das crises, o benefício pode justificar o alto custo.

Nos estudos clínicos sobre DAEs, habitualmente não são discutidas as informações referentes aos custos ou aos efeitos das epilepsias na qualidade de vida (QV) dos pacientes. Esses estudos geralmente se referem apenas à eficácia e à tolerabilidade das DAEs. Sabe-se, contudo, que os custos efetivos desses tratamentos são tão importantes quanto a eficácia e a tolerabilidade, especialmente quando são avaliados tratamentos com novas drogas (Van Hout e cols., 1997).

Desde que foram feitos os primeiros estudos sobre os aspectos econômicos das epilepsias, o número de publicações vem aumentando substancialmente, geralmente com foco no uso das novas drogas antiepilépticas (DAEs), muito mais caras que as drogas convencionais. Em 1994 a Liga Internacional contra a Epilepsia (ILAE) estabeleceu uma comissão para investigar os aspectos econômicos das epilepsias e fazer as recomendações apropriadas (Beran e Pachlatko, 1996).

Recentemente muitos estudos têm avaliado o custo das epilepsias e o custo–efetividade dos tratamentos. O modo como os resultados dessas pesquisas são interpretados pode ter profundas implicações para o desenvolvimento de novos tratamentos para o problema.

Modelos para o cálculo do custo das epilepsias

O termo *custo* refere-se ao valor econômico de recursos, consumidos ou não, produzidos em decorrência de uma doença. O custo estimado para as epilepsias pode variar bastante, de acordo com três fatores: diagnóstico, perspectiva e atribuição de custos em casos de co-morbidade.

Há uma grande variedade de modelos para o cálculo do custo das epilepsias. Inicialmente, eles podem ser divididos sob o ponto de vista da perspectiva, em dois tipos: o dos que tem como base a incidência ou a prevalência. No primeiro caso, o custo da epilepsia para toda a vida do indivíduo é calculado como o produto da incidência e do gasto médio do indivíduo durante o tempo da doença. Nos estudos do segundo tipo, por sua vez, calcula-se o custo anual da epilepsia como o produto da prevalência e do gasto médio para diferentes grupos de pacientes durante o período de um ano (Annegers e cols., 1999; Begley e Beghi, 2002).

Esses cálculos geralmente consideram os custos diretos e indiretos das epilepsias. Os custos médicos diretos incluem os gastos com pacientes ambulatoriais ou internados para diagnóstico e tratamento, as medicações, as medidas preventivas e os exames laboratoriais e de imagem (Begley e Beghi, 2002). Os custos não médicos diretos incluem aconselhamento, transporte, reabilitação e atendimento social. Os custos diretos podem ser muito variáveis, pois em países nos quais o atendimento médico e social é subsidiado pelo governo o gasto com o tratamento da epilepsia pode ser muito baixo para o paciente.

Os custos indiretos, que se referem tanto ao paciente quanto à família, decorrem da perda da produtividade devido a desemprego, subemprego, morte prematura, menor escolaridade e dias perdidos devido à ocorrência de crises (Pachtalo, 1995; Van Hout e cols., 1997).

Os custos psicológicos ou intangíveis também devem ser considerados (Gerard e cols., 1988; Patchlatko, 1995). Os custos médicos diretos são os mais facilmente calculados, ao passo que os intangíveis, por envolverem o estresse psicológico associado com a doença e a conseqüente redução na QV, são os de mais difícil quantificação (Jacoby e cols., 1998).

Há poucas tentativas de cálculo do custo da epilepsia na Europa. Estima-se que o custo anual seja de aproximadamente 4 mil euros por paciente — aproximadamente 18 bilhões de euros no total, avaliado para cerca de 4.500.000 pacientes. Nos Estados Unidos, estudos com base na incidência calculam que o custo total é de aproximadamente 3 bilhões de dólares; esse custo varia entre os diferentes grupos de pacientes — de aproximadamente 4 mil dólares, para pacientes bem controlados após o diagnóstico e tratamento inicial, até cerca de 140 mil dólares, para os pacientes com epilepsia refratária (Begley e cols., 1994). Uma dificuldade associada é a de que o diagnóstico etiológico das síndromes epilépticas e a identificação de custos associados são variáveis, pois as crises epilépticas freqüentemente podem ocorrer como sinais ou sintomas de outras doenças.

Dificuldades econômicas das epilepsias para o paciente

Quando se consideram os aspectos econômicos das epilepsias, o foco geralmente recai sobre o custo do tratamento, incluindo comparações entre as relações custo/benefício das diferentes DAEs.

Ao avaliar os custos para a escolha de uma ou outra DAE, devem-se levar em conta outros fatores além do preço para a aquisição dos medicamentos, e o conceito de tratamento antiepiléptico deve abranger não apenas o controle das crises. Os pacientes devem estar bem adaptados às terapias medicamentosas para que ocorram menos interferências em sua vida diária e para que consigam desenvolver ao máximo seus potenciais e capacidades.

A escolha da DAE para os pacientes recém-diagnosticados ou ainda não submetidos a tratamento deverá incluir, além da eficácia de cada droga, outras variáveis: segurança, perfil de tolerabilidade, propriedades farmacocinéticas e custo (Glauser e cols., 2006).

As epilepsias acarretam importantes custos sócio-econômicos; há relação positiva entre freqüência de crises e custos, e uma relação negativa entre freqüência de crises e QV (Van Hout e cols.,

1997). Esses resultados, no entanto, não indicam que a diminuição na freqüência de crises leve a uma diminuição dos custos e à melhora da QV pois, embora um aumento na freqüência de crises geralmente acarrete mais atendimentos, a diminuição não implica em um número menor de atendimentos.

A atribuição de custos relativos à ocorrência de efeitos adversos também é de difícil avaliação. O tratamento de efeitos colaterais graves pode ser uma fonte relevante de custos para o paciente com epilepsia e pode representar a maior diferença de custo entre as novas drogas e as convencionais (Hughes e Cockerell, 1998). A introdução de uma nova droga, mais efetiva e com pouco ou nenhum efeito adverso, pode estar associada a um custo menor (Markowitz e cols., 1998).

Efeitos da co-morbidade no custo do tratamento dos pacientes com epilepsia

A epilepsia parcial refratária corresponde a cerca de 20 a 25% de todos os casos de epilepsia nos Estados Unidos. Entretanto, responde por aproximadamente 80% dos custos totais das epilepsias (Begley e cols., 1994; 2000). Além disso, outros complicadores do tratamento, como as co-morbidades, que acarretam sobrecarga financeira para os pacientes e seus familiares, podem afetar a qualidade de vida e aumentar os custos econômicos do tratamento (Vickrey, 1995; Devinky e cols., 1999; Cramer e VanHamme, 2003; Lee e cols., 2005). As co-morbidades, em especial, aumentam os custos médicos por aumento do número e tipos de medicamentos, visitas para atendimento médico ambulatorial e hospitalizações (Boro e Haut, 2003).

Um estudo de Lee e cols. (2005) mostrou que os principais sintomas referidos foram "convulsão" (57,4%), cefaléia (10,6%), hipertensão arterial (10%) e depressão (6,9%). As diferenças relacionadas à idade apontaram principalmente para hipertensão e dislipidemia, ocorrendo mais freqüentemente em faixas etárias mais altas. As cefaléias ocorreram principalmente no sexo feminino, ao passo que tumores cerebrais foram mais freqüentes no sexo masculino.

As doenças afetivas e o *status* psiquiátrico, especialmente a depressão e a ansiedade, estão relacionados geralmente à baixa qualidade de vida (Lehrner e cols., 1999; Cramer, 2002). Entre todas as co-morbidades, a depressão aparece como o fator com maior custo econômico: o tratamento dos pacientes com epilepsia e com depressão mostrou ser 83,1% mais caro do que o tratamento dos pacientes com epilepsia sem depressão. Cramer (2002) relatou que o efeito da depressão no custo total e nas admissões hospitalares foi o mais alto. Esse resultado é semelhante às conclusões do *Epilepsy Impact Project* (EIP) (Boro e Haut, 2003), segundo o qual os altos custos com a depressão como co-morbidade justificam a necessidade de melhores métodos para o diagnóstico e para o tratamento.

Custo/benefício das epilepsias refratárias e recém-diagnosticadas

A avaliação dos aspectos econômicos das epilepsias deve considerar não apenas o custo/benefício/efetividade dos tratamentos, mas também as medidas psicossociais e os custos intangíveis. É especialmente importante que sejam realizadas análises em longo prazo, já que alguns tipos de epilepsias podem durar décadas. Como as epilepsias compreendem um grande espectro de síndromes, a determinação e a comparação dos custos dos vários tratamentos são desafiadoras e de difícil avaliação (Platt e Sperling, 2002), uma vez que tais síndromes podem ser agrupadas em diferentes categorias prognósticas, com distribuição diferente em crianças, adolescentes e adultos (Begley e cols., 1994).

O custo da epilepsia pode variar dependendo da época de avaliação durante o curso da doença. O custo é mais alto, embora não necessariamente homogêneo, no momento do diagnóstico, e tende a diminuir posteriormente. Após o diagnóstico, o custo pode variar de acordo com a resposta terapêutica aos medicamentos antiepilépticos ou de acordo com a indicação de tratamento cirúrgico (Begley e cols., 1994). Para os pacientes refratários aos tratamentos com as drogas convencionais, podem ser utilizadas as novas drogas, o que pode significar um aumento importante nos custos diretos (Reinharz e cols., 1995; Heaney e cols., 1998).

Na avaliação dos custos das DAEs, deve-se examinar a escolha do tratamento para os pacientes com epilepsia recém-diagnosticada e para os pacientes com epilepsia refratária. É necessário também considerar as diferentes classes de drogas, e, em alguns casos, os tratamentos que sejam mais ou menos agressivos. A seleção do medicamento é muito importante: os pacientes que respondem bem a um determinado medicamento deverão continuar com a mesma droga por muitos anos, pois as modificações podem levar a uma deterioração no controle das crises ou ao aparecimento de efeitos adversos. Portanto, a escolha de medicamentos caros como primeira opção pode ter importante impacto econômico nos tratamentos (Heaney e Begley, 2002).

Custos médicos diretos, indiretos e intangíveis das epilepsias refratárias

Considerações econômicas são particularmente importantes para pacientes com epilepsia refratária. Cerca de 20 a 30% dos pacientes não respondem aos tratamentos e, embora constituam a menor parte dos pacientes, são responsáveis por um alto custo social e econômico. Jacoby e cols. (1998) relataram que o custo relativo aos pacientes com epilepsia refratária pode ser até oito vezes maior do que o custo relativo à epilepsia controlada; os custos indiretos são particularmente altos e incluem a perda da produtividade por desemprego, subemprego, mortalidade, absenteísmo e perda de dias de trabalho de amigos ou parentes que cuidam do paciente.

Embora todos os pacientes refratários possam ser tratados clinicamente, alguns deles podem responder bem ao tratamento cirúrgico; em conseqüência, com o melhor controle das crises, poderão diminuir o uso dos recursos de cuidados com a saúde, com menor número de consultas médicas, testes diagnósticos e hospitalizações. Embora a cirurgia seja um procedimento caro, leva a uma diminuição dos custos indiretos, caso as crises tenham sido a principal causa de menor produtividade. Os custos médicos diretos incluem os decorrentes da avaliação médica e do tratamento; os custos não médicos diretos incluem educação especial, transporte e atendimento domiciliar nos casos de coexistência de *déficits* neurológicos.

Os custos intangíveis, por fim, são os de caráter social e psicológico, como pior qualidade de vida, isolamento social e insatisfação pessoal. Embora esses aspectos não sejam mensuráveis, pesquisas recentes têm usado as medidas de avaliação de qualidade de vida para estimar o impacto da epilepsia no bem-estar emocional. Eles se relacionam à sensação de bem-estar em associação com a melhora da saúde, e vice-versa. São descritos como intangíveis pela dificuldade de serem avaliados quantitativamente. De qualquer forma, numa condição crônica como a epilepsia, freqüentemente estigmatizante, esse custo pode ser significativo (Heaney e Begley, 2002).

Os custos indiretos podem dar origem a confusões, pois as crianças e idosos, que comumente não trabalham, possuem um custo indireto mais baixo (Begley e Beghi, 2002).

Tratamento em países com recursos limitados

Nos países em desenvolvimento, a carga econômica do custo/efetividade dos tratamentos para os pacientes com epilepsia refratária é muito importante. A análise do custo/benefício varia bastante, pois os gastos com os tratamentos medicamentoso e cirúrgico são diferentes nas diversas regiões geográficas (Rao e Radhakrishan, 2000).

Embora o tratamento cirúrgico seja caro, é mais factível se comparado ao tratamento clínico em longo prazo (Platt e Sperling, 2002), pois a possibilidade de o paciente ficar livre das crises após a cirurgia (córtico-amigdalo-hipocampectomia) é de cerca de 70%, com 30% de possibilidade de ficar sem medicamentos após três anos decorridos do procedimento cirúrgico. A experiência de um centro terciário para o tratamento das epilepsias, localizado em um país em desenvolvimento, mostra que a cirurgia não apenas é possível, mas é a melhor opção do ponto de vista econômico (Rao e Radhakrishan, 2000).

Tratamentos não-farmacológicos e custo econômico

Para cerca de 20% dos pacientes com epilepsia refratária, as opções de tratamento incluem politerapia contínua com as drogas novas ou convencionais, cirurgia para epilepsia ou estimulação vagal. Alguns estudos não randomizados mostram que a cirurgia e a estimulação vagal são mais efetivas para o controle de crises quando comparadas com o tratamento contínuo com as DAEs, e que os custos diretos são muito mais altos no grupo com tratamento conservador (Boon e cols., 2002). Quando a cirurgia ressectiva não está indicada, a diminuição dos custos diretos é significativamente maior nos pacientes tratados com estimulação vagal do que nos pacientes submetidos a tratamento conservador.

Os aspectos econômicos também são muito importantes quando avaliamos os tratamentos não farmacológicos, como a cirurgia e a estimulação vagal. Esses procedimentos freqüentemente envolvem custos iniciais altos, mas podem resultar em economia nos pacientes tratados com sucesso, que vão requerer baixa utilização dos serviços médicos e das DAEs (Heaney e Begley, 2002).

Dificuldades para o estudo do impacto econômico das epilepsias

Por requerer a análise de condições heterogêneas, o estudo do impacto econômico das epilepsias apresenta os seguintes desafios: a) a escolha de métodos que expressem ganhos de saúde em termos de qualidade de vida; b) a inclusão de custos que reflitam adequadamente os ganhos advindos da resposta aos tratamentos e c) o uso de métodos de avaliação de fácil aplicação e validação (Heaney e Begley, 2002).

Em muitos países em desenvolvimento, as escolhas feitas pelos médicos para os métodos de investigação e tratamento dependem principalmente da capacidade econômica do paciente para arcar com esses custos. Em países com sistemas sociais e de saúde bem desenvolvidos, os tratamentos ou são gratuitos ou são subsidiados pelos governos; nesses locais, a prescrição de DAEs mais caras pode ser limitada apenas pela aprovação de formulários fornecidos pelos governos para esquema de reembolso (Gordon e cols., 1996; Fisher e cols., 2000; Heaney e cols.; 2002).

Comentários finais

Os fatores econômicos são muito importantes em todos os níveis de atendimento e tratamento para os pacientes com epilepsia, e o modo como os custos afetam as decisões médicas depende, em grande parte, dos países e dos sistemas de saúde considerados. Há muito trabalho a ser feito no desenvolvimento de instrumentos genéricos e específicos para avaliar adequadamente os custos econômicos das epilepsias em seus diferentes tipos, durações e evoluções. O desenvolvimento e a aplicação de medidas prognósticas são particularmente importantes, pois não basta avaliar o controle de crises: é necessário estimar a efetividade do tratamento no que tange à qualidade de vida do paciente. Isso permite comparar o custo/benefício/efetividade dos tratamentos para epilepsia com o de outras doenças neurológicas e não neurológicas.

São necessários estudos para verificar a percepção dos profissionais de saúde quanto ao custo das DAEs e dos tratamentos, de modo a evitar gastos com a adoção de tratamentos não adequados. Também deverá ser avaliado o entendimento dos significados de custo/benefício/efetividade e de qualidade de vida. É preciso investigar, nas diferentes regiões geográficas, as decisões entre os diferentes tratamentos, entre médicos em atendimento primário de saúde e entre especialistas e epileptologistas. Além disso, são necessários estudos que avaliem a influência e a interferência dos pacientes e familiares na escolha dos diferentes tratamentos.

Todos esses fatores poderão contribuir para o bom entendimento do papel dos aspectos econômicos e para a tomada de decisão nos tratamentos das pessoas com epilepsia, com melhores abordagens e escolhas mais adequadas, com melhor custo/benefício/efetividade.

Referências bibliográficas

Begley CE, Beghi E. The economic cost of epilepsy: a review of the literature. *Epilepsia* 2002; 43(s4):3-9.

Begley CE, Annegers JF, Lairson DR, e cols. Cost of epilepsy in the United States: a model based on incidence and prognosis. *Epilepsia* 1994; 35:1230-43.

Begley CE, Famulari M, Annegers JF, e cols. Cost of epilepsy in the United States: an estimate from population-based clinical and survey data. *Epilepsia* 2000; 41:342-51.

Beran RG, Pachlatko C. Report of the International League Against Epilepsy Commission on Economic Aspects of Epilepsy. *Epilepsia* 1996; 37:506-8.

Boon P, D'Havé M, Van Walleghem P, e cols. Direct medical costs of refractory epilepsy incurred by three different treatment modalities: a prospective assessment. *Epilepsia* 2002; 43(1):96-102.

Boro A, Haut S. Medical comorbidities in the treatment of epilepsy. *Epilepsy Behav* 2003; 4:S2-12.

Cramer J. Mood disorders are linked to health-related quality of life in epilepsy. *Epilepsy Behav* 2002; 3:491-2.

Cramer J, VanHamme G. Maintenance of improvement of health-related quality of life during long-term treatment with levetiracetam. *Epilepsy Behav* 2003; 4:118-23.

Devinsky O, Vickrey BG, Cramer J, e cols. Development of the quality of life in epilepsy invenctory. *Epilepsia* 1995; 36:1089-94.

Fisher RS, Vickrey BG, Gibson P, e cols. The impact of epilepsy from the patient's perspective II: views about therapy and health care. *Epilepsy Res* 2000; 41:53-61.

Gerard K, Donaldson C, Maynard AK. The cost of diabetes. *Diabetic Med* 1988; 6:164-70.

Glauser T, Ben-Menachem E, Bourgeois B, e cols. ILAE treatment guidelines: evidence-based analysis of antiepileptic drug efficacy and effectiveness as initial monotherapy for epileptic seizures and syndromes. *Epilepsia* 2006; 47(7):1094-120.

Gordon K, MacSween J, Dooley J, e cols. Families are content to descontinue antiepileptic drugs at different risks than their physicians. *Epilepsia* 1996; 37:557-62.

Heaney DC, Shorvon SD, Sander JW. An economic appraisal of carbamazepine, lamotrigine, phenytoin and valproate as initial treatment in adults with newly diagnosed epilepsy. *Epilepsia* 1998; 39(suppl 3):S19-25.

Heaney DC, Beran RG, Halpern MT. Economics in epilepsy treatment choices: our certain fate? *Epilepsia* 2002; 43(s4):32-8.

Heaney DC, Begley CE. Economic evaluation of epilepsy treatment: a review of the literature. *Epilepsia* 2002; 43(suppl 4):10-7.

Hughes D, Cockerell OC. A cost minimization study comparing vigabatrin, lamotrigine and gabapentin of the treatment of intractable partial epilepsy. *Seizure* 1996; 5:89-95.

Jacoby A, Buck D, Baker G, e cols. Uptake and costs of care for epilepsy: findings from a U.K. regional study. *Epilepsia* 1998; 39(7):776-86.

Langfitt JT. Cost evaluations in epilepsy: an update. *Epilepsia* 2000; 41(suppl 2):S62-S68.

Lee WC, Arcona S, Thomas SK, e cols. Effect of comorbidities on medical care use and cost among refractory patients with partial seizure disorder. *Epilepsy Behav* 2005; 7:123-6.

Lehrner UJ, Kalchmayr R, Serles W, e cols. Health-related quality of life (HRQOL), activity of daily living (ADL) and depressive mood disorder in temporal lobe epilepsy patients. *Seizure* 1999; 8(2):88-92.

Markowitz MA, Mauskopf JA, Halpern MT. Cost-effectiveness model of adjunctive lamotrigine for the treatment of epilepsy. *Neurology* 1998; 51:1026-33.

Pachlatho C. Economic aspects of epilepsy: an introduction. In: Beran RG, Pachlatko CE, eds. *Cost of epilepsy*: proceedings of the 20th International Epilepsy Congress. Baden: Ciba-Geigy, 1995. p. 11-6.

Platt M, Sperling MR. A comparison of surgical and medical costs for refractory epilepsy. *Epilepsia* 2002; 43(s4):25-31.

Pulsipher DT, Seidenberg M, Jones J, e cols. Quality of life and comorbid medical and psychiatric conditions in temporal lobe epilepsy. *Epilepsy Behav* 2006; 9:510-4.

Rao MB & Radhakrishan K. Is epilepsy surgery possible in countries with limited resources? *Epilepsia* 2000; 41(suppl 4):S31-S34.

Reinharz D, Kennedy W, Contrandiopoulos AP, e cols. The economic effects of introducing vigabatrin, a new antiepileptic medication. *Pharmacoeconomics* 1995; 8:400-9.

Van Hout B, Gagnon D, Souêtre E, e cols. Relationship between seizure frequency and costs and quality of life of outpatients with partial epilepsy in France, Germany, and the United Kingdom. *Epilepsia* 1997; 38(11):1221-6.

Vickrey BG. Special issue: advances in the measurement of health-related quality of life in epilepsy. *Qual Life Res* 1995; 4:83-5.

Atividade profissional e qualidade de vida em pessoas com epilepsia

Marly de Albuquerque
Fulvio Alexandre Scorza

Introdução

Qualidade de vida é um conceito que vem sendo bastante utilizado desde a década de 1970. Com o avanço da farmacologia, as pessoas com doenças crônicas — às vezes incapacitantes — passam a ter uma expectativa de vida maior; alguns indicadores tradicionais de estado de saúde, como morbidade e mortalidade, não mais se mostram suficientes como medidas de avaliação de sucesso do tratamento (Coppini, 2006). O controle das crises epilépticas não é mais o único objetivo do tratamento em longo prazo, pois a ele somam-se a satisfação do indivíduo e a sua adaptação social e profissional. Uma boa qualidade de vida é o objetivo final no tratamento dos pacientes com epilepsia e deve ser conquistada ao longo do tempo, com o crescimento individual do paciente e de seus familiares.

As epilepsias constituem a mais freqüente das doenças neurológicas crônicas graves. São passíveis de tratamentos que objetivam, além do controle das crises epilépticas, a obtenção da melhor qualidade de vida possível, construída por meio de vínculos fortalecidos, estabelecendo-se relações que valorizem as questões da vida. É necessário lembrar também que favorecer a qualidade de vida implica em buscar recursos sanitários básicos, garantir saúde básica e facilitar a qualidade das relações pessoais e a prática da cidadania.

Ninguém tem a satisfação de todas as suas necessidades, e viver é também conviver com dificuldades e com limitações. O caminho para a obtenção de uma boa qualidade de vida é uma construção pessoal e dinâmica, com a criação de relações e condições que sejam gratificantes.

Habitualmente, as primeiras preocupações da equipe de saúde que atende a pessoa com epilepsia são a etiologia, a fenomenologia das crises, o prognóstico e o tratamento medicamentoso. Entretanto, outros aspectos devem ser levados em consideração: educação, direitos, saúde, acesso aos medicamentos e aos tratamentos, lazer, condições de moradia, segurança e relações sociais e familiares. A estes, associam-se os aspectos psicológicos, como bem-estar global e satisfação nas diferentes áreas da vida. Assim, um dos pontos fundamentais para uma qualidade de vida satisfatória é o ajustamento social e profissional.

Para as pessoas com epilepsia e para seus familiares, as implicações sociais constituem a principal preocupação (Sutton e Beran, 1981). O impacto da epilepsia no funcionamento social é bastante variável, pois alguns indivíduos têm pouca ou nenhuma disrupção social, enquanto outros têm problemas graves que os impedem de viver plenamente e de serem produtivos. Esses aspectos dependem de características individuais e do meio social e cultural em que vivem (The RESt-1 Group, 2000).

As principais preocupações dos pacientes são as repercussões da síndrome epiléptica na educação, no emprego, na direção de veículos, na obtenção de seguro-saúde, na qualidade de vida e no estigma, que podem diferir bastante dependendo das atitudes socioculturais nas diferentes regiões onde vivem os pacientes (Varma e cols., 2007). O peso real desses problemas não é conhecido, embora os índices de disfunção social sejam substancialmente maiores em pacientes com epilepsia do que na população em geral (Trostle e Hauser, 1989). Aparentemente, a relação entre as variáveis sociais e as principais características da doença, como tipo de crise, freqüência e duração da síndrome epiléptica, não afeta a educação e a ocupação dos pacientes (The RESt-1 Group, 2000).

Nos centros secundários e terciários para tratamento das pessoas com epilepsia, onde se encontram porcentagens elevadas de pacientes com epilepsia refratária, a influência negativa da doença na vida social pode ser superestimada. Esses indivíduos parecem ter menor nível educacional, praticar menos esportes, não estar aptos a dirigir e ter maior propensão ao desemprego e ao subemprego.

Enquanto a avaliação do The RESt-1 Group (2000) mostrou que o índice de desemprego entre pessoas com epilepsia é baixo (18%) e apenas levemente maior que entre os controles (13%), outros estudos mostraram que o desemprego entre as pessoas com epilepsia é o dobro da população em geral (Hauser e Hersdorffer,1990; Elwes e cols., 1991).

Aspectos gerais: epilepsia e trabalho

Alguns estudos mostram que as pessoas com epilepsia têm mais dificuldades em encontrar e manter trabalhos regulares (Elwes e cols., 1991; Bishop, 2002; Bishop, 2004); outros mostram que os níveis de desemprego e subemprego geralmente são maiores entre as pessoas com epilepsia que para a população geral (Gloag, 1985; Elwes e cols., 1991; Fisher, 2000).

Estar empregado é um dos fatores mais importantes que influenciam a qualidade de vida; trabalhar é um dos sinais externos de aceitação social (Baker, 2005) pois, além do aspecto econômico, contribui para o *status* pessoal, a identidade e a auto-estima (Jahoda, 1982). As pessoas com epilepsia estão sujeitas a restrições objetivas, relacionadas à direção de veículos ou a trabalhos potencialmente perigosos (Elwes e cols., 1991); além disso, são freqüentemente vítimas da ignorância e da estigmatização, especialmente em regiões nas quais as epilepsias apresentam conotações culturais negativas (Lee e cols., 2005; ILAE, 2003).

Os problemas habitualmente relacionados ao desemprego e ao subemprego das pessoas com epilepsia são multifatoriais: não estão relacionados apenas à freqüência das crises ou à gravidade das epilepsias, mas resultam também de problemas pessoais e de fatores sociais, que interagem de modo particular e complexo nos diferentes indivíduos (Thorbecke e Fraser, 1997; Clarke e cols., 2006; Smeets e cols., 2007).

A compreensão desses fatores internos e externos é muito importante, não apenas para o entendimento da dinâmica da epilepsia e dos aspectos profissionais, mas também para o desenvolvimento de intervenções eficazes que auxiliem na inserção e na reabilitação profissional das pessoas com epilepsia. O desenvolvimento do modelo biopsicossocial ICF (International Classification of Functioning, Disability, and Health) (Rosenbaum e Stewart, 2004) permite a avaliação das relações interativas entre o estado geral de saúde e os fatores biológicos, individuais e sociais. Esse modelo está mais voltado para as capacidades do indivíduo que para as dificuldades e incapacidades; deveria ser utilizado como um modelo universal, e não apenas para as pessoas com limitações ou com problemas de saúde.

O estigma e o fato de as crises epilépticas ocorrerem de modo imprevisível podem ter um papel muito importante na qualidade de vida e no encontro e manutenção de empregos, uma vez que pode haver a interferência da freqüência e da gravidade das crises, assim como de fatores internos e psicossociais.

Status empregatício das pessoas com epilepsia

O nível de desemprego das pessoas com epilepsia é pelo menos duas vezes maior que o encontrado na população em geral (Clarke e cols., 2006; Jacoby e cols., 1998). Apesar disso, Jacoby (1995), ao avaliar pacientes com epilepsia bem controlada, observou que 71% dos pacientes tinham empregos regulares; 26% deles estavam desempregados por razões outras que não a epilepsia, e apenas 3% dos pacientes citaram a epilepsia como a causa principal para o desemprego. Porcentagens altas de desemprego (> 50%) têm sido relatadas em pacientes oriundos de centros terciários de atendimento, que têm uma ou mais crises parciais complexas ou generalizadas tônico-clônicas por ano (Hauser e Hersdorffer, 1990), ou em pessoas que foram desencorajadas a procurar empregos (Fisher, 2000).

Os dados da literatura são muito variáveis e os índices de desemprego variam bastante de região a região. De qualquer modo, geralmente indicam que as pessoas com epilepsia realizam trabalhos não especializados ou trabalhos manuais (Elwes e cols., 1991; Jacoby e cols., 1998; Fisher e cols., 2000). Também já foi demonstrado que o desemprego é mais alto nas pessoas com crises muito freqüentes e nos pacientes de classes sociais menos favorecidas (Gloag, 1985).

As conclusões não são facilmente delineáveis, pois os diferentes estudos avaliam populações diferentes, oriundas de diferentes centros de tratamento (primários, secundários e terciários) e, às vezes, pacientes que não recebem qualquer tipo de tratamento ou orientação.

Estigma e emprego

Geralmente o diagnóstico de epilepsia traz o estigma social, que pode afetar a vida dessas pessoas de muitas maneiras diferentes (Morrell, 2002). Goffman (1963) conceitua *estigma* como a perda do *status* e do poder, perda que resulta da separação dos estigmatizados em relação à população geral, com base em características que são culturalmente definidas como diferentes ou indesejáveis. A estigmatização inclui não apenas a discriminação, mas também a desaprovação e a rejeição. O estigma percebido aumenta e está geralmente associado à depressão, às lesões decorrentes das crises e à presença de outras doenças crônicas (Baker e cols., 2000). Embora nem sempre o estigma percebido esteja relacionado ao preconceito, as pessoas com epilepsia habitualmente precisam lidar com estereótipos negativos e conceitos errôneos (Jacoby, 2002).

Ryan e cols. (1980) demonstraram que nem todas as pessoas com epilepsia se sentem estigmatizadas, pois o estigma percebido está relacionado à interiorização dos sentimentos percebidos, o que pode ser variável de indivíduo para indivíduo. Muitos relatos sugerem que a natureza estigmatizante das epilepsias está associada ao estresse psicológico, que pode levar a um impacto significativo na profissão e na qualidade de vida (Elwes e cols. 1991; Harden e cols., 2004; Lee e cols., 2005). Uma das principais barreiras ao emprego é o grau de aceitação social ou de estigma no mercado de trabalho (Scheid, 2005).

Provavelmente em decorrência da possibilidade de discriminação, as pessoas com epilepsia freqüentemente hesitam em relatar seu problema de saúde aos empregadores; estes, por sua vez, têm medo e atitudes negativas referentes a essas pessoas. Sugere-se que os empregadores têm receio dos perigos enfrentados pelas pessoas sujeitas a crises, especialmente os riscos de lesões nos locais de trabalho durante a operação de máquinas industriais e a realização de trabalhos em altura (Cooper, 1995; Harden e cols., 2004; Jacoby e cols., 2005).

O estigma é uma barreira poderosa, com um importante impacto negativo para o encontro e a manutenção de empregos (Jacoby e cols., 2005a; Jacoby e cols., 2005b). Apesar disso, observa-se que, ao longo do tempo, ocorre melhora, com aparente redução do estigma relacionado à epilepsia.

Crises epilépticas e emprego

A ocorrência de crises epilépticas pode comprometer a educação, a direção de veículos e o desenvolvimento e a manutenção das relações sociais (Fisher e cols., 2000). Embora muitos estudos indiquem altos níveis de desemprego entre as pessoas com crises muito freqüentes, outros estudos sugerem que não existe uma relação direta entre alta freqüência de crises e desemprego (Thorbecke e Fraser, 1997; Fisher, 2000).

Quanto à relação entre tipo de crise e *status* empregatício, tem sido relatado que os pacientes com crises generalizadas tônico-clônicas têm mais dificuldade em obter e manter empregos (Jacoby e cols., 1996). Isso confirma o relato de Chaplin e cols. (1998) que reportaram que as pessoas com epilepsia com crises controladas não atribuem seu *status* empregatício à epilepsia.

Fatores psicossociais, epilepsia e emprego

Embora não exista um consenso na definição do que sejam problemas psicossociais (Dodrill, 1983), estes têm sido freqüentemente associados às epilepsias (Jacoby e cols., 1996).

Geralmente, as pessoas com epilepsia vêem-se como comprometidas na saúde geral e na saúde mental, e também desajustadas socialmente (Wagner e cols., 1996). O impacto do diagnóstico de epilepsia pode ser influenciado pela personalidade do indivíduo, pelo suporte social e por sua habilidade intelectual. Esse processamento forma a base de como o indivíduo com epilepsia se percebe na resolução dos problemas do dia-a-dia.

As pessoas com epilepsia são mais propensas a ter baixa auto-estima, têm altos níveis de depressão e ansiedade, e apresentam maior risco de desenvolvimento de psicopatologias em comparação com a população em geral (Collings, 1990; Jacoby e cols., 1996). Para alguns pesquisadores, o medo, as limitações no estilo de vida e o estigma percebido constituem a pior parte de ter epilepsia (Fisher e cols., 2000). As conseqüências sociais e físicas da epilepsia podem constituir a base para o estresse emocional desses pacientes. O impacto negativo das atitudes da sociedade pode afetar a auto-estima e levar as pessoas com epilepsia a ter uma pobre auto-imagem (Lee, 2005). Os pacientes que continuam a apresentar crises têm mais problemas psicossociais do que os que têm suas crises controladas (Swinkels e cols., 2000), e também tem-se sugerido que esses problemas podem ser mais comprometedores do que as próprias crises.

Embora o emprego seja visto como de fundamental importância na qualidade de vida (Collings, 1990), ainda não está claro como os fatores psicossociais afetam o *status* empregatício das pessoas com epilepsia. Estar empregado é de fundamental importância para a auto-estima e para a auto-imagem, está relacionado com o bem-estar e constitui um dos alicerces para o ajustamento psicossocial.

As pessoas com epilepsia que têm atitudes positivas frente ao seu problema crônico de saúde têm menos problemas psicossociais. O tratamento dessas pessoas deveria também incluir treinamento de habilidades para a resolução ativa dos próprios problemas, com vistas a atingir objetivos pessoais, sociais e vocacionais (Livneh e cols., 2001).

Comentários finais

As epilepsias têm uma longa história de sofrimento humano, decorrente principalmente de suas repercussões psicossociais. O não saber lidar e tirar proveito da diferença pode criar distâncias entre os seres humanos, gerar prejuízos nas relações sociais, familiares e profissionais e levar à exclusão social. Geralmente as epilepsias afetam os indivíduos numa fase precoce e produtiva da vida, causando limitações reais no desempenho de seus papéis sociais e também na autonomia, na independência, na liberdade, na auto-imagem e na autoconfiança. Freqüentemente os pacientes estão expostos a dilemas sociais que, às vezes, podem ser mais desafiadores do que a própria epilepsia. As restrições injustas e a falta de suporte social podem afastar essas pessoas das atividades profissionais.

O trabalho, além da relevância econômica para o indivíduo e para sua família, é um indicador de aceitação social. Muitos fatores podem contribuir adversamente nos aspectos profissionais das pessoas com epilepsia, como comprometimento intelectual ou físico associado e doenças psiquiátricas concomitantes. Além disso, a associação de fatores psicossociais, como menor escolaridade, falta de treinamento vocacional, baixa auto-estima, isolamento social, discriminação pelos empregadores e estigmatização no local de trabalho também contribuem para comprometer a inserção dessas pessoas no mercado de trabalho.

O desemprego e o subemprego das pessoas com epilepsia são problemas muito sérios. Para essas pessoas, as oportunidades de empregos regulares são mais restritas. É obviamente necessário o desenvolvimento de programas que melhorem a inserção dos pacientes no mercado de trabalho e que possibilitem a reinserção social e profissional desses pacientes. Há a necessidade premente de programas de reabilitação e de readaptação profissional e vocacional, para que as pessoas com dificuldade encontrem e mantenham empregos, a fim de obter melhores condições sociais.

Em nosso país, onde o desemprego constitui um grave problema mesmo para a população em geral, supõe-se que a situação para as pessoas com epilepsia seja bem pior do que as observadas em países desenvolvidos. No Brasil, a maior parte das pessoas depende de transporte público para chegar ao local de trabalho; assim, a habilidade para viajar sozinho constitui um pré-requisito importante para a obtenção e a manutenção de empregos. Infelizmente, muitos empregadores ainda acreditam no estereótipo de que as pessoas com epilepsia são incapazes para o trabalho, são menos produtivas e têm alto índice de absenteísmo. Não existem no Brasil leis que efetivamente protejam as pessoas com epilepsia dessa atitude discriminatória. É necessário que se desenvolvam campanhas governamentais para informar o público em geral sobre os aspectos positivos da vida das pessoas com epilepsia, além de estratégias de treinamento para o trabalho e reabilitação profissional direcionadas especificamente a essas pessoas. É necessário também criar leis que efetivamente protejam as pessoas com epilepsia da discriminação e da estigmatização.

Para melhorar as oportunidades de vida plena em sociedade e, conseqüentemente, para manter e melhorar as atividades de vida diária, é necessário que se mude o modo como a sociedade vê a epilepsia e trata as pessoas que a têm. Reabilitar é compreender que não basta modificar, melhorar ou tratar os pacientes com epilepsia, mas envolve também buscar a transformação social, de modo que todos possam, efetivamente, ser considerados membros da sociedade. Também é compreender a problemática das pessoas a serem reabilitadas, pois a ciência não pode estar isenta de humanidade.

Referências bibliográficas

Baker GA. Employment. In: Sander JW, Walker MC, Smalls JE, editors. *EPILEPSY 2005 from neuron to nice*: a practical guide to epilepsy: lecture notes. St. Anne's College, Oxford: ILEA; 2005. p. 495-9.

Baker GA, Brooks J, Buck D, Jacoby A. The stigma of epilepsy: an European perspective. *Epilepsia* 2000; 41:98-104.

Bishop M. Barriers to employment among people with epilepsy: report of a focus group. *J Vocational Rehabil* 2002; 17:281-6.

Bishop M. Determinants of employment status among a community-based sample of people with epilepsy: implications for rehabilitation interventions. *Rehabil Couns Bull* 2004; 47:112-20.

Chaplin JE, Wester A, Tomson T. Factors associated with the employment problems of people with established epilepsy. *Seizure* 1998; 7:299-303.

Clarke BM, Upton AR, Castellanos C. Work beliefs and work status in epilepsy. *Epilepsy Behav* 2006; 9:119-25.

Collins JA. Epilepsy and well-being. *Soc Sci Med* 1990; 31:165-70.

Collins JA. Psychosocial well-being and epilepsy: an empirical study. *Epilepsia* 1990; 31:418-26.

Cooper M. Epilepsy and employment – employer's attitudes. *Seizure* 1995; 4:193-9.

Coppini RZ. *Boletim do Soesq*. 2006; 4.

Dodrill CB. Development of intelligence and neuropsychological impairment scales for the Washington Psychosocial Seizure Invenctory. *Epilepsia* 1983; 24:1-10.

Elwes RDC, Marshall J, Beattie A, e cols. Epilepsy and employment: a community-based survey in an area of high unemployment. *J Neurol Neurosurg Psychiatry* 1991; 54:200-3.

Fisher RS. Epilepsy from the patient's perspective: review of results of a community-based survey. *Epilepsy Behav* 2000; 1:S9-S14.

Fisher RS, Vickrey BG, Gibson P, e cols. The impact of epilepsy from the patient's perspective: I. Descriptions and subjective perceptions. *Epilepsy Res* 2000; 41:39-51.

Gloag D. Epilepsy and employment. *Br Med J* 1985; 291:2-3.

Goffman E. *Stigma*: notes on management of the spoiled identity. Englewood Cliffs, NJ: Prentice Hall; 1963.

Harden CL, Kossoy A, Vera S, e cols. Reaction to epilepsy in the workplace. *Epilepsia* 2004; 45:1134-40.

Hauser WA, Hersdorffer DC. *Epilepsy*: frequency, causes and consequences. New York: Demos Publications, 1990.

ILAE. European white paper on epilepsy. *Epilepsia* 2003; 44(suppl 6):49-50.

Jacoby A. Stigma, epilepsy and quality of life. *Epilepsy Behav* 2002; 3:S1-S20.

Jacoby A. Impact of epilepsy on employment status: findings from a UK study of people with well-controlled people with epilepsy. *Epilepsy Res* 1995; 21:125-32.

Jacoby A, Buck D, Baker GA, e cols. Uptake and coasts of care for epilepsy: findings from a UK regional study. *Epilepsia* 1998; 39:776-86.

Jacoby A, Baker GA, Steen N, e cols. The clinical course of epilepsy and its psychosocial correlates: findings from a UK community study. *Epilepsia* 1996; 37:148-61.

Jacoby A, Snape D, Baker GA. Epilepsy and social identity: the stigma of a chronic neurological disorder. *Lancet Neurol* 2005; 4:171-8.

Jacoby A, Gorry J, Baker GA. Employer's attitudes to employment of people with epilepsy: still the same old story? *Epilepsia* 2005; 46:1978-87.

Jahoda M. *Employment and unemployment*: a social psychological analysis. Cambridge: Cambridge Univ Press; 1982.

Lee SA. What we confront with employment of people with epilepsy in Korea. *Epilepsia* 2005; 46:57-8.

Lee SA, Yoo HG, Lee BI. Factors contributing to the stigma of epilepsy. *Seizure* 2005; 14:157-63.

Livneh H, Wilson LM, Duchesneau A, e cols. Psychosocial adaptation to epilepsy: the roling of coping strategies. *Epilepsy Behav* 2001; 2:533-44.

Morrell MJ. Stigma and epilepsy. *Epilepsy Behav* 2002; 3:S21-S5.

Rosenbaum P, Stewart D. The World Health Organization International Classification of Functioning, Disability, and Health: a model to guide clinical thinking, practice and research in the field of cerebral palsy. *Semin Pediatr Neurol* 2004; 11:5-10.

Ryan R, Kempner K, Emlen AC. The stigma of epilepsy as a self-concept. *Epilepsia* 1980; 21:433-44.

Scheid TL. Stigma as a barrier to employment: mental disability and the Americans with disabilities. *Act Int J Law Psychiatry* 2005; 28:670-90.

Smeets VMJ, van Lierop BAG, Vanhoutvin JPG, e cols. Epilepsy and employment: literature review. *Epilepsy Behav* 2007; 10:354-62.

Sutton C, Beran RG. Evaluation of therapists by patients with epilepsy. *Clin Exp Neurol* 1981; 18:117-22.

Swinkels WA, Shackleton DP, Kastelijn-Nolst Trenité DG. Psychosocial impact of epileptic seizures in a Dutch epileptic population: a comparative Washington Psychosocial Seizure Invenctory study. *Epilepsia* 2000; 41:1335-41.

The RESt-1 Group. Social aspects on epilepsy in the adult in seven European countries. *Epilepsia* 2000; 41(8):998-1004.

Thorbecke R, Fraser RT. The range of needs and services in vocational rehabilitation. In: Engel J, Pedley TAE, editors. *Epilepsy*: a comprehensive textbook. Philadelphia: Lippincott-Raven; 1997. p. 2211-26.

Trostle JA, Hauser WA. Psychologic and social adjustment to epilepsy in Rochester, Minnesota. *Neurology* 1989; 39:633-7.

Varma NP, Padmavathy NS, George L, e cols. Employment concerns of people with epilepsy in Kerala, south India. *Epilepsy Behav* 2007; 10:250-4.

Wagner AK, Bungay KM, Kosinski M, e cols. The health status of adults with epilepsy compared with that of people without chronic conditions. *Pharmacotherapy* 1996; 16:1-9.

Aspectos legais das epilepsias. Direito à saúde. Planos de saúde e seguros.

Carolina de Albuquerque

Introdução

A epilepsia é a doença neurológica crônica grave mais comum (Hauser, 1978) e pode acarretar problemas de ordem social aos seus portadores e familiares. Ela dificulta aos pacientes conquistar a independência e a auto-estima necessárias para o desenvolvimento de seus papéis sociais. Além disso, exige dos familiares uma reestruturação para enfrentar o problema, tanto no âmbito da vida íntima quanto perante a sociedade.

As epilepsias podem ocorrer em qualquer idade e as necessidades relacionadas à passagem do tempo merecem diferentes abordagens e intervenções. Os problemas associados às epilepsias derivam principalmente de limitações impostas pelas crises e seu tratamento, eventuais lesões neurológicas e reações habitualmente negativas da sociedade e do próprio paciente (Laidlaw e Laidlaw, 1982).

Em razão da forma como se manifesta, a epilepsia faz com que as pessoas por ela acometidas apresentem uma diminuição em sua qualidade de vida de acordo com a freqüência, a gravidade e a duração da síndrome epilética, e sejam vítimas de estigma, em razão das conseqüências físicas, sociais e psicológicas da doença (Baker e cols., 1997).

A palavra estigma significa picada, marca, cicatriz ou sinal infamante (Ferreira, 1999), e a pessoa é estigmatizada em razão de um determinado traço ou característica. O termo refere-se, portanto, à idéia que as outras pessoas têm de determinado indivíduo e à forma como o tratam. Devido aos mitos e aos medos que cercam a enfermidade e à imaginária correlação com o sobrenatural, as epilepsias podem levar o indivíduo ao ostracismo social.

A expressão qualidade de vida, por sua vez, indica a percepção de um indivíduo sobre sua posição na vida e no sistema de valores vigentes, sobre a cultura em que vive e em relação a suas metas, expectativas, padrões e interesses. Agrega saúde física, aspirações psicológicas, nível de independência, sociabilidade e relação com o ambiente (Coppini, 2001).

Estigma e discriminação são os maiores obstáculos aos pacientes com epilepsia, que em sua maioria não têm disponível o que é necessário para sua evolução terapêutica e social. Ademais, as atitudes socioculturais e a discriminação podem piorar muito a qualidade de vida dessas pessoas.

Outros problemas atuais relacionados às epilepsias, principalmente no Brasil, são:

- a existência de poucos especialistas para atender à população com epilepsia, com predomínio de médicos não especializados ou pouco preparados;
- a falta de laboratórios, em número e qualidade, para a realização de eletrencefalogramas e diagnósticos de imagem;
- o baixo investimento na área de saúde, com a concentração dos recursos médicos especializados em grandes centros e
- a dificuldade de acesso aos medicamentos.

A epilepsia acomete todas as classes sociais com grande variedade de reflexos biológicos, psicológicos, sociais, econômicos e legais, que tendem a ser piores em nosso país em razão da pobreza e da falta de orientação da população (Albuquerque e cols., 2002). Assim, em razão das dificuldades enfrentadas pelos portadores de epilepsia, são necessários estudos que delimitem seus direitos e garantias para o afastamento da deficiência social, advinda do desconhecimento da doença, dos mitos que a cercam e do preconceito em relação ao diferente.

Um dos direitos mais importantes que existem é o direito à saúde, tanto pública como privada. As pessoas com epilepsia devem conhecer tal direito e seus contornos, pois a informação é o mecanismo basilar para a transformação social. O conhecimento dos direitos e das ferramentas disponíveis é o primeiro passo para o afastamento do estigma e para melhorar a qualidade de vida dessas pessoas.

Uma fotografia jurisprudencial da epilepsia no Brasil e alguns direitos constitucionais

A epilepsia constitui um problema de saúde pública ainda não resolvido, o que se pode comprovar pelo descompasso entre os direitos determinados nas normas constitucionais e infraconstitucionais e a realidade vivida pelas pessoas com epilepsia. É o que mostram as contendas existentes entre essas pessoas e, por exemplo, o Poder Público, embora as decisões judiciais em sua maioria fixem direitos concretos às pessoas com epilepsia.

Os direitos fundamentais — direitos subjetivos que vinculam e limitam o exercício do poder do Estado através de disposições de nível constitucional (Dimoulis, 2001) — advêm de uma história de lutas que exigiam sua implementação. Dentro desses esforços, podemos lembrar a Independência dos Estados Unidos, com a declaração do Bill of Rights, e a Revolução Francesa, com a Declaração dos Direitos do Homem e do Cidadão, culminando aqui no Brasil com a Constituição da República Federativa do Brasil de 1988 (CF/88), atualmente em vigor (Barros, 2003).

A CF/88 traz direitos e garantias fundamentais, localizados principalmente do artigo 5º ao artigo 17, entre outros (Dimoulis, 2001). Os direitos constitucionais possuem prevalência e supremacia, pois todos os atos das três esferas do poder público (executivo, legislativo e judiciário) — sentenças, políticas públicas, medidas provisórias, leis ordinárias e complementares, decretos, regulamentos etc. — estão subordinados aos seus preceitos.

O direito está estruturado em uma pirâmide: em seu ápice está a Constituição e, nos patamares inferiores, todos os outros tipos de normas (as infraconstitucionais). As normas inferiores devem guardar compatibilidade com as superiores e, em razão da preponderância da Constituição, toda a normatização deve ser compatível com ela (Kelsen, 1998). As Constituições do mundo possuem rigidez diferenciada. No Brasil, por exemplo, as normas constitucionais podem ser modificadas apenas por emenda constitucional, mediante procedimento mais complexo do que para a expedição de outras normas. Além disso, em seu artigo 60, inciso IV, a Constituição elenca determinadas normas que não podem ser modificadas sequer por emenda constitucional, como os direitos e garantias individuais — as chamadas cláusulas pétreas (Tavares, 2003).

Interessa-nos aqui a proteção jurídica fundamental às pessoas com epilepsia. Nesse sentido, acreditamos serem pertinentes em especial os direitos à vida, à saúde, à igualdade e à dignidade.

O direito à vida é inviolável e está protegido no artigo 5º, caput, da CF/88: "Todos são iguais perante a lei, sem distinção de qualquer natureza, garantindo-se aos brasileiros e aos estrangeiros residentes no país a inviolabilidade do direito à vida, à liberdade, à igualdade, à segurança e a propriedade [...]".

O direito à saúde é elencado como garantia social no artigo 6º da CF/88, e descrito no artigo 196 desse documento como "direito de todos e dever do Estado, garantido mediante políticas sociais e econômicas que visem à redução do risco de doenças e de outros agravos e ao acesso universal igualitário às ações e serviços para a sua promoção, proteção e recuperação".

A igualdade está no artigo 3º, inciso IV, que coloca como objetivo fundamental da República "promover o bem de todos, sem preconceitos de origem, raça, sexo, cor, idade e quaisquer outras formas de discriminação"; e no artigo 5º, caput, na inviolabilidade da igualdade perante a lei, o que significa que a lei não pode discriminar sem que haja um fator indispensável para tanto.

No artigo 1º da CF/88, a dignidade humana é citada como fundamento da República Federativa do Brasil. Trata-se de um princípio entendido como opção política fundamental do Estado, que vincula todos os atos normativos emanados pelos poderes constituídos (Prestes, 2003).

Esses direitos fundamentais, entre todos os outros, regulam, limitam e obrigam a atuação estatal, embora devamos admitir a importância do direito infraconstitucional para sua aplicação e concretização (Dimoulis, 2001). Isso implica na busca de outras regras para a compreensão do comprometimento estatal com as políticas públicas que interessam às pessoas com epilepsia.

Uma das leis que vêm concretizar o direito à saúde é a Lei nº 8.080/90, denominada Lei Orgânica da Saúde. Ela dispõe, em seu artigo 2º, que a "saúde é um direito fundamental do ser humano" e que o Sistema Único de Saúde (SUS) visa à integralidade da assistência à saúde, seja individual ou coletiva, independente da complexidade da doença.

Com essas informações, fica claro que existe uma diretriz estatal para que todas as pessoas sejam tratadas com dignidade, sem discriminação, tendo assegurados os direitos à vida e à saúde. Apesar disso, as pessoas com epilepsia possuem problemas jurídicos concretos em relação à efetivação de seu direito à saúde. Esses problemas podem ser mais bem compreendidos em pesquisa nos tribunais superiores, onde poderemos saber quais as contendas mais comuns.

Em busca livre com o termo "epilepsia", em 05/11/2006, dos acórdãos (decisões) proferidos a partir de 1º/12/2004 pelo Supremo Tribunal Federal (STF — www.stf.gov.br), que possui competência para julgar problemas com fundamento na CF/88, foi encontrado apenas um acórdão que não interessa ao trabalho em questão, por tratar-se de um recurso de *habeas corpus* (n. 86.888), interposto por pessoa com epilepsia.

Em pesquisa na página do Superior Tribunal de Justiça (STJ — www.stj.gov.br), encontramos oito decisões. Dessas, apenas três referem-se ao tratamento da doença; as outras são pedidos de aposentadoria em razão da epilepsia (Recurso Especial 41120/SP) e pedidos de modificação de aplicação de pena e forma de punição para condenados que são portadores de epilepsia (Recurso Ordinário em Habeas Corpus 8865/PR). Apreciaremos, então, apenas os três casos que tratam do direito à saúde dos pacientes com epilepsia.

No Recurso Especial 826641, a ação foi impetrada pelo Ministério Público para a proteção do direito integral à saúde de um paciente com epilepsia. Após a decisão em primeira instância, houve recurso do Estado do Rio Grande do Sul, o qual alegou que o Ministério Público não poderia impetrar ação representando pessoas individualmente. Porém, entendeu o Tribunal que o Ministério Público pode, sim, atuar em favor da proteção universal do direito à saúde, mesmo de forma individual, em razão de sua característica de direito indisponível. Diz a decisão: "tem natureza de interesse indisponível a tutela jurisdicional do direito à vida e à saúde de que tratam os arts. 5º, caput e 196 da Constituição, em favor de adolescente que precisa fazer uso contínuo de medicamento".

Dessa decisão percebemos que não apenas associações ou advogados podem buscar judicialmente a efetivação da saúde do paciente com epilepsia, mas também é possível acionar o Estado via Ministério Público, com reclamações individuais, nos casos de direitos indisponíveis (direito à saúde), ou com Ações Civis Públicas, para a concretização de políticas públicas que resguardem as particularidades do paciente. Assim, parcerias entre associações e Ministério Público podem ser uma forma de efetivar as normas supracitadas em relação aos problemas específicos dessas pessoas.

No segundo caso, a requerente, que entre outras doenças possui epilepsia, impetrou mandado de segurança em face do Secretário de Saúde do Estado de Minas Gerais, pois não conseguiu do SUS os medicamentos a ela prescritos. O Tribunal de Justiça do Estado negou a seu pleito, pois os medicamentos pedidos não faziam parte da relação do Ministério da Saúde. A interessada, por fim, impetrou o Recurso Especial 13452 para a reforma da decisão em seu favor, o que de fato ocorreu.

Considerou o Tribunal que, apesar de as normas constitucionais possuírem maior concretude quando reguladas por lei, o descrito na CF/88 não pode ser totalmente despojado de qualquer efetividade em razão da edição de norma concretizadora que determinava o rol de remédios disponíveis. É um absurdo o SUS não conferir "aos seus beneficiários o direito de exigir o atendimento de assistência e proteção vitais à saúde, a exemplo do fornecimento de medicamentos, sem os quais os que deles necessitam fatalmente hão de perecer" (voto do Ministro Garcia Vieira).

Além disso, afirma a decisão que é "direito de todos e dever do Estado assegurar aos cidadãos a saúde" (artigos 6º e 196 da CF/88). Em obediência a tais princípios constitucionais, cumpre ao Estado, através do seu órgão competente, fornecer medicamentos indispensáveis ao tratamento de pessoa portadora de retardo mental, hemitropia, epilepsia, tricotilomania e transtorno orgânico da personalidade.

No Recurso Especial 757012 (Publicação: DJ 24.10.2005, p. 215), o Estado do Rio de Janeiro pretendia reformar a decisão que o mandou disponibilizar medicamentos para paciente com epilepsia. Porém, como consta na decisão:

> O Sistema Único de Saúde (SUS) visa a integralidade da assistência à saúde, seja individual ou coletiva, devendo atender aos que dela necessitem em qualquer grau de complexidade, de modo que, restando comprovado o acometimento do indivíduo ou de um grupo por determinada moléstia, necessitando de determinado medicamento para debelá-la, este deve ser fornecido, de modo a atender ao princípio maior, que é a garantia à vida digna. Configurada a necessidade do recorrente de ver atendida a sua pretensão posto legítima e constitucionalmente garantida, uma vez assegurado o direito à saúde e, em última instância, à vida. A saúde, como de sabença, é direito de todos e dever do Estado.

Os motivos dos recursos ao Tribunal são os mais diversos, dentre os quais a legitimidade do Ministério Público e a decisão contrária em primeira instância; entretanto, todos visam o fornecimento pelo SUS de medicamentos para o tratamento do paciente com epilepsia, e todos foram resolvidos em votações unânimes a favor desse fornecimento. Fica evidente, assim, a formação de jurisprudência — conjunto de decisões semelhantes que demonstram como o Poder Judiciário se posiciona a respeito de determinado assunto, no sentido de o Estado estar obrigado a fornecer os medicamentos receitados a pacientes com epilepsia.

Essas decisões dos tribunais, assim como as várias decisões proferidas em primeira instância que deferem o fornecimento de medicamentos a pacientes especiais, advêm de uma tendência da Magistratura na defesa de tais direitos, em conformidade com decisões clássicas do STF que indicam tal caminho ao Poder Judiciário como um todo, embora o STF não tenha ainda se manifestado em casos de pacientes com epilepsia.

Tem-se, por exemplo, a decisão do Recurso Especial 271.286-AgR que obriga o Estado ao tratamento igualitário a portador do vírus HIV, por meio de fornecimento de medicamentos pelo SUS, nos seguintes termos:

> O direito público subjetivo à saúde representa prerrogativa jurídica indisponível assegurada à generalidade das pessoas pela própria Constituição da República (artigo 196). Traduz bem jurídico constitucionalmente tutelado, por cuja integridade deve velar, de maneira responsável, o Poder Público, a quem incumbe formular e implementar políticas sociais e econômicas idôneas que visem a garantir, aos cidadãos, inclusive àqueles portadores do vírus HIV, o acesso universal e igualitário à assistência farmacêutica e médico-hospitalar. O direito à saúde, além de qualificar-se como direito fundamental que assiste a todas as pessoas, representa conseqüência constitucional indissociável do direito à vida. O Poder Público, qualquer que seja a esfera institucional de sua atuação no plano da organização federativa brasileira, não pode mostrar-se indiferente ao problema da saúde da população, sob pena de incidir, ainda que por censurável omissão, em grave comportamento inconstitucional. [...] O reconhecimento judicial da validade jurídica de programas de distribuição gratuita de medicamentos a pessoas carentes, inclusive àquelas portadoras do vírus HIV/aids, dá efetividade a preceitos fundamentais da Constituição da República (artigo 5º, *caput* e artigo 196) e representa, na concreção do seu alcance, um gesto reverente e solidário de apreço à vida e à saúde das pessoas, especialmente daquelas que nada têm e nada possuem, a não ser a consciência de sua própria humanidade e de sua essencial dignidade. Precedentes do STF.

Também encontramos decisões da corte máxima declarando a importância da saúde como direito fundamental não apenas para o fornecimento de medicamentos, mas em outros termos, como no Recurso Especial 226.835, que afirma:

> Acórdão recorrido que permitiu a internação hospitalar na modalidade 'diferença de classe', em razão das condições pessoais do doente, que necessitava de quarto privativo. Pagamento por ele da diferença de custo dos serviços. Resolução n. 283/91 do extinto INAMPS. O artigo 196 da Constituição Federal estabelece como dever do Estado a prestação de assistência à saúde e garante o acesso universal e igualitário do cidadão aos serviços e ações para sua promoção, proteção e recuperação. O direito à saúde, como está assegurado na Carta, não deve sofrer embaraços impostos por autoridades administrativas, no sentido de reduzi-lo ou de dificultar o acesso a ele. O acórdão recorrido, ao afastar a limitação da citada Resolução n. 283/91 do INAMPS, que veda a complementaridade a qualquer título, atentou para o objetivo maior do próprio Estado, ou seja, o de assistência à saúde.

Dessa forma, demonstra-se a viabilidade de pedido de socorro ao Poder Judiciário em razão de problemas de saúde, havendo razões para que tais pleitos sejam ouvidos e atendidos. Além disso, o aumento no número de ações impetradas pelas pessoas com epilepsia faria com que seus problemas fossem conhecidos e estudados, permitindo que o Poder Judiciário se manifestasse a seu respeito e criasse jurisprudência para a resolução de tais casos. Isso também obrigaria os operadores do direito a analisar a questão e se manifestar sobre tais situações de forma específica.

O direito à saúde e a Constituição de 1988

Ao homem médio deve parecer absurda a existência de pleitos dessa natureza nos nossos Tribunais Superiores, inclusive pelos termos claros da proteção constitucional à saúde. No entanto, tal problema advém de uma complexa história de vitórias e retrocessos desse direito fundamental.

Com a convocação da constituinte de 1988, foi também instalada a VIII Conferência Nacional de Saúde, em que a situação da saúde brasileira foi descrita nos seguintes termos: "Na área de saúde verifica-se um acúmulo histórico de vicissitudes que deram origem a um sistema em que predominam interesses de empresários da área médico-hospitalar. O modelo de organização do setor público é anárquico, pouco eficiente e ineficaz, gerando descrédito junto à população". Tal situação foi motivada principalmente pela vigência de uma política de saúde influenciada pela "ação de grupos dedicados à mercantilização da saúde" (Raeffray, 2005).

Nessa conferência, delineavam-se as idéias de universalização da saúde pública, imbuindo tal direito de características de direito humano individual, com a atenção integral à população, e superação da idéia de tratamento apenas da doença, com a subordinação do setor privado a determinadas normas (Raeffray, 2005), em razão de sua função de prestador de serviço público indispensável.

Em 05 de outubro de 1988, a Constituição da República Federativa do Brasil foi publicada. Mostrou-se um texto pouco coeso, pois, em razão da redemocratização, espelhou várias posições e entendimentos de grupos diversos, com diferentes pontos de vista; era de se esperar que tais grupos fizessem pressão para que suas lutas e ideais constassem de tal documento.

No artigo 6º, a saúde é descrita como direito social e passa a integrar a seguridade social, ao lado da Previdência e Assistência Social, possuindo como objetivo a universalidade de cobertura e tratamento. Portanto, a universalidade é "o fundamento do modelo constitucional adotado para a proteção da saúde no Brasil" (Raeffray, 2005) a partir da Constituição de 1988. Ressalta-se, porém, que os meios para que tal idéia fosse aplicada na prática não foram especificados. Não há dúvida de que toda essa intenção constitucional acertada e benevolente não dependia apenas de normas para sua efetivação; o fato é que o Estado brasileiro impedia a implementação dessa integralidade, uma vez que, como se sabe, não o financiava de modo adequado.

Ocorre que esse financiamento foi inicialmente descrito sem incluir os métodos coercitivos ou parâmetros objetivos para sua implementação. Esse assunto veio novamente à tona apenas em 2000, com a Emenda Constitucional 29, que assegurou um mínimo de recursos necessários comprometidos com a saúde; modificou-se o artigo 34 da CF/88, o qual passou a possuir a seguinte redação:

> Artigo 34. A União não intervirá nos Estados nem no Distrito Federal, parágrafo IV – garantir o livre exercício de qualquer dos Poderes nas unidades da Federação; exceto para: e) aplicação do mínimo exigido da receita resultante de impostos estaduais, compreendida a proveniente de transferências, na manutenção e desenvolvimento do ensino e nas ações e serviços públicos de saúde.

Raeffray (2005) sugere que

> O movimento para a aprovação dessa Emenda Constitucional representou uma das mais expressivas movimentações sociais em defesa da Saúde Pública no Brasil, envolvendo todas as entidades nacionais de trabalhadores, empresários da indústria, do comércio e da agricultura, secretários estaduais e municipais de saúde, o conjunto das representações dos usuários dos serviços públicos de saúde, a comunidade científica, a AACD e a OAB, determinando sua rápida aprovação.

Apesar dessa medida, o Estado ainda não logrou atender à demanda existente. Com isso, cresce o setor da saúde privada, que veio preencher o vácuo deixado pela impossibilidade de resolução do problema da saúde pública (ou de qualquer outro problema social) apenas através das normas.

Planos de saúde e seguros

O crescimento do setor da saúde privada foi marcante na década de 1990, considerando-se que ao menos 40 milhões de brasileiros devem utilizar-se de seus serviços (Rodrigues, 2006). Concomitantemente, surgiram vários conflitos de interesses e, por força da publicação do Código de Defesa do Consumidor, vieram à tona interesses estatais e articulações políticas. Em conseqüência dessa conjuntura, adveio a lei 9.656 de 03 de junho de 1998, que dispõe sobre os planos e seguros privados de assistência à saúde; ela regulamenta tal atividade privada vinculada ao exercício do direito fundamental à saúde, objetivando a regulação de tais prestações de serviços que não possuíam legislação específica até então.

Os planos de saúde e os seguros foram inicialmente regulamentados pelo decreto-lei 73 de 1966, que tratava dos seguros privados sem qualquer especificação sobre como deveria ser gerido e delineado o seguro-saúde especificamente. Tal decreto foi incorporado como lei complementar pela Constituição de 1988[1] e regulava a matéria de forma simples, sem qualquer exigência ou obrigatoriedade de cobertura. A seguradora ficava livre para fazer vários tipos de seguro vinculados apenas ao acordo de vontades, ou seja, deveriam obedecer apenas ao determinado em suas cláusulas, conforme a dicção de seus artigos 129 — "Fica instituído o Seguro-Saúde para dar cobertura aos riscos de assistência médica e hospitalar" — e 130 — "A garantia do Seguro-Saúde consistirá no pagamento em dinheiro, efetuado pela Sociedade Seguradora, à pessoa física ou jurídica prestante da assistência médico-hospitalar ao segurado".

Depois disso, foram editadas a lei 9.656 de 1998 dos seguros e planos privados de assistência à saúde e várias medidas provisórias, que modificaram muito a sua regulamentação, vinculando tais empresas à autorização, às regras de funcionamento e à fiscalização do órgão de saúde suplementar.

Assim, logo se instalou um caos jurídico sobre as normas aplicáveis aos planos de saúde e seguros, inicialmente porque a primeira medida provisória que modificou a lei dos planos de saúde entrou em vigor no dia seguinte à publicação da lei. Ora, a modificação de normas é de fato comum, mas como pode o cidadão sentir-se

1 Quando uma Constituição é promulgada, as normas anteriores que não forem compatíveis com ela são afastadas do sistema jurídico, e as compatíveis são recepcionadas, ou seja, passam a fazer parte do sistema jurídico.

protegido se a legislação não chegou a vigorar sequer alguns dias, quiçá uma semana toda?

Absurdamente, a lei promulgada no dia 03 de junho de 1998 já foi modificada por uma Medida Provisória (MP) no dia 04 de junho, a MP 1.685-1, de 29/06/1998, que foi reeditada pelas MPs 1.685-2 de 29/07/1998, 1.685-3 de 27/08/1998, 1.685-4 de 25/09/1998, 1.685-5 de 26/10/98, 1.685-6 de 25/11/98; revogada e reeditada pelas MPs 1.730-7 de 07/12/98, 1.730-8 de 06/01/99, 1.801-9 de 28/01/99, 1.801-10 de 25/02/99, 1.801-11 de 25/03/99, 1.801-12 de 22/04/99, 1.801-13 de 20/05/99, 1.801-14 de 17/06/99; revogada e reeditada pelas MPs 1.908-15 de 29/06/99, 1.908-16 de 28/07/99; reeditada com alterações pela MP 1.908-17 de 27/08/99; com alterações pelas MPs 1.908-18 de 24/09/99, 1.908-19 de 26/10/99, 1.908-20 de 25/11/99; revogada e reeditada pelas MPs 1.976-21 de 10/12/1999, 1.976-22 de 11/01/2000, 1.976-23 de 10/02/2000, 1.976-24 de 09/03/2000, 1.976-25 de 06/04/2000, 1.976-26 de 04/05/2000, 1.976-27 de 01/06/2000, 1.976-28 de 29/06/2000; reeditada com alteração pela MP 1.976-29 de 28/07/2000; reeditada com alteração pelas MPs 1.976-30 de 28/08/2000, 1.976-31 de 27/09/2000; reeditada com alteração pela 1.976-32 de 26/10/2000; reeditada com alteração nos artigos 1º e 5º pela MP 1.976-33 de 23/11/2000; reeditada com alteração nos artigos 1º e 2º pela MP 1.976-34; revogada e reeditada pela MP 2.097-35 de 27/12/2000; reeditada com alteração pelas MPs 2.097-36 de 26/01/2001, 2.097-37 de 23/02/2001, 2.097-38 de 27/03/2001, 2.097-39 de 26/04/2001; reeditada com alteração pelas MPs 2.097-40 de 24/05/2001, 2.097-41 de 21/06/2001; revogada e reeditada pela MP 2.177-42 de 28/06/2001; reeditada com alteração nos artigos 1, 2, 3, 4, 5 e 8 pela MP 2.177-43 de 27/07/2001; reeditada com alteração pela MP 2.177-44 de 24/08/2001.

A reedição das medidas provisórias em relação aos planos de saúde cessou porque o artigo 2º da Emenda Constitucional 32, de 11/09/2001, fez com que todas as medidas provisórias, que deveriam ser deliberadas e apreciadas pelas casas legislativas para que seu conteúdo fosse ou não transformado em lei, tornaram-se medidas provisórias definitivas, nos seguintes termos: "As medidas provisórias editadas em data anterior à da publicação desta emenda continuam em vigor até que medida provisória ulterior as revogue explicitamente ou até deliberação definitiva do Congresso Nacional". Assim, não houve um equacionamento do problema, mas uma protelação da decisão definitiva do Legislativo, tirando-lhe o trabalho de reeditar as medidas provisórias, que sem esse regramento perderiam sua validade em 60 dias, prorrogáveis por mais 60.

Temos, portanto, de junho de 1998 a agosto de 2001, cerca de uma Medida Provisória editada por mês, havendo 45 documentos que regulamentam o setor. Isso faz com que o entendimento da norma e das suas modificações seja uma tarefa extremamente árdua, inclusive pela modificação de minúcias e pela renumeração de artigos. Não obstante, as modificações, via de regra, têm melhorado a situação para o usuário dos planos (Nunes, 2000).

Tanto é que foi impetrada pelas seguradoras e operadoras de planos de saúde uma Ação Direta da Inconstitucionalidade (ADI-MC 1931-DF),[2] contra as Medidas Provisórias e a Lei de Plano Privado de assistência à saúde, as quais tal ação pretendia anular no que se referiam à autorização, ao funcionamento e à fiscalização das seguradoras. Nessa ADI, foi descrito que houve um desligamento dos planos e seguros de saúde em relação aos contratos de seguro em geral, para possibilitar a compatibilidade dessas prestações com o artigo 197 da CF/88, que afirma que as ações e serviços de saúde são de relevância pública. Isso porque, anteriormente à normatização, as companhias de seguro-saúde vinculavam-se ao decreto-lei 73/66, que dava total liberdade a tal empreendimento e afirmava, por exemplo, em seu artigo 135, que:

2 A Ação Direta de Inconstitucionalidade (ADI) se presta a verificar se uma lei é compatível com o que está descrito na Constituição. Se a lei é entendida pelo Supremo como compatível, nada ocorre; porém, se considerada inconstitucional, a norma é declarada nula e deve sair do ordenamento jurídico, deixando de valer.

> As entidades organizadas sem objetivo de lucro, por profissionais médicos e paramédicos ou por estabelecimentos hospitalares, visando a institucionalizar suas atividades para a prática da medicina social e para a melhoria das condições técnicas e econômicas dos serviços assistenciais, isoladamente ou em regime de associação, poderão operar sistemas próprios de pré-pagamento de serviços médicos e/ou hospitalares, sujeitas ao que dispuser a Regulamentação desta Lei, às resoluções do CNSP e à fiscalização dos órgãos competentes.

Isso significava que as seguradoras não estavam sujeitas a qualquer regulamentação acerca dos serviços prestados; o único fator condicionante era o contrato entre as partes. Assim, era possível efetivar contratos sem a obrigatoriedade de que o segurado soubesse exatamente quais os direitos que possuía quando de uma internação ou doença.

Com o passar do tempo, os médicos e as instituições hospitalares, que recebiam os pagamentos ou reembolsos das seguradoras, perceberam que poderiam lucrar mais se vendessem diretamente seus serviços aos usuários, organizando-se em cooperativas. Isso fez com que os seguros-saúde desaparecessem quase por completo, havendo uma reestruturação desse empreendimento apenas com a nova lei dos planos e seguros de saúde (Bottesini e Machado, 2005).

Embora mais de 40 milhões de pessoas vinculadas a seguros ou planos de saúde tenham firmado seus contratos antes do advento da lei 9.656 de 1998 (Bahia, 2006), os litígios atuais devem reger-se por este documento. Além do vínculo com essa lei específica, os acordos entre cidadãos e prestadoras de serviços vinculam-se ao Código de Defesa do Consumidor, pela clara relação de consumo em questão (Bottesini e Machado, 2005).

Os conceitos de seguro-saúde e plano de saúde e sua abrangência mudaram. Agora, os seguros-saúde devem permitir a livre escolha do segurado acerca dos serviços que utilizará, e este terá direito apenas ao reembolso de suas despesas. Assim, não é permitido que a seguradora possua qualquer ingerência sobre a escolha do serviço médico a que o segurado se submeterá (Rodrigues, 2006). Os planos de saúde, por sua vez, mediante contraprestação, podem oferecer serviços de saúde através de uma cooperativa de médicos vinculada a um grupo de indivíduos (seja de uma empresa ou os que aderirem aos seus planos de forma individual). Há diversas modalidades: a medicina de grupo (pagamento antecipado), os sistemas próprios (pagamento posterior dos gastos com saúde, determinado em contrato), as cooperativas médicas (divisão do lucro ou prejuízo entre médicos que cooperam na prestação de serviços de saúde) e a autogestão (empresa que oferece plano de saúde para empregados ou associados) (Rodrigues, 2006).

A epilepsia, a preexistência e os planos e seguros de saúde

Em razão da dificuldade de acesso à medicação específica e da contratação de planos de saúde e de seguros, a epilepsia acarreta alta carga econômica aos pacientes. Isso produz um impacto considerável, tendo em vista não apenas a alta prevalência da doença, mas também sua cronicidade (Heaney e Sander, 2002). Abaixo, são examinadas algumas questões de grande importância, em consonância com as discussões sobre a nova lei dos planos e seguros de saúde, nas quais sobressaem alguns temas: a contratação de seguro-saúde por pessoas que possuem uma doença preexistente, a carência, a cobertura e a preexistência de doença em segurado.

A contratação e a preexistência

Pesquisas para a contratação de seguros de vida determinam que, "na prática, as regras do jogo não estão definidas à partida e o consumidor fica sujeito ao poder quase discricionário das seguradoras" (fonte: http://www.negocios.pt). O mesmo se pode dizer dos seguros de saúde: nas fichas que se preenche para obter tal contratação, existe um extenso questionário que abrange tanto a enumeração de doenças familiares quanto o uso de medicamentos e as doenças pregressas do contratante.

Por outro lado, já se pode contar com várias inovações. Conforme o artigo 16, § 1º da lei: "A todo consumidor titular de plano individual ou familiar será obrigatoriamente entregue, quando de sua inscrição, cópia do contrato, do regulamento ou das condições gerais do plano ou seguro privado de assistência à saúde, além de material explicativo que descreva, em linguagem simples e precisa, todas as suas características, direitos e obrigações".

Além de a prestadora entregar uma cópia do contrato ao consumidor, é necessário que este compreenda o documento. Com isso, evita-se que qualquer limitação no seguro seja uma surpresa para o cliente, garantindo a conscientização e a livre escolha do consumidor sobre o plano ou seguro que melhor lhe convém. No caso de o atendimento ser negado ao cliente, por exemplo, esse documento tem condições de provar qual é a cobertura disponibilizada pelo plano, o que afasta a dificuldade de obtenção de outros documentos para a demanda contra a empresa prestadora de serviços.

A lei traz outras regulamentações, como em seu artigo 14: "Em razão da idade do consumidor, ou da condição de pessoa portadora de deficiência, ninguém pode ser impedido de participar de planos privados de assistência à saúde". Portanto, a idade avançada não pode ser motivo para a exclusão de cliente; permite-se apenas o agravamento de sua contraprestação em relação aos consumidores de outras faixas etárias (Bottesini e Machado, 2005).

No caso dos recém-nascidos portadores de deficiências, a lei nada especifica. No entanto, se o bebê nessa condição nasce dependente de usuário de plano ou de seguro-saúde, pode ser inscrito em 30 dias sem qualquer limitação ou restrição, conforme o artigo 8º, da resolução 2, do Conselho de Saúde Suplementar do Ministério da Saúde (CONSU):

> Às crianças nascidas de parto coberto pela operadora, não caberá qualquer alegação de doença ou lesão preexistente, sendo-lhes garantida a assistência durante os 30 (trinta) primeiros dias de vida dentro da cobertura do plano do titular, assim como estará garantida a sua inscrição na operadora sem a necessidade de cumprimento de qualquer período de carência ou de cobertura parcial temporária ou agravo.

Acerca da preexistência de doença na contratação do seguro ou plano de saúde, afirma o artigo 11 da lei: "É vedada a exclusão de cobertura às doenças preexistentes à data de contratação dos produtos de que tratam o inciso I e o parágrafo 1 (planos e seguros de saúde) desta lei após 24 meses de vigência do aludido instrumento contratual, cabendo à respectiva operadora o ônus da prova e da demonstração do conhecimento prévio do consumidor ou beneficiário".

Ao que parece, a norma pretende dar a maior amplitude possível para a possibilidade de contratação; porém, é necessário que haja boa-fé contratual tanto por parte da operadora como por parte do consumidor, o qual deverá prestar as informações necessárias, inclusive por meio de declaração de doença preexistente, sobre sua situação, sob pena de, no seguro-saúde, perder o prêmio. Além disso, para impedir que a seguradora informe algum vício apenas na hora do pagamento, a Resolução 2 do CONSU rege como deverá ocorrer a contratação de tal seguro se houver dúvidas sobre a veracidade das informações dadas pelo segurado (Bottesini e Machado, 2005).

Isso só pode ocorrer, no entanto, para a contratação de plano ou seguro, ou no caso de sua renovação de 24 meses. Após esse período de vinculação com a operadora, não cabe qualquer alegação de preexistência de doença. Isso porque, havendo a doença preexistente, o segurado deve escolher entre a cobertura parcial no prazo de 24 meses e o aumento no valor das prestações para uma cobertura integral, aumento este que deve corresponder a um estudo sério sobre o caso em questão (Bottesini e Machado, 2005).

Apesar disso, as seguradoras e operadoras alegam, na Ação Direta de Inconstitucionalidade MC 1931-DF, que:

> "A prevalecer as regras ora estipuladas e à medida que os preços encarecerem, os planos de saúde ficarão restritos aos segmentos sociais mais bem aquinhoados, o que levará suas carteiras a uma diminuição substancial. Como se vê, a própria autora (seguradora/operadora) reconhece que os preços serão elevados, o que poderá restringir sua participação no mercado."

Porém, as assertivas foram rebatidas em voto do ministro Maurício Corrêa, que afirma: "Pior para o SUS, se verdadeira a afirmação, que terá mais gastos com o atendimento público. A resposta a essa preocupação só poderá ser mensurada com o tempo. Ademais, as empresas não estão sendo compelidas a celebrar esse ou aquele contrato, somente o fazendo se, como negócio, as operações lhes forem convenientes".

Com a referida lei e os artigos citados, não há mais como afastar qualquer consumidor da possibilidade de contratação com planos e seguros de saúde, pois mesmo na preexistência existem as opções de contratação com agravo e de cobertura com restrições durante 24 meses, após o que é determinado que a cobertura passe a ser obrigatória (Nunes, 2000). Assim, a rejeição de clientes não pode mais ocorrer sem o risco de imposição de penalidades.

A manutenção do contrato e a preexistência

Além do problema da contratação do seguro ou plano de saúde, existe o da manutenção do contrato no caso de tratamento de doença preexistente que não foi informada na feitura do contrato.

Nesse caso, a norma protege o usuário dos planos e seguros-saúde no parágrafo único do artigo 11: "É vedada a suspensão da assistência à saúde do consumidor ou beneficiário, titular ou dependente, até a prova de que trata o *caput* (prova pela operadora do conhecimento prévio do consumidor acerca de sua enfermidade) na forma da regulamentação a ser editada pela ANS – Agência Nacional de Saúde Suplementar".

Como o ônus da prova é da operadora, ela pode fazê-lo de forma ampla, mas sem que seja ultrapassado o prazo de 24 meses, que sana a preexistência e faz com que o plano deixe de ter tais restrições. Porém, caso se conclua pela preexistência conhecida pelo paciente, este será o responsável pelo pagamento dos custos de seu tratamento (Bottesini e Machado, 2005).

O real desconhecimento do consumidor acerca de uma doença obriga a seguradora ou operadora. Dessa forma já vêm julgando os nossos tribunais — por exemplo, a 9ª Câmara de Direito Privado do Tribunal de Justiça de São Paulo (Agravo 211.699.4/7):

A doença preexistente ou de natureza congênita não parece ser motivo suficiente para a recusa da cobertura se a operadora não realizou o exame de saúde no contratante, e aceitou a proposta, recebendo o respectivo prêmio, fiando-se nas declarações de seu representante legal sobre as quais não há indícios de má-fé. A situação aflitiva do estado de saúde da autora, que exigia imediata assistência médica através de profissionais especializados em cardiopatia infantil [...].

A cobertura

Apesar dessas possibilidades de agravo no valor das prestações e da delimitação de cobertura por determinação temporária, os artigos 10, 35 etc. da lei em discussão ampliam o atendimento para abarcar todas as doenças constantes no CID (Código Internacional de Doenças) no plano-referência, o qual determina o mínimo dos direitos que os contratantes de planos de saúde possuem.

Antigamente, para vender seu produto, alguns corretores prometiam ampla cobertura e, quando esta era necessária, as limitações dos planos eram descobertas (Rehem, 1999). Muito se discutiu acerca de tal cobertura após a nova lei, porém já se manifestou nosso Supremo Tribunal Federal, inclusive baseando-se em outras ações impetradas pela negativa de atendimento por determinadas doenças:

Ante as reações dos usuários, que, segundo as informações prestadas, iam atrás de tratamento para determinadas doenças não abrangidas pelos contratos e coberturas não atendidas, e à vista do dever constitucional do Estado relativamente à proteção da saúde, pretendeu-se, por meio dessa regulamentação, implementar condições para a eficaz atuação das operadoras de medicina de grupo. Instituiu-se, a partir daí, sistema pelo qual a empresa pode celebrar seus planos, desde que compatibilizados com os parâmetros definidos em lei. É o que se dá, no caso, à medida que tais contratos não podem mais se limitar a cobrir os serviços a gosto da operadora, para que não se repita o que ocorria no passado, possibilitando, assim, que todas as doenças sejam cobertas nas respectivas ofertas. [...] No sistema criado ficou de fora a opção que tinha o empresário de excepcionar alguns tipos de doença cujo tratamento importasse dispêndios mais elevados. Daí a definição constante do artigo 10 da lei, com as modificações posteriores, incluindo no plano-referência todas as enfermidades constantes da Classificação Estatística Internacional de Doenças e Problemas relacionados com Saúde, da Organização Mundial de Saúde. (ADI-MC 1931-DF)

Isso protege as pessoas com epilepsia que realizaram contrato com exclusões de tratamentos, após a vigência da nova norma de planos e seguros-saúde.

O Supremo, julgando a ação direta de inconstitucionalidade já citada, afastou o artigo 35 da lei, impedindo a ampliação dos parâmetros atuais aos segurados anteriores que possuíam planos com restrições. Apesar disso, com a Medida Provisória 148/2003, foi determinado ser facultativa a adesão dos segurados antigos aos novos planos e seguros regulamentados.

Princípio da igualdade e crítica

A utilização do sistema estatal de saúde está nitidamente regida pelo princípio da igualdade; ou seja, se há a integralidade no atendimento pelo SUS para as pessoas sem epilepsia, tal integralidade deve ser gozada também pelas que possuem. As pessoas com epilepsia devem ser enxergadas como cidadãos portadores de direitos e garantias. Logo, sendo assegurada a assistência, se esta não for prestada no caso concreto, deve o cidadão buscar a integralidade de assistência à saúde por meio de ação judicial, a qual garantirá o direito. Além disso, o princípio da igualdade é a base para a regulação do tratamento de pessoas com doenças preexistentes e da cobertura dos planos e seguros-saúde. Tanto na aplicação como na elaboração das leis a esse respeito, é proibido discriminar o paciente com epilepsia, sob o risco de inconstitucionalidade — não é o caso da Lei dos Planos e Seguros de Saúde.

O direito à igualdade possui como efeito básico uma garantia, pois assegura "uma posição jurídica de natureza pública subjetiva: o direito de resistir, desta vez não à intervenção na área de proteção ao seu direito, mas de resistir ao tratamento discriminatório perante a lei (aplicação do direito pelos poderes Executivo e Judiciário) ou pela lei (lei discriminatória injustificada)". As garantias constitucionais da igualdade "servirão para impor ao legislador certos limites que ele não poderá ultrapassar: em suma, a restrição ou diminuição da liberdade, de um lado, e o tratamento desigual, do outro, não poderão ocorrer sem um motivo racional" (Martins, 2005).

Ora, se as finalidades no âmbito do direito à saúde estão na Constituição e são direitos individuais, não nos parece haver correlação lógica para a negativa de qualquer atendimento necessário à saúde e ao bem-estar do paciente com epilepsia. Está superada, então, a tese de que os direitos individuais limitam-se ao artigo 5º da Constituição; eles permeiam toda a Constituição e, aqui, tem-se um exemplo claro dessa intenção constitucional, quando fala textualmente do "direito de cada um" à saúde (apesar de estar deslocado do tradicional artigo dos direitos fundamentais).

Embora pareça estranho falar em direito fundamental à saúde — ainda mais em direito fundamental à saúde privada —, vale destacar que a essência de um direito fundamental está em que seu exercício ocorra sem a percepção do indivíduo. Por exemplo, um homem simples que todos os dias vai e volta da casa para o trabalho, passa no bar, toma uma cervejinha, vê televisão e dorme provavelmente não se dá conta de estar exercendo, ininterruptamente, durante toda a sua vida (pois é honesto e nunca foi processado), seu direito de ir e vir, e jamais se interessou em saber se tal direito está protegido constitucionalmente. Isso demonstra que ninguém se preocupa com um direito fundamental até que ele seja cerceado; há relevância prática apenas quando o direito é contestado (Dimoulis, 2001). Mesmo Canotilho (2003), quando defende que a não-discriminação é uma função dos direitos fundamentais, afirma que "essa função de não-discriminação abrange todos os direitos". Para que um discrímen legal seja compatível com a isonomia, é imprescindível que:

> "Exista, em abstrato, uma correlação lógica entre os fatores diferenciais existentes e a distinção de regime jurídico em função deles, estabelecida pela norma jurídica [... e que,] *in concreto*, o vínculo de correlação supra-referido seja pertinente em função dos interesses constitucionalmente

protegidos, isto é, resulte em diferenciação de tratamento jurídico fundada em razão valiosa (ao lume do texto constitucional) para o bem público (Mello, 2006)."

Além disso, esse:

> "Último elemento encarece a circunstância de que não é qualquer diferença, conquanto real e logicamente explicável, que possui suficiência para discriminações legais. Não basta, pois, poder-se estabelecer racionalmente um nexo entre a diferença e um conseqüente tratamento diferenciado. Requer-se, demais disso, que o vínculo seja constitucionalmente pertinente. É dizer, as vantagens calçadas em alguma peculiaridade distintiva hão de ser conferidas prestigiando situações conotadas positivamente ou, quando menos, compatíveis com os interesses acolhidos no sistema constitucional (Mello, 2006)."

Conclui, portanto, que "não podem ser colocadas em desvantagem pela lei situações a que o sistema constitucional empresta conotação positiva" (Mello, 2006). É redundante, assim, afirmar que o direito à saúde possui conotação constitucional positiva. "Qualquer especialidade ou prerrogativa que não for fundada só e unicamente em uma razão muito valiosa do bem público será uma injustiça e poderá ser uma tirania". Considerando que "não há duas situações tão iguais que não possam ser distinguidas" (Pimenta Bueno citado em Mello, 2006), o que merece ser verificado é a necessidade e indispensabilidade dessa discriminação. "É preciso que haja uma correlação lógica entre o traço diferencial eleito, como ponto de apoio da desigualação que se pretende instaurar; e a desigualdade de tratamento sugerida em função do traço ou característica adotada." Resumidamente, "o princípio da isonomia proíbe a arbitrariedade" (Tavares, 2003).

Apesar dos diversos nomes citados e da variedade dos modos de exposição, os trabalhos referidos e as melhores teses atuais concordam em afirmar que, para haver diferenciação, a finalidade deve ser analisada: deve-se medir sua necessidade e legitimidade, pois ela não pode ser um mero pretexto para que determinados interesses sejam defendidos.

Além da doutrina, muito já disse a jurisprudência sobre o tema:

> [...] esta Suprema Corte já teve a oportunidade de advertir (...) que a adoção, pelo Poder Público, do critério fundado na idade do candidato importará em ofensa ao postulado fundamental da igualdade (RTJ 135/528, Rel. Min. Sepúlveda Pertence), se, a esse tratamento diferenciado instituído pelo legislador, não corresponder motivo bastante que o justifique lógica e racionalmente. Isso significa, portanto, que se impõe identificar, em cada caso ocorrente, no texto da lei que estipulou o limite etário, a existência de um vínculo de 'correlação lógica entre o fator de discrímen e a desequiparação procedida [...] (Mello, 1984) (Agravo de Instrumento 461.172).

> Esse princípio (da igualdade) — cuja observância vincula, incondicionalmente, todas as manifestações do Poder Público — deve ser considerado em sua precípua função de obstar discriminações e de extinguir privilégios (RDA 55/114), sob duplo aspecto: (a) o da igualdade na lei e (b) o da igualdade perante a lei. A igualdade na lei – que opera em uma fase de generalidade puramente abstrata – constitui exigência destinada ao legislador que, no processo de sua formação, nela não poderá incluir fatores de discriminação, responsáveis pela ruptura da ordem isonômica. A igualdade perante a lei, contudo, pressupondo lei já elaborada, traduz imposição destinada aos demais poderes estatais, que, na aplicação da norma legal, não poderão subordiná-la a critérios que ensejem tratamento seletivo ou discriminatório. A eventual inobservância deste postulado pelo legislador imporá ao ato estatal por ele elaborado e produzido a eiva de inconstitucionalidade (Mandado de injunção 58-1 DF).

O princípio da igualdade não apenas é afirmado pelo Supremo Tribunal Federal, mas também informa o próprio Estado Democrático de Direito, e por todo o mundo ocidental pretende-se o mesmo firme e vigente. Isso implica, logicamente, na impossibilidade de distinguir pessoas com ou sem epilepsia no acesso à saúde pública e privada.

Contudo, embora a lei dos seguros e planos de saúde tenha sido modificada, os sistemas de seguro do Brasil tendem a ser "menos desenvolvidos" do que nos países desenvolvidos, nos quais normalmente os pacientes não pagam por seu tratamento. Aqui, os pacientes pagam pela maioria dos tratamentos que recebem (Heaney e Sander, 2002), o que acaba por indicar mais um motivo para a amplitude que deve se dar a tal proteção.

Esse "investimento legislativo" e a proteção do direito à saúde e à igualdade trarão alguns gastos imediatos, além de eventuais aumentos nos planos e nos seguros-saúde a todos. Porém, sob a perspectiva da economia como um todo, pessoas com doença controlada trabalham mais e com maior eficiência, contribuindo para a riqueza do país, incidindo em uma "economia indireta" (Heaney e Sander, 2002).

Conclusão

A epilepsia incide sobre as pessoas de forma diferente e as atinge em níveis social e psíquico, mais do que fisicamente. Por isso, faz-se necessário ajustar e modificar o estilo de vida para o aumento da qualidade de vida (Salgado e Souza, 2001).

Em todo o mundo, o sistema público de saúde busca formas para tratar pessoas com epilepsia com maior amplitude e menor custo. No Brasil, com suas dificuldades políticas, econômicas, sociais e organizacionais, a situação é grave, pois os centros de excelência se acumulam nas grandes cidades (Heaney e Sander, 2002). Assim, em razão de todos os problemas que o paciente com epilepsia e seus familiares enfrentam, é extremamente necessário atuar em várias frentes para a melhora da qualidade de vida e a diminuição dos estigmas vinculados à doença.

Os médicos devem adquirir conhecimento para identificar e tratar as pessoas com epilepsia; melhorar o atendimento, o tratamento e a comunicação com esses pacientes; orientá-los em relação aos aspectos psicossociais da patologia e otimizar o uso das drogas antiepilépticas disponíveis. Os pacientes, em contrapartida, devem associar-se, manifestar-se, reclamar ao Poder Judiciário, buscar informações sobre a sua situação e conscientizar os que estão à sua volta, pois a participação permite ao paciente deixar de ser vítima de doença e passar a ser agente de mudanças e autor de sua vida.

As associações devem treinar e educar profissionais da área de saúde, implementar educação continuada em epilepsia para profissionais (inclusive de nível primário de atendimento) e promover a conscientização de especialistas e de não-especialistas, como professores e empregadores, colocando a seu alcance informação e recursos para prevenção, diagnóstico e tratamentos adequados. Devem também identificar e prevenir as epilepsias, desenvolver modelos para o controle da doença, pesquisar serviços, drogas, sistemas de saúde e sua utilização; estudar as atitudes e os conhecimentos da população para desenhar programas de educação; reduzir os intervalos de tratamento e a morbidade física e social através de intervenções na comunidade; educar a comunidade para primeiros socorros e erradicação do estigma e do preconceito.

O governo, por fim, deve garantir a distribuição de drogas antiepilépticas a contento, planejar sistematicamente a distribuição de drogas e garantir o suprimento necessário. Deve criar políticas de saúde para as epilepsias, melhorar e criar programas de controle de doenças e desenvolver serviços de referência em áreas geográficas definidas. É preciso também criar mecanismos de tratamento nos serviços de saúde existentes e instituir os necessários centros especializados em epilepsia, além de políticas públicas para a prevenção e informação sobre as epilepsias. Além disso, é fundamental legislar e implementar a legislação para que o estado alcance o indivíduo com epilepsia, incluindo-o em suas políticas públicas, e destinar fundos para a promoção da saúde e para as campanhas de conscientização.

Enfim, todas as atitudes necessárias estão vinculadas e partem do pressuposto de que é preciso informar adequadamente os indivíduos com ou sem epilepsia, médicos, familiares, comunidades e legisladores. Isso tendo em vista a prevenção, o afastamento de mitos, conceitos errôneos e estigma, bem como a obtenção de melhor qualidade de vida dos pacientes com epilepsia através de tratamento e orientação adequados.

Referências bibliográficas

Albuquerque M, Scorza FA, Arida RM, e cols. Epilepsias: atendimento global e educação dos pacientes e familiares. *J Epilepsy Clin Neurophysiol.* 2002; 8(1):43-5.

Bahia L, e cols. O mercado de planos e seguros de saúde no Brasil: uma abordagem exploratória sobre a estratificação das demandas segundo a PNAD 2003. Ciênc saúde coletiva. 2006 Dez; 11(4):951-65.

Baker GA, Jacoby A, Buck D, Stalgis C, Monnet D. Quality of life in people with epilepsy: an European study. *Epilepsia.* 1997; 38:353-62.

Barros SR. *Direitos humanos*: paradoxo da civilização. Belo Horizonte: Del Rey; 2003.

Bottesini MA, Machado MC. *Lei dos planos e seguros de saúde.* 2ª ed. São Paulo: Revista dos Tribunais; 2005.

Canotilho JJG. *Direito constitucional e teoria da constituição.* 7ª ed. Lisboa: Almedina; 2003.

Coppinbi RZ. *Tradução, adaptação e confiabilidade de um instrumento de avaliação de qualidade de vida para pacientes psiquiátricos graves*: Lancashire quality of life profile — versão brasileira [dissertação]. São Paulo: Universidade Federal de São Paulo; 2001.

Dimoulis D. Dogmática dos direitos fundamentais: conceitos básicos. Comunicações. 2001 Jan; 2:pp.

Ferreira AB. *Aurélio século XXI*: o dicionário da língua portuguesa. Rio de Janeiro: Nova Fronteira; 1999.

Hauser WA. Epidemiology of epilepsy. *Adv Neurol.* 1978; 19:313-9.

Heaney D, Sander L. *Reduzindo a carga econômica da epilepsia.* Trad. Leonardo Bonilha. 2002 [acesso em 2006 Nov]. Disponível em: http://www.comciencia.br/reportagens/epilepsia/ep14.htm.

Jornal de negócios on-line. [acesso em 2006 Dez]. Disponível em http://www.negocios.pt/default.asp?CpContentId=275017.

Kelsen H. *Teoria pura do direito.* Trad. João Batista Machado. 6ª ed. São Paulo: Martins Fontes; 1998.

Laidlaw J, Laidlaw MV. People with epilepsy: living with epilepsy. In: Laidlaw J, Richens A, editores. *A textbook of epilepsy.* Livingstone: Churchill; 1982. p.513-44.

Martins L. Cinqüenta anos de jurisprudência do tribunal constitucional alemão. In: Schwabe J. *Programa Estado de Derecho para a Sudamérica.* Montevidéu: Fundación Konrad-Adenauer; 2005. p. 37, 319 e ss.

Mello CAB. *O conteúdo jurídico do princípio da igualdade.* 3ª ed. São Paulo: Malheiros; 2006.

Nunes LAR. *Comentários à lei de plano privado de assistência à saúde*: lei n. 9.656, de 3-6-1998. 2ª ed. São Paulo: Saraiva; 2000.

Prestes CVDCVL. A dignidade humana e o direito de locomoção das pessoas portadoras de necessidades especiais. *Cadernos de Direito.* 2003 Dez; 5(3):164-82.

Raeffray APO. *Direito da saúde de acordo com a constituição federal.* São Paulo: Quartier Latin; 2005.

Rehem R. Planos de saúde: questões e soluções. *Estud Av.* 1999 Jan-Apr; 35(13):105-8.

Rodrigues BL. *Aspectos legais dos contratos de seguro-saúde.* São Paulo: IOB Thomson; 2006.

Salgado PCB, Souza EAP. Qualidade de vida em epilepsia e percepção de controle de crises. *Arq Neuro-Psiquiatr.* 2001 Set; 59(3A):537-40.

Schlindwein-Zanini R. Qualidade de vida da criança com epilepsia e de seu cuidador [tese]. Porto Alegre: Faculdade de Medicina da Pontifícia Universidade Católica do Rio Grande do Sul; 2007.

Tavares AR. *Curso de direito constitucional.* 2ª ed. São Paulo: Saraiva; 2003.

Direção de veículos e epilepsias

Marly de Albuquerque
Carolina de Albuquerque
Fulvio Alexandre Scorza

Introdução

A maioria dos países tenta balancear interesses concorrentes ao editar leis que restringem as pessoas com problemas de saúde o direito de dirigir. Se, por um lado, o Estado é responsável pela segurança de todos os seus cidadãos, também se deve reconhecer que dirigir é um dos meios fundamentais para o preenchimento de muitas metas sociais, as quais, de outra forma, poderiam não ser disponíveis. Portanto, é de fundamental importância que as restrições do Estado sejam elaboradas de forma precisa, levando em conta a segurança pública sem limitar arbitrariamente as oportunidades dos cidadãos.

As epilepsias constituem a doença neurológica crônica grave mais comum e afetam mais de 1% da população mundial (Hauser, 1978). A despeito de grandes avanços no diagnóstico e no tratamento dos pacientes com epilepsia, um número substancial deles continua a apresentar controle inadequado de crises (Kadir e cols., 1999). As epilepsias podem acarretar muitas restrições à autonomia e à liberdade individual, bem como a regimes terapêuticos, emprego, transporte e direção de veículos (Bishop e Allen, 2003). Os pacientes que dirigem e que, apesar do tratamento, persistem com crises, constituem um grupo de alto risco para acidentes automobilísticos. A proibição para dirigir tem sido relatada como um dos principais problemas das pessoas com epilepsia (Fisher e cols., 2004; Martin e cols., 2005), prejudicando profissionalmente os pacientes e interferindo negativamente na qualidade de vida (QV).

Estudos de Batiusta e cols. (2006) mostram que aproximadamente 20% dos pacientes que têm pelo menos uma crise por ano continuam a dirigir; outros relatos demonstram que mais de 30% dos pacientes com crises epilépticas não controladas continuam dirigindo (Berg e cols., 2000) e que existe uma tendência dos pacientes em relatar para os neurologistas menos crises do que as reais (Salinky e cols., 1992; Darymple e cols., 2000).

Os fatores econômicos, tais como estar empregado e não receber benefício previdenciário, também são determinantes da direção de veículos: 51% dos pacientes que estão empregados dirigem, e apenas 20% dos desempregados o fazem; 46% dos pacientes que não recebem benefício dirigem, contra 12% daqueles que recebem auxílio-doença ou estão aposentados. A associação entre direção de veículos e emprego foi também observada nos pacientes com epilepsia refratária (Bautista e cols., 2006). A proporção de pessoas com epilepsia e que dirigem varia bastante nos diferentes países, o que reflete as diferenças nas legislações nacionais (The RESt-1 Group, 2000).

Aspectos históricos

Desde a invenção dos carros, no final do século XIX, algumas condições médicas foram reconhecidas como de risco para a direção de veículos. O primeiro acidente automobilístico relacionado à epilepsia foi relatado em 1906 por Thälwitzer (citado em Krumholz, 1994). Com base nesse relato e na preocupação com a segurança, recomendou-se que as pessoas com epilepsia não poderiam dirigir, e quando se tornou obrigatória a licença para dirigir, as pessoas com epilepsia foram automaticamente excluídas (Krumholz, 1994 / 2003).

No final dos anos 1940, tornou-se evidente que muitas pessoas com epilepsia paravam de ter crises espontaneamente ou tinham suas crises completamente controladas com o uso das drogas antiepilépticas (DAEs). Em 1948, Symonds foi o primeiro a recomendar que, sob condições especiais, as pessoas com epilepsia poderiam dirigir (Maxwell e Leyshon, 1971). Ele argumentava que se a pessoa estava sem crises por um determinado período de tempo, o risco de recorrência era muito baixo e, portanto, ela estaria apta para dirigir.

Em sua época, Symonds foi influenciado pelos avanços no conhecimento das epilepsias. A introdução do eletrencefalograma (EEG) ajudou a esclarecer a natureza das crises, e a descoberta da fenitoína, uma DAE altamente efetiva, ajudou a melhorar o controle das crises epilépticas.

O estado norte-americano de Wisconsin, em 1949, foi o primeiro a criar um estatuto permitindo que pessoas com epilepsia, livres de crises ou com crises bem controladas, pudessem dirigir. Essa lei foi aprovada em grande parte devido aos esforços de Schwade, um epileptologista de Milwaukee (Barrow e Fabing, 1966). Posteriormente, o Wisconsin foi o estado pioneiro em avaliar a segurança dessa conduta, mostrando que os resultados eram satisfatórios, que essa regulamentação encorajava mais pessoas a cumprirem essa lei estadual e que os índices de acidentes dos motoristas com epilepsia eram baixos quando comparados aos de outros motoristas sem epilepsia (Barrow e Fabing, 1966; Steinwall, 1972).

Essa experiência positiva encorajou outros estados a diminuir as restrições aos motoristas com epilepsia. Em 1958, dezoito estados norte-americanos liberavam licença para dirigir para as pessoas com crises epilépticas controladas, e sete outros estados consideravam o controle das crises um fator determinante para a possível liberação da carteira de habilitação (Barrow e Fabing, 1956).

Em 1956, na Inglaterra, Hierons propôs que as pessoas poderiam dirigir com segurança se estivessem com suas crises controladas por pelo menos cinco anos. Esse é o critério de intervalo livre de crises que tem sido usado desde então. No início dos anos 1970, a Inglaterra e os EUA estabeleceram um precedente: indivíduos com epilepsia com crises controladas ou com baixo risco de recorrência estariam aptos a ter licença para dirigir; o julgamento do controle das crises seria factual e determinado pela opinião de um médico especialista. A tendência, até os anos 1980, foi a diminuição das restrições à direção de veículos para as pessoas com epilepsia. Nos EUA, as leis e estatutos variam e, atualmente, alguns estados liberam a licença após um intervalo livre de crises de pelo menos três meses. Na Inglaterra, as licenças para dirigir são liberadas para as pessoas com crises controladas há pelo menos dois anos, ou com crises que ocorrem exclusivamente em sono pelo período de pelo menos três anos. Essas regulamentações se aplicam para motoristas amadores (Kromholz, 1994). Mudanças semelhantes também ocorreram em outros países.

O comitê *ad hoc* da ILAE (*International League Against Epilepsy*) recomenda que a carteira de motorista possa ser obtida por pessoas com epilepsia com crises controladas há pelo menos um ano (Parsonage e cols., 1982). Entretanto, a liberação da licença para as pessoas com epilepsia não é uma tendência universal, e alguns países têm leis bastante restritivas (Fisher e cols., 1994). Obviamente, as restrições para motoristas profissionais são maiores.

No futuro, os problemas relativos à direção de veículos para pessoas com epilepsia devem diminuir, pois novos recursos tecnológicos tornarão possível desenvolver carros "espertos" e autoestradas "inteligentes", que permitirão viagens entre determinados locais sem a necessidade do controle consciente contínuo do veículo. Pessoas com crises parciais complexas, por exemplo, correrão menos riscos e sofrerão menos restrições.

Aspectos legais

Nos EUA, os motoristas com epilepsia são obrigados a relatar sua condição médica, mas as leis e regulamentações variam de estado para estado. De modo geral, os motoristas potenciais são inquiridos, ao solicitar a carteira de habilitação, sobre condições médicas que possam afetar sua capacidade de dirigir veículos, principalmente crises epilépticas e epilepsias. Entretanto, essa conduta não é sempre efetiva, pois muitos motoristas com epilepsia negam ter a síndrome. Esse é um problema tão sério que em alguns estados é obrigatório que os médicos denunciem os pacientes, especialmente aqueles com epilepsia refratária, ou com histórico de acidentes automobilísticos relacionados a crises, ou os que constituem risco para a segurança pública. Esses fatores podem criar problemas na relação médico–paciente e na confidencialidade (Gregory, 1982; Spudis e cols., 1986).

O não-cumprimento das leis por parte dos pacientes com crises não controladas que continuam a dirigir constituem um grande desafio, pois muitos motoristas com epilepsia não revelam seu diagnóstico (Edeh, 1985). Isso pode ser explicado, em parte, pelas restrições legais; entretanto, países com restrições maiores aos motoristas com epilepsia relatam acidentes de trânsito relacionados à ocorrência de crises epilépticas freqüentes e graves (Gastaut e Zifkin, 1987). Outras possíveis razões para que os pacientes não revelem seu diagnóstico são o estigma e o medo de uma eventual suspensão da carteira de habilitação. Os motoristas em geral têm seguro; o mesmo não ocorre entre as pessoas com epilepsia, pois o custo do seguro para elas é extremante alto e a cobertura, limitada.

Ter a carteira de habilitação para dirigir é algo de grande importância para muitos pacientes adultos com epilepsia. Os que moram em locais distantes e de difícil acesso precisam dirigir para ir ao trabalho; para outros, há pressões sociais ou medo do isolamento (Salinsky e cols., 1992). Nas grandes cidades da Europa, dirigir pode ser essencial para a manutenção do emprego.

No Japão, um grande número de pacientes com epilepsia tem licença para dirigir, enquanto muitos outros dirigem ilegalmente (Inoue e cols., 2004). Alguns trabalhos mostram que mais de 90% dos pacientes não relatam ter epilepsia, na tentativa de manter sua carteira de habilitação (Van der Lugt, 1975; Andermann e cols., 1988). Isso pode ser particularmente problemático nos locais onde é obrigatória a apresentação de um relatório médico, pois a relação médico–paciente pode ficar comprometida. Isso leva à má aderência ao tratamento, quando o paciente diminui ou omite sua freqüência de crises epilépticas, ou ainda não retorna para consultas; como conseqüência, a freqüência de crises ou a ocorrência de crises ao dirigir podem aumentar (Salinsky e cols., 1992).

Acredita-se que, independentemente do tipo de lei, com notificação compulsória ou não, a desobediência é muito alta entre as pessoas que têm epilepsia (Salinsky e cols., 1992). Isso aumenta a importância do aconselhamento individualizado ao paciente sobre os riscos relacionados à direção de veículos, a necessidade de leis para sua regulamentação e a importância do cumprimento dessas regras.

O Código de Trânsito Brasileiro e as epilepsias

O Código de Trânsito Brasileiro foi instituído pela Lei 9.503, de 23 de setembro de 1997; com as alterações da Lei 9.602, de 22 de janeiro de 1998, disciplinou-se (inciso I, parágrafos 2, 3 e 4) que o candidato à habilitação portador de epilepsia poderá dirigir veículos da categoria B, ou seja, cujo peso total bruto não exceda 3.500 Kg e cuja lotação não ultrapasse oito lugares, excluído o do motorista. Deverá submeter-se ao exame de aptidão física e mental, preliminar e renovável a cada cinco anos, ou a cada três anos para condutores com mais de 65 anos de idade, realizado no domicílio do examinado.

A avaliação deverá ser iniciada com a aplicação de um questionário, sob pena de responsabilidade, com informações de relevância para o exame de aptidão física e mental, incluindo questões sobre epilepsia, convulsões e uso de medicamentos antiepilépticos. Cabe ao candidato revelar sua condição ao médico perito por ocasião do exame de aptidão física e mental. Se mentir, omitir seu distúrbio ou o uso de medicamentos, poderá ser responsabilizado legalmente por crime de falsidade ideológica, conforme o artigo 299 do Código Penal.

Para a avaliação, será solicitado obrigatoriamente um relatório preenchido corretamente pelo médico assistente que trata o candidato pelo período mínimo de um ano. Para aprovação, o candidato em uso de medicação antiepiléptica (Grupo I) deverá apresentar as seguintes condições:

- Um ano sem crise convulsiva. Será exigido do candidato à habilitação como motorista com epilepsia que demonstre estar em acompanhamento neurológico e livre de crises epilépticas no mínimo há 12 meses. O intervalo de um ano livre de crises é o critério mais freqüentemente utilizado para julgar a capacidade de dirigir das pessoas com epilepsia, por estar associado a uma redução significativa do risco de acidentes.
- Parecer favorável do médico assistente.
- Aderência satisfatória ao tratamento antiepiléptico.

O candidato em esquema de retirada de medicação (Grupo II) deverá apresentar as seguintes condições para ser aprovado:

- Não apresentar epilepsia mioclônica juvenil (EMJ). A EMJ apresenta risco elevado de recorrência de crises com a interrupção do tratamento com as DAEs; por isso, é vedado aos pacientes com EMJ dirigir quando em esquema de retirada de DAE.
- Estar sem crise convulsiva há pelo menos dois anos.
- Para os pacientes com outras síndromes epilépticas, a retirada da medicação deve ser feita com duração mínima de seis meses, pois durante a suspensão ocorre um período maior de risco de recorrência de crises.
- Após a retirada da medicação, deve-se aguardar no mínimo seis meses sem que tenham ocorrido crises, pois o período de três a seis meses que se segue à suspensão da medicação apresenta um risco maior de crises convulsivas.
- Parecer favorável do médico assistente.

Qualidade de vida e direção de veículos

A habilidade para dirigir é um fator muito importante na manutenção de uma QV aceitável e é particularmente relevante para os pacientes adultos com epilepsia (Gilliam e cols., 1997; Fisher e cols., 2004)). Dirigir aumenta a facilidade em manter o trabalho, melhora a integração profissional e facilita as atividades de lazer.

Em alguns países, como a Hungria, dirigir está associado a alto *status* social (Rajna e cols., 2003).

Sob a perspectiva do paciente, longos períodos de restrição para dirigir impõem limites pesados, que têm interferência muito importante na QV (Polychronopoulos e cols., 2006). Impedir os pacientes com epilepsia de dirigir obviamente aumenta o comprometimento social (Fisher e cols., 1994).

Freqüência e tempo sem crises *versus* risco de acidentes

Para a maioria dos países, o mais útil e prático preditor para dirigir com segurança é o intervalo de tempo entre as crises. De modo geral, as pessoas com crises freqüentes (intervalos curtos) não deveriam dirigir, e indivíduos com longos intervalos entre as crises podem ser considerados capazes de dirigir com segurança. Nenhum médico pode garantir que o paciente estará livre de crises, mas apenas expressar probabilidades.

Infelizmente, o critério de intervalo livre de crises não é suficientemente forte para predizer a segurança ao volante, pois outras variáveis podem ter tanta ou mais importância na recorrência de crises: presença de lesão estrutural do sistema nervoso central, ocorrência de crises parciais simples, crises noturnas, fases de diminuição e retirada da DAE e má aderência ao tratamento, entre outras. Embora o intervalo livre de crises seja de fundamental importância, não há um consenso sobre o melhor intervalo sem crises, pois essa não é uma questão simples e varia de acordo com questões culturais, sociais e ambientais.

Em locais onde o transporte público é de boa qualidade, o fato de não dirigir pode acarretar poucos efeitos adversos sociais e culturais ou conseqüências psicológicas. Entretanto, em muitas regiões, especialmente na zona rural, nos subúrbios ou em regiões remotas e distantes, a impossibilidade de dirigir pode acarretar graves conseqüências.

Os acidentes relacionados à ocorrência de crises epilépticas não aumentaram significativamente no estado do Arizona quando o intervalo livre de crises foi reduzido de 12 para três meses (Drazkowski e cols., 2003). As pessoas que estão sem crises há pelo menos três meses têm 85% de possibilidade de permanecerem livres de crises por um ano (Fisher e cols., 1994). Crancer e McMurray (1968) observaram que mulheres com epilepsia têm um índice de acidentes menor do que homens sem epilepsia.

É importante ressaltar que nem todas as alterações de consciência são decorrentes de crises epilépticas. Taylor (1983) relatou 1605 acidentes relacionados à perda da consciência na direção de veículos: 38% foram precedidos por crises parciais simples, 23% foram de causa indeterminada, 17% ocorreram por overdose de insulina, 17% foram decorrentes de doenças cardíacas e 8% foram causados por acidentes cérebro-vasculares.

Os riscos de acidentes automobilísticos por ocorrência de crises epilépticas devem ser avaliados tendo em perspectiva os riscos aceitos pela sociedade em outras áreas. De acordo com Waller e cols. (1965), a epilepsia apresenta um risco relativo de 1,95 vezes o risco-controle; as doenças cardiovasculares têm um risco de 1,62, o diabetes um risco de 1,78, a doença mental de 12,12 e uma miscelânea de outros problemas médicos e abuso de substâncias apresenta um risco de 2,8.

Um dos estudos populacionais mais cuidadosos sobre o risco de acidentes para pessoas com epilepsia concluiu que esse risco, quando comparado ao da população geral, é de 1,33. Para acidentes com lesão, o risco é de 1,57 e, para acidentes sem lesão, é de 1,24. Quase todos os estudos mostram que os acidentes das pessoas com epilepsia são menos graves que os acidentes com outras causas (Hansotia e Broste, 1991).

No Japão, o índice de acidentes decorrentes de crises epilépticas foi de 0,7/100 motoristas por ano (Wada, 1967); Yamahana e Kudo (1972) relataram que 9,7% dos pacientes com epilepsia que dirigem legalmente sofreram acidentes num período de três anos, sendo que apenas 1,6% desses acidentes foram relacionados à ocorrência de crises.

Papel dos agentes etiológicos específicos

Algumas crises são sintomáticas de uma lesão cerebral aguda, seja metabólica, traumática, infecciosa, vascular ou estrutural. As crises relacionadas a medicação podem ser consideradas eventos isolados, desde que o medicamento não seja usado novamente. Do mesmo modo, as crises que ocorrem devido à abstinência de álcool, barbitúricos ou benzodiazepínicos habitualmente não recorrem se for afastada a causa.

Considerações legais

Apenas as autoridades governamentais podem fornecer ou tirar o privilégio de poder dirigir. Os médicos, familiares e pessoas com epilepsia podem intervir nesse processo. Muitos estados e países solicitam aos médicos que relatem às autoridades governamentais a ocorrência de crises epilépticas, o que parece desencorajar a honestidade na comunicação entre o médico e o paciente. Esse fato pode levar o paciente a não relatar suas crises e, portanto, a não receber as orientações para as alterações necessárias em seu tratamento.

Havendo ou não obrigatoriedade dessa notificação, é clara a responsabilidade do médico assistente, que deverá fornecer todas as orientações, inclusive se o paciente poderá ou não dirigir. A responsabilidade médica compreende pelo menos cinco tópicos:

- advertir o paciente de que as epilepsias podem afetar a direção de veículos;
- informar o paciente sobre as leis e regulamentos relativos à direção de veículos;
- avisar o paciente sobre o risco da ocorrência de crises por ocasião da manipulação dos medicamentos;
- denunciar o paciente aos órgãos de segurança se ele se tornar um risco para si mesmo e para a segurança pública e continuar a dirigir;
- fornecer informações médicas e prover informações legais quando o paciente assim o solicitar.

As discussões entre médico e paciente deverão sempre ser documentadas.

Recomendações da International League Against Epilepsy (ILAE) e do International Bureau for Epilepsy (IBE) (Fisher e cols., 1994)

1 **Crises com comprometimento da consciência** – Os indivíduos com epilepsia ativa, crises recorrentes, com comprometimento motor ou da consciência não deverão ter carteira de habilitação.

2 **Período livre de crises** – Poderão ter habilitação os pacientes com períodos livres de crises (não há consenso e recomenda-se o período de um a dois anos, embora exista uma tendência em diminuir esse período) e que não tenham outros comprometimentos que interfiram com sua capacidade de dirigir, como efeitos adversos da medicação.

3 **Crises noturnas** – O fornecimento da habilitação para pacientes com crises que ocorrem exclusivamente no sono é considerado controverso, pois as crises podem ocorrer esporadicamente em vigília.

4 **Papel do EEG** – O EEG pode ser útil, mas não pode ser entendido como um critério para determinar a segurança na direção de veículos. Registros eletrencefalográficos em sono, em privação de sono, no despertar e vídeo-EEG prolongado podem ser utilizados em situações especiais.

5 **Recorrência de crises** – Caso ocorram crises, o paciente deverá deixar de dirigir e se submeter a nova avaliação médica.

6 **Crises únicas não provocadas** – Há a necessidade de investigação médica completa. Se os resultados da investigação forem negativos, é recomendável que o paciente fique de três meses a um ano sem dirigir.

7 **Doença cerebral aguda** – O paciente não deverá receber a habilitação se as crises ocorreram durante o curso de uma lesão cerebral aguda ainda sem recuperação completa. As exceções são feitas para os pacientes que apresentaram crises associadas a traumatismos crânio-encefálicos, encefalites ou meningites, que podem requerer longos períodos de observação.

8 **Distúrbios metabólicos** – Esses distúrbios podem originar crises que requerem atenção especial e individualizada; portanto, esses pacientes não devem dirigir.

9 **Crises desencadeadas por estímulos sensoriais** – Alguns pacientes têm crises apenas ante desencadeantes sensoriais específicos. Se a avaliação clínica e eletrencefalográfica sugerir que o fator desencadeante pode ser evitado, pode-se liberar o paciente para dirigir.

10 **Após cirurgia neurológica** – Esses casos devem ser avaliados individualmente. Em situações de alto risco, como abscessos cerebrais, certos tipos de tumores e hemorragia cerebral, deve-se recomendar que o paciente não dirija.

Embora o grau de risco não seja claro, acredita-se que motoristas com epilepsia tenham maior risco de acidentes do que a população em geral (Waller, 1965; Andermann e cols., 1988; Hansotia e Broste, 1991). Dirigir, por si só, é uma atividade que envolve riscos; a questão é se esse risco é ou não aceitável. O risco anual médio de acidentes num carro particular é de cerca de 10%, e apenas 0,25% de todos os acidentes estão relacionados a crises epilépticas. Acredita-se que as chances médias de um motorista se envolver em um acidente com alguém que tenha apresentado uma crise sejam muito baixas.

Epilepsias e direção de veículos podem ter ênfases diferentes, de acordo com as perspectivas consideradas. Do ponto de vista do paciente, o risco de crises relacionadas a acidentes na epilepsia ativa é muito alto. Se, por um lado, as crises sintomáticas agudas podem ser prevenidas pelo adequado controle da causa, as crises não provocadas têm menor probabilidade de recorrerem após um ano. Mesmo entre as pessoas com epilepsia ativa, há muitos diferentes tipos de síndromes epilépticas. Por exemplo: para os pacientes que apresentam crises parciais simples, ou crises tônico-clônicas exclusivamente em sono, dirigir como amador pode ser compatível. Do ponto de vista das autoridades da saúde e das companhias de seguro, o número de acidentes atribuídos à ocorrência de crises na epilepsia ativa é muito baixo, variando entre 0,02 e 0,2% do total de acidentes. Nesse contexto, a epilepsia pode ser comparada favoravelmente aos acidentes causados por abuso de álcool, que ocorrem em mais de 31% dos casos (Beghi e Sander, 2005).

De modo geral, os médicos não entendem, não apóiam e não interpretam corretamente as leis relativas à direção de veículos por pessoas com epilepsia, o que pode levar a restrições desnecessárias, interferindo significativamente na QV do paciente (Vogtle e cols., 2007).

Comentários finais

As epilepsias podem acarretar problemas de ordem social aos pacientes, uma vez que dificultam a conquista da independência e da auto-estima necessárias para o desenvolvimento de seus papéis sociais. Os principais problemas associados às epilepsias derivam principalmente de limitações impostas pelas próprias crises e pelo seu tratamento, por eventuais lesões neurológicas associadas e pelas reações habitualmente negativas da sociedade e do próprio paciente. As pessoas com epilepsia estão freqüentemente expostas a dilemas sociais e legais, e alguns deles podem ser mais desafiadores do que as próprias crises. Às vezes, as restrições injustas e a falta de ênfase nos aspectos legais fazem com que as pessoas com epilepsia sejam afastadas da participação de atividades rotineiras, como dirigir. Esse fato, por si só, pode comprometer a QV de muitos indivíduos. A interferência de uma doença na QV de indivíduos com a mesma resposta terapêutica provavelmente será diferente, pois depende da forma como cada um percebe essas interferências nas atividades da sua vida diária.

As restrições à direção de veículos para pessoas com epilepsia têm sido discutidas nos últimos 98 anos e ainda não se chegou a um consenso. Inicialmente, as leis eram muito restritivas e foram gradativamente substituídas, permitindo que muitas pessoas com crises controladas pudessem dirigir. Entretanto, as regras relativas à direção de veículos por pessoas com epilepsia são muito variáveis e, às vezes, arbitrárias. Essa pouca consistência freqüentemente resulta em controvérsias e confusão, e o desenvolvimento de regulamentações padronizadas, nesse sentido, pode ser útil e valioso. Por outro lado, apesar de muitas vezes as leis para a obtenção da carteira de habilitação serem duras e limitantes, os objetivos são nobres — melhorar a segurança nas estradas, prevenir acidentes e salvar vidas.

Embora o desejo das pessoas com epilepsia seja livrar-se das crises, com um tratamento que tenha mínimos efeitos adversos, e viver numa comunidade onde não sejam discriminadas, a melhora do curso clínico de uma doença não aumenta automaticamente a QV, pois as conseqüências sociais, psicológicas, profissionais e legais freqüentemente permanecem. Tanto os pacientes com crises controladas quanto aqueles com epilepsias refratárias necessitam de ajuda para superar as conseqüências negativas da epilepsia. Os aspectos cognitivos, emocionais e comportamentais, a capacidade de trabalho, o funcionamento social, a estabilidade familiar, a auto-estima, o estigma, o ajustamento às crises e o fato de poder ter carteira de habilitação podem ser cruciais para a QV dessas pessoas. Para muitos, a solidão, o desajustamento e a percepção do preconceito interferem mais na QV do que os aspectos biológicos. Os profissionais de saúde devem estar familiarizados com a importância dos aspectos legais e com o funcionamento social dos pacientes, com o objetivo de auxiliá-los na obtenção de uma boa QV. Acreditamos que a educação dos pacientes e dos familiares é função da relação médico–paciente e que a notificação compulsória pode comprometer essa relação, assim como prejudicar o atendimento médico.

Para avaliar adequadamente a QV dos pacientes com epilepsia, deverão ser utilizados instrumentos que analisem os efeitos da freqüência e gravidade das crises para o paciente, os efeitos adversos das DAEs, os efeitos psicológicos dos medicamentos e das crises, o impacto social e econômico da epilepsia, as restrições na vida profissional e na direção de veículos, bem como o impacto da epilepsia na saúde em geral.

Referências bibliográficas

Andermann F, Remillard GM, Zifkin BG, e cols. Epilepsy and driving. *Can J Neurol Sci.* 1988; 15:371-7.

Barrow RL, Fabing HD. Driver's licensing laws. In: *Epilepsy and the law*: a proposal for legal reform in the light of medical progress. New York: Harper and Row; 1956. p. 35-61.

Barrow RL, Fabing HD. Driver's licensing laws. In: Epilepsy and the law, New York: Hoeber Medical Division of Harper and Row; 1966. p. 57-89.

Batiusta RE, Wludyka P. Driving prevalence and factors associated with driving among patients with epilepsy. *Epilepsy Beh.* 2006; 9:625-31.

Beghi E, Sander JW. Epilepsy and driving. *BMJ.* 2005; 331:60-1.

Bergh AT, Vickrey BG, Sperling MR, e cols. Driving in adults with refractory localization-related epilepsy. *Neurology.* 2000; 54:625-30.

Bishop M, Allen CA. The impact of epilepsy on quality of life: a qualitative analysis. *Epilepsy Behav.* 2003; 4:226-33.

Black AB, Lay NY. Epilepsy and driving in South Australia – an assessment of compulsory notification. *Med Law.* 1997; 16:253-67.

Crancer AJ, Mc Murray L. Accident and violation rates of Washington's medically restricted drivers. *JAMA.* 1968; 205:272-6.

Darymple J, Appleby J. Cross sectional study of reporting of epileptic seizures to general practioners. *Br Med J.* 2000; 320:94-7.

Drazkowski JF, Fisher RS, Sirven JI, e cols. Seizure-related motor vehicle crashes in Arizona before and after reducing the driving restriction from 12 to 3 months. *Mayo Clin Proc.* 2003; 78:819-25.

Edeh J. Epilepsy and driving. *Lancet.* 1985; 2:1014.

Fisher RS, Parsonage M, Beaussart M, e cols. Epilepsy and driving: an international perspective. Commission on driver's licensing of the International Bureau for Epilepsy and the International League Against Epilepsy. *Epilepsia.* 1994; 35(3):675-84.

Fisher RS, Vickrey BG, Gibson P, e cols. The impact of epilepsy from the patient's perspective. I. Descriptions and subjective perceptions. *Epilepsy Res.* 2000; 41:39-51.

Gastaut H, Zifkin BG. The risk of automobile accidents with seizures occurring while driving: relation to seizure type. *Neurology.* 1987; 37:1613-6.

Gilliam F, Kuzniecky R, Faught E, e cols. Patient-validated context of epilepsy-specific quality-of-life measurement. *Epilepsia.* 1997; 38:233-6.

Gregory DR. The physician's role in highway safety-reporting requirements. *Leg Med.* 1982; 257-66.

Hansotia P, Broste SK. The effect of epilepsy or diabetes mellitus on the risk of automobile accident. *N Engl J Med.* 1991; 324:22-6.

Hauser WA. Epidemiology of epilepsy. *Adv Neurol.* 1978; 19:313-9.

Hierons R. The epileptic driver. *Br Med J.* 1956; 1:206-7.

Inoue Y, Ito M, Kurihara M, e cols. Epilepsy and driving in Japan. *Epilepsia.* 2004; 45:1630-5.

Kadir ZA, Cchadwick DW. Principles of treatment of epilepsy. *Drugs Today.* 1999; 35:35-41.

Krumholz A. Driving and epilepsy: a historical perspective and review of current regulations. *Epilepsia.* 1994; 35(3):668-74.

Krumholz A. To drive or not to drive: the 3-month seizure-free interval for people with epilepsy. *Mayo Clin Proc.* 2003; 78:817-8.

Martín R, Vogtle L, William F, e cols. What are the concerns of older adults living with epilepsy? *Epilepsy Beh.* 2005; 7:297-300.

Maxwell RDH, Leyshon GE. Epilepsy and driving. *Br Med J.* 1971; 3:12-5.

Parsonage M, Beaussart M, van der Lugt PJM, Masland RL. International summary of driving license regulations. Milan, Italy: Epilepsy International, 1982.

Polychronopoulos P, Argyriou AA, Huliara V, e cols. Factors associated with poor compliance of patients with epilepsy driving restrictions. *Neurology.* 2006; 67:869-71.

Rajna P, Sólyom A, Mezöfi L, e cols. Cars drivers with epilepsy (Pilot Hungarian EPIMED database evaluation). *Epilepsy & Beh.* 2003; 4:761-3.

Salinsky MC, Wegener K, Sinnema F. Epilepsy, driving laws, and patient disclosure to physicians. *Epilepsia.* 1992; 33(3):469-72.

Sheth SG, Krauss G, Krumbolz A, Li G. Mortality in epilepsy: driving fatalities vs. other causes of death in patients with epilepsy. *Neurology.* 2004; 63:1002-7.

Spudis EV, Penry JK, Gibson P. Driving impairment caused by episodic brain disfunction. *Arch Neurol* 1986; 43:558-64.

Steinwall O. Epilepsy and driver's license – some comments. *Scand J Rehab Med.* 1972; 4:123-5.

Taylor J. Epilepsy and other causes of collapse at the wheel. In: Godwin-Austen RB, Espir MLE, eds. Driving and epilepsy and other causes of impaired consciousness. London: Royal Society of Medicine; 1983. p. 4-7.

The RESt-1 Group. Social aspects of epilepsy in the adult in seven European countries. *Epilepsia.* 2000; 41(8):998-1004.

Van der Lugt PJM. Epilepsy and traffic accidents. *Epilepsia.* 1975; 16:747-51.

Vogtle LK, Martin R, Foushee HR, e cols. A comparison of physicians'attitudes and beliefs regarding driving for persons with epilepsy. *Epilepsy Beh.* 2007; 10:55-62.

Yamahana Y, Kudo N. Socio-medical aspect of epilepsy: traffic problems. *Clin Psychiatry.* 1972; 1:368-79.

Wada T. Issues on epilepsy and driving. *Psychiatry.* 1967; 9:429-37.

Waller JA. Chronic medical conditions and traffic safety. *N Engl J Med.* 1965; 273:1413-20.

Co-morbidade psiquiátrica e importância na qualidade de vida

Valéria Antakli de Mello

Psiquiatria e epilepsia

A relação entre epilepsia e transtornos psiquiátricos vem sendo discutida desde o século XIX por autores como Falret, que em 1860 publicou três artigos sugerindo uma classificação dos transtornos mentais associados à epilepsia, de acordo com sua relação temporal com as crises (Schmithz e Trimble, 1992).

O sistema de classificação proposto por Falret ainda é usado, levando-se em conta não somente a relação temporal com o *ictus* em si, mas também as características psicopatológicas. Porém, embora existam evidências clínicas bastante significativas de que os transtornos psiquiátricos relacionados à epilepsia formam uma categoria clínica distinta dos demais, os manuais internacionais de diagnóstico dos transtornos mentais, como o DSM-IV e o CID-X, não os classificam separadamente de outras síndromes mentais secundárias a uma alteração orgânica (DSM-IV, 1994; ICD-10, 1992).

Com o objetivo de facilitar a avaliação e o tratamento dos pacientes epilépticos com transtornos psíquicos, a Liga Internacional de Combate à Epilepsia propôs uma nova classificação, segundo a qual esses transtornos psiquiátricos passaram a ser classificados em três grupos (Krishnomoorthy e cols., 2007).

Co-morbidade entre epilepsia e transtornos psiquiátricos

Pacientes com epilepsia, assim como os que apresentam outras doenças crônicas, apresentam maior incidência e prevalência de transtornos psíquicos. No caso específico de pacientes epilépticos, a depressão é a co-morbidade mais freqüente: sua prevalência pode chegar a 58% em casos de epilepsia refratária ao tratamento (Herman e cols., 2000). Isso ocorre devido a fatores biológicos, psicológicos, sociais e iatrogênicos. De acordo com Kanner (2005), diversos estudos sugerem que as alterações neuroanatômicas e neuroquímicas que ocorrem em casos de epilepsia são as mesmas que ocorrem em casos de depressão, sugerindo uma fisiopatologia comum às duas patologias, o que explicaria sua alta co-morbidade (Kanner, 2005).

Fatores como estigma, exclusão social e distorções cognitivas secundárias a eventos negativos — mecanismo conhecido como "desamparo aprendido"[1] — também contribuem para a alta prevalência de sintomas depressivos na população epiléptica. O uso de alguns anticonvulsivantes, como fenobarbital, topiramato, benzodiazepínicos e vigabatrina, também pode concorrer para a presença de sintomas depressivos nessa população (Trimble, 1998).

Transtornos psiquiátricos pré, pós e interictais específicos da epilepsia

Alguns transtornos psíquicos são observados apenas em indivíduos portadores de epilepsia, que respondem a tratamentos específicos. São eles:

Transtornos cognitivos

Pacientes com epilepsia podem apresentar déficits cognitivos devido à epilepsia, às suas complicações ou mesmo ao uso de an-

1 A exposição constante a eventos aversivos inesperados e incontroláveis, tais como as crises epilépticas, ocasiona o que Sullivan denominou de "desamparo aprendido". O indivíduo passa a atribuir qualquer evento negativo em sua vida como proveniente de fatores internos incontroláveis e eventos positivos como provenientes de fatores externos (Hermann e cols., 1996).

ticonvulsivantes. Podem ocorrer déficits de memória, linguagem, funções executivas, orientação espacial e outras.

Transtornos psicóticos

Psicoses interictais

O quadro psicopatológico se caracteriza principalmente por alucinações auditivas, idéias delirantes com temática religiosa, vivências e delírios de influência e labilidade afetiva. Diferentemente da esquizofrenia clássica, não ocorrem os sintomas negativos e o embotamento afetivo. São psicoses crônicas e seu curso não tem relação direta com a presença de crises (Slater e Beard, 1963).

Psicoses pós-ictais

Ocorrem após uma série de crises, geralmente 24 a 48 horas após a última crise, período denominado "intervalo lúcido". O quadro psicopatológico é polimórfico, caracterizado na maior parte das vezes por delírios paranóides de temática religiosa, alucinações auditivas e visuais e oscilação do humor (Logsdail e Toone, 1988).

Psicoses alternadas

O paciente epiléptico apresenta períodos nos quais ocorrem crises, quando seu comportamento se mostra normal, e períodos sem crises, nos quais ocorrem sintomas psicóticos polimórficos, novamente com oscilação afetiva e temática prevalentemente religiosa. As alterações comportamentais geralmente são acompanhadas de normalização do EEG, fenômeno conhecido por "normalização paradoxal" ou "normalização forçada" (Krishnonoorthy e Trimble, 1999).

Transtornos afetivos somatoformes

Incluem o conhecido transtorno disfórico interictal, descrito por Blumer (2000). Segundo esse autor, o transtorno disfórico interictal caracteriza-se pela presença de ao menos três dentre estes oito sintomas: irritabilidade, humor deprimido, anergia, insônia, dores atípicas, ansiedade e episódios de humor eufórico. A presença desses sintomas pode ocorrer no período interictal, pré-ictal, pós-ictal ou alternadamente, de acordo com a normalização do EEG (Krishnonoorthy e Trimble, 1999).

Transtornos ou traços de personalidade

Pacientes com epilepsia do lobo temporal apresentam traços de personalidade acentuados e característicos. Dependendo do prejuízo que esses traços causam à vida do indivíduo, podem configurar um transtorno de personalidade[2]. Os portadores de epilepsia com traços acentuados ou transtornos de personalidade podem ser classificados em três subtipos:

- Indivíduos repletos de sentimentos profundos e sérios, com comportamento ético e espiritualizado (Geschwind, 1977).
- Indivíduos detalhistas, repetitivos, prolixos e persistentes no discurso e nas ações, ou seja, viscosos (Geschwind, 1977).
- Indivíduos sugestionáveis, imaturos e com grande labilidade afetiva (Krishnomoorthy e cols., 2007).

Qualidade de vida e psiquiatria

O principal objetivo da avaliação da qualidade de vida (QV) em medicina é proporcionar uma visão mais ampla e completa do estado de saúde do indivíduo. Deve-se levar em conta não somente os sinais e sintomas de uma determinada patologia, mas também outros aspectos da vida — situação econômica, inserção social, prejuízos no funcionamento do paciente etc. Os instrumentos utilizados na avaliação da QV consideram principalmente a visão subjetiva do sujeito em relação à sua própria vida. Isso inclui a percepção dos relacionamentos sociais, da saúde física, da capacidade de realização de atividades diárias, do desempenho no trabalho e de sua situação socioeconômica (Patrick e Erikson, 1988).

Diversas patologias afetam diretamente a QV. Os pacientes portadores de transtornos psiquiátricos, em particular aqueles com transtornos de humor, apresentam baixos índices de QV quando comparados não somente à população em geral, mas também

2 Define-se transtorno de personalidade como um conjunto características da personalidade que causam sofrimento ao indivíduo e/ou à sociedade.

a portadores de patologias não psíquicas (Spitzer e cols., 1995). Dois fatores, além do sofrimento e das dificuldades inerentes aos transtornos mentais, podem contribuir para esse fenômeno. Em primeiro lugar, várias escalas de avaliação de QV possuem itens relacionados a aspectos psíquicos, o que pode ocasionar uma diminuição ainda maior dos índices de QV em pacientes com transtornos mentais. Além disso, as doenças psiquiátricas podem levar a uma mudança na avaliação da realidade pelo paciente, influindo diretamente na auto-avaliação subjetiva de sua própria QV.

Diversos estudos sobre a QV de pacientes com transtornos mentais e seus fatores associados foram publicados na literatura, mas seus resultados são ainda controversos.

A depressão crônica e a depressão dupla (distimia + depressão) são os diagnósticos mais fortemente associados de forma negativa com a QV (Rapaport e cols., 2005). Os transtornos ansiosos (como transtorno do pânico, agorafobia, fobia social e transtorno obsessivo-compulsivo) causam uma diminuição de leve a moderada na QV. Quando o transtorno psíquico tem início precoce — como é, muitas vezes, o caso do TOC e da fobia social —, o paciente não consegue avaliar negativamente a sua QV: por sempre ter vivido com os prejuízos do transtorno, acaba por acreditar que a vida é assim mesmo (Rapaport e cols., 2005).

Outros fatores que influenciam a QV em pacientes com transtornos depressivos e ansiosos são: idade de início do episódio, estado civil, situação do trabalho, nível educacional, fatores socioeconômicos (Trivedi e cols., 2006), intensidade dos sintomas depressivos, suporte social e cronicidade dos sintomas (Trivedi e cols., 2006; Hansoon, 2006; Saarni e cols., 2007).

Qualidade de vida em portadores de epilepsia e transtornos psiquiátricos

Além de ser uma doença crônica e geralmente de início precoce, a epilepsia causa limitações e diversos prejuízos sociais, que vão do desemprego ao estigma e ao preconceito. Por isso, o interesse pelo estudo da QV em pessoas com epilepsia tem crescido consideravelmente. Na busca de uma avaliação mais precisa da influência das crises epilépticas e suas conseqüências em diferentes aspectos da vida do portador de epilepsia, foram desenvolvidas escalas de QV específicas para essa população; as principais são a QOLIE-89 e a QOLIE-31 (Devinsky e cols., 1995; Cramer e cols., 1998). Ambas possuem subescalas formadas por questões que avaliam áreas da vida do indivíduo potencialmente afetadas pela presença de crises epilépticas.

Durante os últimos vinte anos, a maior parte das pesquisas que enfocaram o tema da QV em portadores de epilepsia teve como objetivo demonstrar a associação entre características da epilepsia e do seu tratamento com a visão subjetiva da QV do indivíduo em questão, medida pelas escalas supracitadas. Diversos fatores foram associados à baixa pontuação nessas escalas: ocorrência e gravidade das crises, efeitos colaterais da medicação, idade de início e duração da doença (Szaflarski e cols., 2006). Contudo, a exata influência de cada um desses fatores varia de acordo com o estudo.

Devido à grande prevalência de depressão na população epiléptica e à associação entre sintomas depressivos e pior QV, o estudo de sua influência na vida desses pacientes tem se tornado cada vez mais significativo. A maioria dos estudos realizados sobre esse tema demonstrou que sintomas depressivos influenciam de forma negativa a QV nos indivíduos com epilepsia (Van Elst e Trimble, 2004). Essa constatação suscita o interesse por esclarecer outras questões, como a exata magnitude dessa influência e sua relação com outras variáveis, como fatores sócio-demográficos, características da epilepsia e seu tratamento.

A literatura é praticamente unânime a respeito da forte influência negativa exercida por sintomas depressivos na QV dos portadores de epilepsia. Na maior parte dos estudos, essa associação foi observada entre os resultados do inventário de Beck II (escala auto-aplicativa de depressão) e das escalas QOLIE-89 e QOLIE-31, escore total e subescalas separadamente. Tracy e cols. (2007), ao estudarem pacientes com epilepsia refratária ao tratamento, encontraram uma forte associação entre altas pontuações na escala de Beck II (Arnau e cols., 2001) e uma pior QV, medida pela QOLIE-31. Esses autores concluem que, além dos sintomas depressivos, a única variável que esteve relacionada à QV, de forma discreta e muito menos importante, foi o controle das crises. Isso demonstra que a depressão constitui o fator preditivo mais dominante e consistente da escala QOLIE-31, não apenas na sua versão completa mas também nas suas subescalas (Tracy e cols., 2007).

Outras pesquisas, ao utilizar a escala QOLIE-89, obtiveram resultados semelhantes. É o caso da investigação de Cramer e cols. (2003), que, ao estudar pacientes epilépticos, encontraram mais uma vez forte associação entre sintomas depressivos e pior QV. Os autores evidenciaram também uma influência negativa da preocupação com a ocorrência de crises e do número de dias por semana comprometidos pela doença na QV desses pacientes. Concluem, porém, que nenhuma variável estudada apresentou associação mais forte com uma piora da QV que a presença e a intensidade de sintomas depressivos (Cramer e cols., 2003).

Apesar de freqüentemente associados à depressão, os transtornos ansiosos estão independentemente associados a uma menor QV em portadores de epilepsia, conforme demonstraram Johnson e cols. (2004). Essa pesquisa mostrou uma influência direta da ansiedade patológica nas medidas de QV da QOLIE-89, influência que se mostrou mais significativa que a das características da própria epilepsia (Johnson e cols., 2004).

Outros autores compararam a influência de sintomas psiquiátricos na QV com a influência das características da síndrome epiléptica. A maior parte deles concluiu que os sintomas depressivos, seguidos dos sintomas ansiosos, são os fatores preditivos mais importantes e fortemente associados à diminuição da QV do paciente epiléptico. Nenhum fator diretamente associado à epilepsia demonstrou uma associação negativa tão forte e significativa com as medidas de QV como os sintomas psíquicos. Alguns estudos mostraram ainda que as características da epilepsia apenas estavam associadas a uma menor QV na presença de sintomas depressivos ou ansiosos (Szaflarski e Szaflarski, 2004; Senol e cols., 2007).

Conclui-se, portanto, que a avaliação e o tratamento de sintomas depressivos e outros sintomas psíquicos são extremamente importantes para proporcionar ao paciente com epilepsia uma melhor QV.

Referências bibliográficas

Arnau RC, Meagher MW, Norris MP, Bramson R. Psychometric evaluation of the Beck depression inventory II with primary care medical patients. *Health Psychol.* 2001 Mar; 20(2):112-9.

Blumer D. Dysphoric disorders and paroxysmal affects: recognition and treatment of epilepsy-related psychiatric disorders. *Harv Rev Psychiatry*. 2000; 8:8-17.

Cramer JA, Perrine K, Devinsky O, Bryant-Comstock K, Hermann B. Development and cross cultural translations of a 31 item quality of life in epilepsy inventory. *Epilepsia*. 1998; 81-8.

Cramer JA, Blumer D, Reed M, Fanning K. The influence of comorbid depression on quality of life for people with epilepsy. *Epilepsy Behav*. 2003 Oct; 4(5):515-21.

Devinsky O, Vickrey BG, Cramer JA, e cols. Development of the quality of life in epilepsy inventory. *Epilepsia*. 1995; 1089-104.

Diagnostic and Statistical Manual of Mental Disorders, DSM-IV. Washington DC: *Am Psychiatric Assoc*; 1994.

Geschwind N. Behaviour change in temporal lobe epilepsy. *Arch Neurol.* 1977; 34:453.

Hansoon L. Determinants of quality of life in people with severe mental illness. *Acta Scand Suppl.* 2006; 429:45-50.

Hermann BP, Trenerry MR, Colligan RC. Learned helplesseness, atributional style, and depression in epilepsy. *Epilepsia*. 1996; 37(7):680-6.

Hermann BP, Seidenberg M, Bell B. Psychiatric comorbidity in chronic epilepsy: identification, consequences and treatment of major depression. *Epilepsia*. 2000; 41 (suppl 2):531-41.

ICD-10 Classification of Mental and Behaviour Disorders. Geneva: WHO; 1992.

Johnson EK, Jones JE, Seidenberg M, Hermann BP. The relative impact of anxiety, depression and clinical seizure features on health-related quality of life in epilepsy. *Epilepsia*. 2004; 45(5):544-50.

Kanner AM. Depression in epilepsy: a neurobiological perspective. *Epilepsy Curr.* 2005; 5(1):21-7.

Krishnomoorthy ES, Trimble MR. Forced normalization: clinical and therapeutic relevance. *Epilepsia.* 1999; 40 (suppl 10):S57-64.

Krishnomoorthy ES, e cols. The classification of neuropsychiatric disorders in epilepsy: a proposal by the ILAE comission in psychobiology of epilepsy. *Epilepsy Behav.* 2007; 10(1):203-5.

Logsdail SJ, Toone BK. Postictal psychoses: a clinical and phenomenological description. *Br J Psychol.* 1988; 152:246-52.

Patrick DR, Erikson P: What constitutes quality of life? Concepts and dimensions. *Clin Nutr.* 1988; 7:53-63.

Rapaport MH, Clary C, Fayyad R, Endicott J. Quality of life impairment in depressive and anxiety disorders. *Am J Psychiatry.* 2005; 162:1171-8.

Saarni SI, Suvisaari J, Sintonen H, e cols. Impact of psychiatric disorders in health-related quality of life: general population survey. *Br J Psychiatry.* 2007; 326-32.

Schmithz B, Trimble MR. Epileptic equivalents in psychiatry: some 19th century views. *Acta Neurol Scand.* 1992; 86 (suppl 140):122-6.

Senol V, Soyuer F, Arman F, Ozturk A. Influence of fatigue, depression, and demographic, socioeconomic, and clinical variables on quality of life of patients with epilepsy. Epilepsy Behav. 2007; 10:96-104.

Slater E, Beard AW. The schizophrenia-like psychoses of epilepsy. *Br J Psychiatry.* 1963; 109:95-150.

Spitzer RL, Kroenke K, Linzer M, e cols. Health related quality of life in primary care patients with mental disorders: results from the PRIME-MD 1000 study. *JAMA.* 1995; 274:1511-7.

Szaflarski JP, Szaflarski M. Seizure disorders, depression and health-related quality of life. *Epilepsy Behav.* 2004; 5:50-7.

Szaflarski M, Meckler JM, Privitera MD, Szaflarski JP. Quality of life in medication resistant epilepsy: the effects of patient's age, age at seizure onset and disease duration. *Epilepsy Behav.* 2006 May; 3:547-51.

Tracy JI, Dechant V, Sperling MR, Cho R, Glosser D. The association of mood with quality of life ratings in epilepsy. *Neurology.* 2007; 68:1101-7.

Trimble MR. New antiepileptic drugs and psychopathology. *Neuropsychobiology.* 1998; 38:149-51.

Trivedi MH, Rush AJ, Wisniewski SR, e cols. Factors associated with health related quality of life among outpatients with depressive disorders: a STAR D report. *J Clin Psychiatry.* 2006 Feb; 67(2):185-95.

Van Elst LT, Trimble MR. Depression, but not seizure frequency predicts quality of life in treatment resistant epilepsy. *Neurology.* 2004 Jan 27; 62(2):258-61.

Influência da atividade física na vida das pessoas com epilepsia

Ricardo Mario Arida
Fulvio Alexandre Scorza
Maria José da Silva Fernandes
Antonio Carlos da Silva

Introdução

Os efeitos negativos da epilepsia na qualidade de vida estão bem descritos na literatura (Devinsky e cols., 2005; Birbeck e cols., 2002). Vários fatores — condições emocionais, cognitivas e comportamentais, estabilidade familiar, auto-estima, estigma e controle das crises epilépticas — parecem ser de fundamental importância para a qualidade de vida do indivíduo com epilepsia (Devinsky, 1996; Kellett e cols., 1997). Alguns estudos têm mostrado um significante impacto das crises epilépticas em vários domínios da qualidade de vida, particularmente nos hábitos de atividade física (Leidy e cols., 1999). Nesse sentido, as pesquisas mostram um baixo grau de participação em atividades físicas entre pessoas com epilepsia (Bjorholt e cols., 1990; Denio e cols., 1989).

Embora o efeito favorável da atividade física sobre a saúde seja inquestionável, o desenvolvimento de programas de exercício físico para pessoas com epilepsia é ainda um assunto controverso (Bennett, 1981). Uma atitude superprotetora em relação às pessoas com epilepsia normalmente evita sua participação em atividades esportivas. A relutância das pessoas com epilepsia e de seus familiares em relação à atividade física deve-se, em parte, ao medo de que o exercício possa causar crises (Williams e cols., 1991) e, em parte, ao medo de que ocorram lesões durante o exercício (Bjorholt e cols., 1990). As crises podem ocorrer durante o exercício, mas infreqüentemente ou em casos específicos (Korczyn, 1979; Ogunyemi e cols., 1988; Nakken e cols., 1990; Roth e cols., 1994).

A atitude em relação à restrição e à proteção do indivíduo com epilepsia tem mudado dramaticamente nas últimas décadas e recomendações gerais têm sido recentemente revistas. Em 1968, a Associação Médica Americana recomendava que pessoas com epilepsia não controlada por medicação deveriam evitar não somente esportes de colisão, mas também esportes sem contato físico (American Medical Association Committee on the Medical Aspects of Sports, 1968; American Academy of Pediatrics Committee on Children with Handicaps, 1968).

Em 1974, a proposta foi revisada, sugerindo que pessoas com epilepsia com crises controladas poderiam praticar atividades esportivas, exceto as atividades com ocorrência de trauma de cabeça crônico (American Medical Association Committee on the Medical Aspects of Sports, 1974). Em 1983, a Associação Americana de Pediatria fez outras considerações: a epilepsia não devia excluir a criança de esportes como futebol, hóquei e basquetebol (American Academy of Pediatrics Committee on Children with Handicaps and Committee on Sports Medicine, 1983). A Liga Internacional contra Epilepsia recomendou em 1997 que os únicos esportes proibidos para atletas com epilepsia eram os saltos de altitude (skydiving) e mergulho (scuba diving) (Commission of Pediatrics of the International League Against Epilepsy, 1997).

O risco na prática de exercícios para pessoas com epilepsia não é documentado; por isso, é necessário ter cautela na indicação ou contra-indicação da atividade esportiva nesses casos. Alguns autores consideram que quase todas as atividades esportivas são adequadas para pessoas com epilepsia que apresentam uma a duas crises por ano. Por outro lado, é importante observar que cada indivíduo deve ser considerado separadamente.

O grau de participação de pessoas com epilepsia em atividades físicas tem sido considerado baixo (Denio e cols., 1989; Nakken e cols., 1999; Roth e cols., 1994); um estudo na Noruega mostrou que somente 23% delas participavam regularmente de atividade física (Bjorholt e cols., 1990). Apesar de vários estudos epidemiológicos terem sido realizados a esse respeito, tais resultados não podem ser aplicados aos países em desenvolvimento, devido a condições socioeconômicas, culturais e de assistência à saúde. Nesse sentido, Arida e cols. (2003) analisaram o grau de participação em atividades físicas entre brasileiros com epilepsia. Embora somente 15% das pessoas com epilepsia tenham sido qualificadas como ativas — isto é, exercitavam-se regularmente —, mais da metade delas participavam de alguma atividade física uma ou duas vezes por semana ou nos fins de semana.

A principal preocupação das pessoas com epilepsia em relação à atividade física parece ser a indução de crises pelo exercício. No entanto, outros fatores — como a falta de facilidades para praticar esportes, problemas com transporte, baixa motivação, efeitos adversos das drogas antiepilépticas e falta de profissionais qualificados que saibam lidar com esses problemas — podem justificar a baixa participação dessas pessoas em atividades físicas ou esportivas (Bjorholt e cols., 1990).

Estudos que analisam o efeito do exercício físico sobre as crises epilépticas

A principal preocupação dos pacientes com epilepsia em relação aos programas de exercício físico tem sido a de que eles causariam o surgimento ou o aumento da freqüência de crises. Vários estudos, desenvolvidos para esclarecer esse assunto, compararam as atividades física e social entre pessoas com epilepsia com base em questionários ou estudos clínicos (Roth e cols., 1994; Steinhoff e cols., 1996). A relação entre exercício físico e freqüência de crises tem sido também aferida por testes de avaliação física ou de esforço (Steinhoff e cols., 1996; Jalava e Sillanpaa, 1997) e programas de treinamento físico (Nakken e cols., 1990).

O estudo conduzido por Nakken e cols. (1990) mostrou que quatro semanas de treinamento físico, numa intensidade a 60% do VO_2max durante 45 min por dia, não alterou a freqüência de crises epilépticas (Nakken e cols., 1990). Outro estudo, com mulheres com epilepsia intratável, demonstrou que o treinamento físico aeróbio diminuiu o número de crises epilépticas durante o período de exercício (Eriksen e cols., 1994). Livingston (1978) não registrou nenhum caso de crise durante o exercício em 15 mil jovens com epilepsia, acompanhados por um período de 36 anos. Em outro estudo (Kuijer, 1980), observou-se pouca alteração epileptiforme no EEG durante o exercício, mas um marcado aumento pós-exercício. Estudos em modelos experimentais de epilepsia confirmam os achados em humanos (Arida e cols., 1998 / 1999 / 2003 / 2004 / 2007).

Possíveis efeitos fisiológicos benéficos do exercício físico sobre as crises epilépticas

Pesquisas demonstram que pessoas com epilepsia podem ter os mesmos benefícios de um programa de treinamento físico que qualquer outra pessoa: aumento da capacidade aeróbia máxima, aumento da capacidade de trabalho, freqüência cardíaca reduzida para um mesmo nível de esforço, redução de peso com redução de gordura corporal e aumento da auto-estima (Nakken e cols., 1990 / 1999). Também se tem sugerido que o exercício aumenta o limiar de crises e confere um efeito protetor em pacientes com epilepsia. Experimentos mostram que o exercício físico reduz a atividade epiléptica no EEG e reduz o número de crises em muitos pacientes durante a atividade física, mas retornam em repouso (Gotze e cols., 1967; Kuijer, 1980). Observa-se também que essas pessoas estão propensas a ter menos crises quando estão ativamente ocupadas, e que poucas crises ocorrem durante a atividade mental e física, em comparação com os períodos de repouso (Kuijer, 1980).

O exercício físico pode reduzir a ansiedade e outras reações de estresse simplesmente por distração, mas há também evidências que permitem atribuir a redução do estresse e ansiedade ao metabolismo das monoaminas ou à liberação de endorfinas (Morgan, 1985). A associação entre exercício e sensação de bem-estar tem sido freqüentemente atribuída a aumentos de beta-endorfinas no sistema nervoso central. O aumento das endorfinas pelo exercício físico também parece atuar como fator anticonvulsivante (Albrecht, 1986).

Possíveis efeitos psicológicos benéficos do exercício físico sobre as crises epilépticas

Não raro, pessoas com epilepsia apresentam doenças psiquiátricas, especialmente depressão e ansiedade (Roth e cols. 1994), além de baixa auto-estima. Todos esses problemas de causa emocional prejudicam a qualidade de vida dessas pessoas.

Na população geral, o exercício físico moderado mostra ter efeitos benéficos no humor (Petruzzello e cols., 1991) e na melhora da depressão (Greist e cols., 1979), atenuando o impacto dos eventos estressantes da vida diária (Brown e Siegel, 1988). Inúmeras pesquisas demonstram que as pessoas com epilepsia podem obter efeitos psicológicos positivos da atividade física. Por exemplo, no estudo de Roth e cols. (1994) observou-se que os indivíduos ativos com epilepsia tinham níveis significantemente mais baixos de depressão e melhora psicossocial, se comparados às pessoas inativas. Outros estudos mostraram melhora da qualidade de vida (Eriksen e cols., 1994), melhora do estado mental e melhor sociabilidade (Nakken e cols., 1990).

Se, por um lado, o exercício físico modifica positivamente os aspectos fisiológicos e psicológicos de pessoas com epilepsia, restringir sua participação em atividades físicas ou esportivas pode causar efeitos deletérios físicos e mentais. Excluir esses indivíduos do exercício físico pode causar um sentimento de inferioridade que os deixa mais suscetíveis à depressão e à ansiedade. Os riscos que a atividade esportiva pressupõe devem ser avaliados tendo em vista o trauma psicológico resultante de restrição desnecessária de atividades físicas (American Academy of Pediatrics Committee on Children with Handicaps and Committee on Sports Medicine, 1983). Acredita-se que, nesses indivíduos, as alterações emocionais causadas por essa restrição são mais prejudiciais do que as próprias crises epilépticas (Livingston,1973).

Pesquisas também verificaram a qualidade de vida desses indivíduos após tratamento cirúrgico de epilepsia (Kellett e cols., 1997; Selai e cols., 2000; Mikati e cols., 2004). A redução na freqüência de crises epilépticas — e, conseqüentemente, uma melhora na qualidade de vida — é o efeito esperado nas pessoas com epilepsia refratária ao tratamento medicamentoso depois de cirurgia bem-sucedida (Ho e cols., 2000).

Nesse sentido, vários estudos indicam que a remissão completa das crises seria um forte preditor positivo de ajustamento psicossocial (Kellett e cols., 1997; Leidy e cols., 1999; Lehrner e cols., 1999). Outros achados, no entanto, mostraram uma pobre correlação com remissão de crises após a cirurgia. Mesmo se a cirurgia pudesse eliminar totalmente as crises, alguns pacientes apresentavam dificuldade em se adaptar com a remissão completa das crises e poderiam sofrer de problemas psicossociais e psiquiátricos, como depressão, ansiedade e estigma (Robertson e Trimble, 1983; Robertson e cols., 1987; Piazzini e cols., 2001).

Embora se tenha examinado o efeito da cirurgia da epilepsia no papel funcional físico (Leidy e cols., 1999), negligencia-se a análise do grau de participação em atividades físicas depois do tratamento cirúrgico da epilepsia. A redução na freqüência de crises após a cirurgia poderia fazer o indivíduo tornar-se mais confiante para participar de atividades físicas. Recentemente, Arida e cols. (2007) usaram um questionário para avaliar os hábitos de atividade física de brasileiros com epilepsia, antes e depois da cirurgia de epilepsia. Embora somente 27% dos indivíduos antes e 30% depois da cirurgia sejam qualificados como fisicamente ativos, quase metade (48%) deles participavam de exercícios físicos uma ou duas vezes por semana ou nos fins de semana, antes da cirurgia.

Como se mencionou anteriormente, esperava-se que a remissão ou redução das crises provocasse mais confiança nos indivíduos para participar de atividades físicas. Porém, surpreendentemente, depois da cirurgia a participação em exercícios físicos ou atividades esportivas não mudou significativamente.

Depois da cirurgia, as pessoas precisam livrar-se dos problemas associados às crises epilépticas e aprender a viver sem as crises, para um ajuste comportamental adequado. Entretanto, não se pode assumir que as crises sejam a única razão pela qual esses indivíduos não alteraram seus hábitos de atividade física. Talvez, alguns desses indivíduos nunca gostaram de praticar exercício físico e a cirurgia não modificou esse hábito.

Apesar de muitas pesquisas terem sido realizadas no intuito de compreender a relação entre epilepsia e exercício físico, faltam estudos (McAuley e cols., 2001) que analisem a qualidade de vida desses indivíduos após um programa de exercícios físicos orientado. McAuley e cols. (2001) aplicaram um questionário de qualidade de vida (Quality of Life in Epilepsy Inventory, QOLIE-89; Devinsky e cols., 1995) e observaram uma melhora no humor e na qualidade de vida das pessoas com epilepsia que participavam de um programa de exercícios de 12 semanas. Outros estudos precisam ser realizados para uma melhor avaliação dos efeitos da atividade física na qualidade de vida de pessoas com epilepsia.

Conclusão

Dos vários fatores envolvidos na melhora da qualidade de vida de pessoas com epilepsia, é evidente que a atividade física regular, por meio de programas de exercícios físicos ou atividades esportivas, exerce importante papel nesse contexto. Os efeitos observados abrangem tanto aspectos fisiológicos e psicológicos quanto a redução da freqüência de crises epilépticas. Conhecendo todas as ações benéficas do exercício físico na epilepsia, parece justificável encorajar a maioria das pessoas com epilepsia a participar de um programa de exercícios físicos regular, com vistas ao aumento na qualidade de vida dessas pessoas.

Referências bibliográficas

Albrecht H. Endorphins, sport, and epilepsy: getting fit or having one. *N Z Med J*. 1986; 99:915.

American Academy of Pediatrics Committee on Children with Handicaps: The epileptic child and competitive school athletics. *Pediatrics*. 1968; 42:700-2.

American Academy of Pediatrics Committee on Children with Handicaps and Committee on Sports Medicine. Sports and the child with epilepsy. *Pediatrics*. 1983; 72:884-5.

American Medical Association Committee on the Medical Aspects of Sports: convulsive disorders and participation in sports and physical education. *JAMA*. 1968; 206:1291.

American Medical Association Committee on the Medical Aspects of Sports. Epileptics and contact sports. *JAMA*. 1974; 229:820-1.

Arida RM, Scorza FA, de Albuquerque M, Cysneiros RM, de Oliveira RJ, Cavalheiro EA. Evaluation of physical exercise habits in Brazilian patients with epilepsy. *Epilepsy Behav*. 2003; 4(5):507-10.

Arida RM, Vieira AJ, Cavalheiro EA. Effect of physical exercise on kindling development. *Epilepsy Res*. 1998; 30:127-32.

Arida RM, Scorza FA, Santos NF, Peres CA, Cavalheiro EA. Effect of physical exercise on seizure occurrence in a model of temporal lobe epilepsy in rats. *Epilepsy Res*. 1999; 37(1): 45-52.

Arida RM, Fernandes MJS, Scorza FA, Preti SC, Cavalheiro EA. Physical training does not influence intericatal $LCMR_{glc}$ in pilocarpine-treated rats with epilepsy. *Epilepsia*. 2003; 4(suppl 8):68.

Arida RM, Sanabria ERG, Silva AC, Fari, LC, Cavalheiro EA. Physical training reverts hippocampal electrophysiological changes in rats submitted to the pilocarpine model of epilepsy. Physiol & Behav. 2004; 83, 165-71.

Arida RM, Scorza CA, Scorza FA, Gomes da Silva S, da Graça Naffah-Mazzacoratti M, Cavalheiro EA. Effects of different types of physical exercise on the staining of parvalbumin-positive neurons in the hippocampal formation of rats with epilepsy. *Prog Neuropsychopharmacol Biol Psychiatry*. 2007.

Leite A, Scorza FA, Albuquerque M, Cukiert A, Baldauf C, Argentoni-Baldochi M, e cols. Long-term evaluation of physical activity habits after epilepsy surgery. Arq Neuro-Psiq. 2007 (submitted).

Bennett DR. Sports and epilepsy: to play or not to play. *Semin Neurol.* 1981; 1:345-357.

Birbeck G, Hays RD, Cui X, Vickrey BG. Seizure reduction and quality of life improvements in people with epilepsy. *Epilepsia.* 2002; 43: 535-8.

Bjorholt, PG, Nakken KO, Rohme K, Hansen H. Leisure time habits and physical fitness in adults with epilepsy. *Epilepsia.* 1990; 31:83-7.

Brown JD, Siegel JM. Exercise as a buffer of life stress: a prospective study of adolescent health. *Health Psychol.* 1988; 7(4):341-53.

Commission of Pediatrics of the International League Against Epilepsy: restrictions for children with epilepsy. *Epilepsia.* 1997; 38:1054-56.

Denio LS, Drake ME, Pakalnis A. The effect of exercise on seizure frequency. *J Med.* 1989; 20:171-6.

Devinsky O. Quality of life in epilepsy. In: Wyllie E, ed. *The treatment of epilepsy*: principles and practice. 3rd ed. Baltimore: Williams & Wilkins; 1996. p. 1243-50.

Devinsky O, Vickrey BG, Cramer J, Perrine K, Hermann B, Meador K, e cols. Development of the quality of life in epilepsy inventory. *Epilepsia.* 1995; 11:1089-104.

Eriksen HR, Ellertsen B, Gronningaeter H, Nakken KO, Loyning Y, Ursin H. Physical exercise in women with intractable epilepsy. *Epilepsia.* 1994; 35:1256-64.

Gotze W, Kubicki St, Munter M, Teichmann J. Effect of physical exercise on seizure threshold. Dis Nerv Syst. 1967; 28:664-7.

Greist JH, Klein MH, Eischens RR, Faris J, Gurman AS, Morgan WP. Running as treatment for depression. *Compr Psychiatry.* 1979; 20(1):41-54.

Ho A, Ng KK, Chan CCH, Lee TMC. Quality of life of people with epilepsy following temporal lobectomy: a preliminary report. *Percept Mot Skills.* 2000; 91:1035-9.

Kellett MW, Smith DF, Chadwick DW. Quality of life after epilepsy surgery. *J Neurol Neurosurg Psychiatry.* 1997; 63:52-8.

Korczyn AD. Participation of epileptic patients in sports. *J Sports Med.* 1979; 19:195-8.

Kuijer A. Epilepsy and exercise, electroencephalographical and biochemical studies. In: Wada JA, Penry JK. ed. *Advances in Epileptology*: the 10th Epilepsy International Symposium. New York: Raven Press; 1980. p. 543.

Leidy NK, Elixhauser A, Vickrey B, Means E, Willian MK. Seizure frequency and the health related quality of life of adults with epilepsy. *Neurology.* 1999; 53:162-6.

Lehrner J, Kalchmayr R, Serles W, Olbrich A, Pataraia E, Aull S, e cols. Health related quality of life (HRQOL), activity of daily living (ADL) and depressive mood disorder in temporal lobe epilepsy patients. *Seizure.* 1999; 8:88-92.

Livingston S. Epilepsy and Sports. *JAMA*. 1978; 224: 239.

McAuley JW, Long L, Heise J, Kirby T, Buckworth J, Pitt C, e cols. A prospective evaluation of the effects of a 12-week outpatient exercise program on clinical and behavioral outcomes in patients with epilepsy. *Epilepsy Behav*. 2001; 2(6):592-600.

Mikati MA, Comair Y, Ismail R, Faour R, Rahia AC. Effects of epilepsy surgery on quality of life: a controlled study in a Middle Eastern population. *Epilepsy Behav*. 2004; 5:72-80.

Morgan WP. Affective beneficence of vigorous physical activity. *Med Sci Sports Exerc*. 1985; 17:94-100.

Nakken KO, Bjorholt PG, Johannesen SL, Loyning T, Lind E. Effect of physical training on aerobic capacity, seizure occurrence, and serum level of antiepileptic drugs in adults with epilepsy. *Epilepsia*. 1990; 31:88-94.

Nakken KO. Physical exercise in outpatients with epilepsy. *Epilepsia*. 1999; 40:643-51.

Ogunyemi AO, Gomez MR, Klass DW. Seizures induced by exercise. *Neurology*. 1988; 38:633-4.

Petruzzello SJ, Landers DM, Hatfield BD, Kubitz KA, Salazar W. A meta-analysis on the anxiety-reducing effects of acute and chronic exercise: outcomes and mechanisms. *Sports Med*. 1991; 11(3):143-82.

Piazzini A, Canevini M, Maggiori G, Canger R. Depression and anxiety in patients with epilepsy. *Epilepsy Behav*. 2001; 2:481-9.

Robertson MM, Trimble MR. Depressive illness in patients with epilepsy: a review. *Epilepsia*. 1983; 24:109-16.

Robertson MM, Trimble MR, Townsend HR. Phenomenology of depression in epilepsy. *Epilepsia*. 1987; 28:364-72.

Roth DL, Goode KT, Williams VL, Faught E. Physical exercise, stressful life experience, and depression in adults with epilepsy. *Epilepsia*. 1994; 35(6):1248-55.

Selai CE, Elstner K, Trimble MR. Quality of life pre and post epilepsy surgery. *Epilepsy Res*. 2000; 38:67-74, 2000.

Steinhoff BJ, Neususs K, Thegeder H, Reimers CD. Leisure time activity and physical fitness in patients with epilepsy. *Epilepsia*. 1996; 37(12):1221-7.

Williams VL, Roth DL, Ruiz LL. Barriers to exercise in adults with epilepsy. Poster presented at the annual meeting of the American Psychological Association, San Francisco, 1991

Impacto da epilepsia na sexualidade

Marly de Albuquerque
Raphael Carreira
Daniel Gomes Fialho
Marcus Monaco

Introdução

Um dos desafios para conceituar *disfunção sexual* está relacionado à dificuldade de definir *função sexual normal.* Essas categorias estão abertas à interpretação e, em pesquisas clínicas, é necessário utilizar medidas objetivas de avaliação. Estudos bem controlados sobre as funções e disfunções sexuais habitualmente utilizam o instrumento *Bear-Fedio Personality Invenctory*, que avalia, entre outros aspectos, o interesse sexual de pessoas com epilepsia e de controles sem epilepsia. O uso de inventários padronizados e a comparação com grupos controle podem dar critérios objetivos de normalidade ou de disfunção sexual. O uso de grupos controle também serve para avaliar diferenças culturais relacionadas às diversas realidades geográficas e cronológicas (Morris III e Vanderkjolk, 2005).

As causas físicas mais freqüentes de disfunção sexual são etilismo, diabetes, dislipidemia, história de quimioterapia, de histerectomia ou de cirurgia prostática, ocorrência de hipotireoidismo, baixos níveis de estrógenos ou testosterona, efeitos adversos de medicamentos, adição de nicotina e lesão física dos genitais (Bartlik e cols., 2005).

Os principais medicamentos associados com disfunções sexuais são: descongestionantes, antialérgicos, antiarrítmicos, antiepilépticos, estabilizadores do humor, antipsicóticos, anti-hipertensivos, benzodiazepínicos, contraceptivos, diuréticos, antiinflamatórios não hormonais, estatinas e terapia estrogênica (Bartlik e cols., 2005).

As causas imediatas de disfunção sexual psicológica e comportamental são: inadequada estimulação física, dificuldade para fantasiar, lubrificação inadequada, rejeição, foco excessivo no prazer do parceiro, pressão do parceiro, comunicação sexual pobre, pensamentos anti-sexuais e ansiedade. As causas mais profundas, sejam psicológicas, socioculturais ou relacionais, são: proibição religiosa ou cultural, medo de compromissos ou da intimidade, história de experiências sexuais negativas, de conflitos, de raiva não expressada e de abuso sexual (Bartlik e cols., 2005).

As alterações da função reprodutiva e sexual são comuns em pessoas com epilepsia e têm causas aparentemente multifatoriais, podendo ocorrer tanto em decorrência das crises quanto do uso de drogas antiepilépticas (DAEs) (Montouris e Morris III, 2005). As complicações psicológicas e sociais das epilepsias também podem afetar a sexualidade (Morrell e Montouris, 2004).

Efeitos da epilepsia e seu tratamento no eixo hipotálamo-hipofisário (HPA)

O objetivo dos tratamentos com as DAEs é tornar o paciente livre de crises com o mínimo de efeitos adversos. Como homens e mulheres têm necessidades e perfis fisiológicos e psicológicos diferentes, para atingir o objetivo pleno dos tratamentos antiepilépticos, é necessário considerar esses aspectos. Deve-se dar especial atenção ao tratamento medicamentoso das mulheres na menarca e na menacma, com relação à contracepção, à fertilidade, à gestação, à teratogenicidade, à amamentação, à ocorrência de síndrome de ovários policísticos e também na perimenopausa e na menopausa.

A sexualidade e a função reprodutiva masculina e feminina constituem sistemas complexos de interação cortical, límbica, hipotalâmica, hipofisária e glandular. Devido às relações próximas e complexas entre o eixo hipotálamo-hipofisário (HPA) e o sistema límbico, espera-se que ocorram alterações endócrinas associadamente às epilepsias. Nas pessoas com epilepsia, parece ser diferente a função do HPA com a produção de hormônio luteinizante (LH), hormônio folículo-estimulante (FSH), fator liberador da gonadotrofina (GnRH) e prolactina, assim como as concentrações e o metabolismo de seus produtos finais, como estrógeno e testosterona. Essas alterações, muitas vezes causadas pela própria epilepsia e também pelos efeitos das DAEs, podem levar à disfunção sexual (Morris III e Vanderkjolk, 2005).

Sexualidade e função do eixo hipotálamo-hipofisário

As disfunções sexuais acometem uma grande parcela da população geral, sendo particularmente prevalentes em pacientes com doenças clínicas e psiquiátricas (Stevenson, 2004). A epilepsia tem efeitos especiais na sexualidade: problemas relacionados à diminuição da libido e ao orgasmo ocorrem mais freqüentemente em pacientes com epilepsia (Epilepsy Foundation, 2005). Além disso, as elevações transitórias da prolactina devido à ocorrência de crises epilépticas podem estar associadas a essa disfunção.

As mulheres com epilepsia são mais propensas a apresentar dispareunia, vaginismo e lubrificação inadequada. Os homens geralmente têm queixas relacionadas ao despertar sexual, em especial problemas com a ereção e a ejaculação. Essas alterações podem ter bases fisiológicas, ligadas à atividade epileptiforme em áreas cerebrais que controlam a sexualidade ou aos efeitos adversos das DAEs, que podem levar a alterações nos níveis dos hormônios sexuais. Por outro lado, a disfunção sexual também pode ser decorrente de razões psicológicas, como baixa auto-estima, medo de rejeição, depressão, ansiedade e medo de que a atividade sexual possa desencadear crises. A diminuição da libido ocorre especialmente em pacientes com crises parciais complexas, em geral quando essas crises originam-se nos lobos temporais (Epilepsy Foundation, 2005).

Tratamento antiepiléptico e níveis hormonais

O hipotálamo, através da secreção de GnRH, regula a secreção hipofisária de LH e FSH, substâncias que estimulam os ovários ou células de Leydig a produzir estrógenos e testosterona. A testosterona é convertida em diidrotestosterona e estrógeno, que por sua vez controlam a produção futura de GnRH. Além disso, os níveis circulantes de prolactina são modificados pela atividade do HPA (Morris III e Vanderkolk, 2005).

Vários estudos têm relatado alterações no HPA em pacientes com epilepsia (Herzog e cols., 1982); as drogas indutoras enzimáticas, como a carbamazepina e a fenitoína, estão associadas a uma diminuição importante dos níveis androgênicos, em parte decorrente da indução do metabolismo da testosterona para esteróides neuroativos, como o androstanediol e o estradiol. A diminuição da testosterona bioativa altera adversamente a função sexual e produz modificações associadas dos esteróides inibitórios e excitatórios neuroativos: a diminuição do sulfato de deidroepiandrosterona, o aumento do androstanediol e a elevação da relação androstanediol/estradiol constituem um mecanismo adicional da ação das DAEs para suprimir crises. Esse mecanismo parece ser mais relevante para a carbamazepina e a fenitoína que para a lamotrigina (Herzog e cols., 2005, Herzog e cols., 2006). As novas DAEs, como a gabapentina, a lamotrigina e o levetiracetam, parecem não alterar de modo importante os hormônios gonadais (Tatum IV e cols., 2004).

Disfunção sexual e reprodutiva em mulheres com epilepsia

Estudos clínicos têm mostrado que o estrógeno, com características pró-convulsivantes, e a progesterona, com propriedades anticonvulsivantes, têm papéis importantes na modulação do limiar convulsivo. As flutuações desses hormônios podem contribuir para o início da epilepsia na menarca (Herzog, 1991; Leporace e D'Abreu, 2003). Durante o ciclo menstrual, as crises catameniais podem decorrer da diminuição dos níveis de progesterona, ocorrendo em aproximadamente 2/3 das mulheres com epilepsia (Herzog e cols., 1997; Foldvary-Schaefer e cols., 2004). Além das flutuações hormonais, as alterações das concentrações das DAEs durante o ciclo menstrual podem levar a um aumento na freqüência de crises (Foldvary-Schaefer e cols., 2004). Também é possível observar aumento da freqüência de crises na perimenopausa e decréscimo dessa freqüência na pós-menopausa (Harden e cols., 1999). Pode ocorrer, em qualquer sexo e idade, aumento do risco para doenças ósseas pela diminuição da densidade óssea; as mulheres em pós-menopausa são, porém, especialmente susceptíveis às fraturas por osteoporose (Leporace e D'Abreu, 2003). Além desses aspectos, o início da menopausa pode ocorrer mais precocemente em mulheres com crises freqüentes (Harden e cols., 2003); esse fato possivelmente decorre do efeito das crises na função do eixo hipotálamo-hipofisário ou de mecanismos neurais gonadotrópicos.

Embora não existam evidências de que as epilepsias e as DAEs interfiram na maturação sexual, os distúrbios menstruais, como oligomenorréia e ciclos anovulatórios, são mais comuns em mulheres com epilepsia que em controles saudáveis, ocorrem mais freqüentemente em pacientes em politerapia, com crises refratárias e especialmente com o uso de valproato (Svalheim e cols., 2003).

A disfunção sexual em mulheres pode ser classificada em quatro categorias: distúrbios do despertar sexual, da libido, do orgasmo e dispareunia (Basson e cols., 2000).

Estudos de Morrell e cols. (2003) compararam a função sexual e os níveis hormonais em mulheres com epilepsia (em uso de diferentes DAEs em monoterapia) e em controles sem epilepsia. Os resultados mostram que mulheres em uso de fenobarbital ou fenitoína são mais propensas a apresentar disfunção sexual e ansiedade sexual quando comparadas com mulheres em uso de lamotrigina, gabapentina, valproato ou carbamazepina. Esses autores também relatam a importância fundamental dos aspectos psicológicos e psiquiátricos: altos níveis de ansiedade e depressão podem levar a quadros graves de disfunção sexual em pacientes com epilepsia parcial.

Também têm sido relatadas a diminuição grave da libido e a anorgasmia em mulheres com desordens do humor sob tratamento com valproato (Schneck e cols., 2002). Essa disfunção pode estar relacionada ao aumento da transmissão serotoninérgica, como a que é observada freqüentemente com o uso de inibidores seletivos da recaptação de serotonina (ISRS).

Os tratamentos para disfunção sexual em mulheres com epilepsia não diferem dos usados para o tratamento de mulheres da população em geral. A testosterona é muito importante para a função sexual normal, inclusive para a libido, tanto em homens quanto em mulheres, e sua reposição pode levar a bons resultados clínicos (Harden e cols., 2005).

Disfunção sexual e reprodutiva em homens com epilepsia

Anormalidades dos hormônios pituitários são observadas em pacientes com epilepsia e, em alguns homens e mulheres com crises generalizadas, pode-se observar aumento na liberação pulsátil e nas concentrações de LH; por outro lado, nos pacientes com epilepsia do lobo temporal, ocorre diminuição dessa liberação. Os níveis de prolactina também podem estar elevados no período interictal em pacientes de ambos os sexos com epilepsia, tanto parcial quanto generalizada.

A etiologia das disfunções sexuais e reprodutivas de homens com epilepsia parece ser multifatorial. Além das alterações hormonais propriamente ditas, as DAEs, os tipos de crise e a função testicular têm sido investigados como possíveis agentes causais. As alterações hormonais também podem ser decorrentes do aumento da globulina ligadora do hormônio sexual (SHBG), geralmente associada ao tratamento com as DAEs indutoras enzimáticas. O SHBG também pode ser o fator responsável pelo envelhecimento prematuro do sistema reprodutivo endócrino e dos órgãos reprodutores (Isojärvi e cols. 1995).

O funcionamento testicular normal é necessário para a expressão de caracteres sexuais secundários, através da produção de testosterona, e para a fertilidade, pela produção de espermatozóides. A redução do quociente testosterona/LH é uma medida sensível para a avaliação da disfunção testicular. As descargas epilépticas parecem estar associadas a diversos fatores: biodisponibilidade anormal de testosterona sérica e das concentrações de gonadotrofinas; respostas alteradas do LH à estimulação do GnRH e aumento das concentrações de prolactina sérica (Herzog e cols. 1986; Molaie e cols. 1986). Sugere-se que os aumentos nas concentrações total e livre da testosterona, observados após cirurgia para epilepsia, podem ser devidos à redução das descargas epilépticas interictais (Bauer e cols., 2000). Entretanto, sugeriu-se posteriormente que a própria epilepsia pode interferir na produção de testosterona testicular de outras maneiras que não a redução da secreção de LH causada pelas descargas ictais ou interictais (Bauer e cols., 2004).

Atividade sexual após cirurgia para epilepsia

Klüver e Bucy (1939) descreveram alteração do comportamento sexual em macacos *rhesus* após lobectomia temporal bilateral: atividade sexual aumentada e indiscriminada, inclusive com animais do mesmo sexo, de espécies diferentes e com objetos inanimados. Esse comportamento foi chamado de hipersexualidade e é considerado o achado central da síndrome de Klüver-Bucy. Estudos subseqüentes em animais conseguiram reproduzir esse comportamento também após a ablação bilateral da amígdala (Schreiner e Kling, 1953; Walker, 1973).

O aumento da atividade sexual em pacientes com síndrome de Klüver-Bucy é qualitativamente diferente do que ocorre na síndrome em animais e pode ser interpretado como menos seletivo. Por outro lado, o aumento do interesse sexual, observado em pacientes após tratamento cirúrgico ressectivo para epilepsia do lobo temporal, não inclui comportamento sexual indiscriminado (Baird e cols., 2004).

O tratamento cirúrgico das epilepsias tem um impacto muito grande no ajustamento psicossocial (Bladin, 1992; Wilson e cols., 2000) e alguns pacientes relatam importantes modificações na função sexual após a cirurgia (Bladin, 1992; Wilson e cols., 2001; Baird e cols., 2002).

Baird e cols. (2003) relatam que um grupo de pacientes refere melhora da função sexual já nos três primeiros meses após o procedimento cirúrgico. As modificações acentuadas de função sexual ocorreram mais no sexo feminino que no masculino, mais nos pacientes submetidos a ressecção temporal que a extratemporal e principalmente nos pacientes submetidos a cortico-amigdalo-hipocampectomia à direita. As descargas localizadas à direita podem estar associadas ao hipogonadismo hipogonadotrópico, que inclui, entre outros sintomas, a diminuição do interesse sexual. A maioria dos pacientes relata aumento no interesse sexual após o tratamento cirúrgico e, embora a ressecção cortical possa melhorar a função sexual na maioria dos pacientes, em alguns pode ocorrer hipersexualidade, inclusive com atividade masturbatória excessiva (Ozmen e cols., 2004).

Portanto, embora a maioria dos pacientes relate aspectos positivos na melhora da função sexual, para alguns a diferença é negativa, pois modificações no comportamento sexual podem ter forte impacto desfavorável sobre relacionamentos pré-estabelecidos (Baird e cols., 2003).

Comentários finais

A qualidade de vida é a resultante de muitos fatores. A sexualidade de homens e mulheres, o relacionamento afetivo e a reprodução constituem, para muitos indivíduos, aspectos fundamentais para uma vida plena. Saúde e função sexual estão intimamente conectadas, e o sexo é um direito humano básico. Sabe-se também que as pessoas que têm vida sexual ativa e satisfatória vivem mais tempo e com melhor qualidade de vida do que as pessoas sem atividade sexual.

O HPA e seus hormônios podem ser afetados por diferentes tipos de epilepsia e bastante afetados por algumas DAEs. As reduções da testosterona livre em homens e dos estrógenos em mulheres que usam drogas indutoras enzimáticas podem levar à redução da sexualidade. As crises também podem afetar a secreção hormonal. A lobectomia temporal pode reverter as alterações hormonais se for obtido o controle completo das crises epilépticas, podendo levar à normalização da sexualidade.

Não existem soluções definitivas para homens e mulheres com epilepsia que apresentem problemas com a fertilidade e com a sexualidade. A educação, o cuidado efetivo desses pacientes, as intervenções psicossociais e os tratamentos hormonais podem ser necessários para os pacientes que apresentam dificuldades. Além disso, as mulheres com epilepsia têm preocupações adicionais, relacionadas à contracepção, à gestação e aos cuidados com a criança.

A diminuição do fluxo sangüíneo genital e os fatores psicológicos, como ansiedade, baixa auto-estima e estigmatização, contribuem fortemente para a ocorrência das disfunções sexuais. A disfunção do eixo hipotálamo-hipofisário e os efeitos das DAEs também podem contribuir para a ocorrência dessas disfunções.

Auto-estima nada mais é que a qualidade de quem se valoriza e demonstra confiança em seus atos e julgamentos. A verdadeira auto-estima é a aceitação de si mesmo, independentemente de limitações, defeitos ou doenças. É sentir-se acolhido por si mesmo. A pessoa com baixa auto-estima dificilmente vai se integrar socialmente ou iniciar e manter relacionamentos saudáveis. Qualidade de vida é a resultante de muitos fatores, dentre os quais a sexualidade, as relações interpessoais e a reprodução, que, para a maioria dos indivíduos, constituem pontos fundamentais para uma vida plena.

Referências bibliográficas

Baird AD, Wilson SJ, Bladin PF, e cols. Hypersexuality after temporal lobe resection. *Epilepsy Behav*. 2002; 3:173-81.

Baird AD, Wilson SJ, Bladin PF, e cols. Sexual outcome after epilepsy surgery. *Epilepsy Behav*. 2003; 4:268-78.

Baird AD, Wilson SJ, Bladin PF, e cols. The amygdala and sexual drive: insights from temporal lobe epilepsy surgery. *Ann Neurol*. 2004; 55:87-96.

Basson R, Berman J, Burnett A, e cols. Report of the International Consensus Development Conference of Female Sexual Dysfunction: definitions and classifications. *J Urol*. 2000; 163:888-97.

Bladin PF. Psychosocial difficulties and outcome after temporal lobectomy. *Epilepsia*. 1992; 33:898-907.

Bartlik B, Rosenfeld S, Beaton C. Assessment of sexual functioning: sexual history taking for health care practioners. *Epilepsy Behav*. 2005; 7 (suppl 2): S15-21.

Bauer J, Blumenthal S, Reuber M, Stoffel-Wagner B. Epilepsy syndrome, focus location, and treatment choice affect testicular function in men with epilepsy. *Neurology*. 2004; 62:243-6.

Bauer J, Stoffel-Wagner B, Flügel D, e cols. Serum androgens return to normal following temporal lobe epilepsy surgery in men. *Neurology*. 2000; 55:820-4.

Foldvary-Shaefer N, Harden C, Herzog A, e cols. Hormones and seizures. *Cleve Clin J Med*. 2004; 71 (suppl 2):S11-8.

Harden CL, Pulver MC, Ravdin L, e cols. The effect of menopause and perimenopause on the course of epilepsy. *Epilepsia*. 1999; 40:1402-7.

Harden CL, Koppel BS, Herzog AG, e cols. Seizure frequency is associated with age at menopause in women with epilepsy. *Neurology*. 2003; 61:451-5.

Harden CL. Sexuality in women with epilepsy. *Epilepsy Behav*. 2005; 7 (suppl 2):S2-6.

Epilepsy Foundation. Epilepsy and sexuality; 2005. Disponível em: http://www.epilepsyfoundation.org/answerplace/Life/adults/womwn/professional/sexuality.cfm

Herzog AG, Seibell MM, Schomer DL, e cols. Reproductive endocrine disorders in men with partial seizures of temporal lobe origin. *Arch Neurol*. 1986; 43:347-50.

Herzog AG, Russell V, Vaitukaitis JL, e cols. Neuroendocrine dysfunction in temporal lobe epilepsy. *Arch Neurol*. 1982; 39:133-5.

Herzog AG. Reproductive endocrine considerations and hormonal therapy for women with epilepsy. *Epilepsia*. 1991; 32 (suppl 6):S27-33.

Herzog AG, Klein P, Ransil BJ. Three patterns of catamenial epilepsy. *Epilepsia*. 1997; 38:1082-8.

Herzog AG, Drislane FW, Schomer DL, e cols. Differential effects of antiepileptic drugs on sexual function and hormones in men with epilepsy. *Neurology*. 2005; 65:1016-20.

Herzog AG, Drislane FW, Schomer DL, e cols. Differential effects of antiepileptic drugs on neuroactive steroids in men with epilepsy. *Epilepsia*. 2006; 47(11):1945-8.

Isajärvi JI, Repo M, Pakarinen, e cols. Carbamazepine, phenytoin, sex hormones and sexual function in men with epilepsy. *Epilepsia*. 1995; 36:366-70.

Liporace J, D'Abreu. Epilepsy and women's health: family planning, bone health, menopause, and menstrual-related disorders. *Mayo Clin Proc*. 2003; 78:497-506.

Molaie M, Culebras A, Miller M. Effect of interictal epileptiform discharges on nocturnal plasma prolactin concentrations in epileptic patients with complex partial seizures. *Epilepsia*. 1986; 27:724-8.

Montouris G, Morris III GL. Reproductive and sexual dysfunction in men with epilepsy. *Epilepsy Behav*. 2005; 7 (suppl 2):S7-14.

Morrell MJ, Pack AM, Flynn KL, e cols. Sexual dysfunction, steroid hormone abnormalities and depression in women with epilepsy treated with antiepileptic drugs. *Epilepsia*. 2003; 44 (suppl 9):290.

Morrell MJ, Montouris GD. Reproductive disturbances in patients with epilepsy. *Cleve Clin J Med*. 2004; 71 (suppl 2):S19-24.

Morris III GL, Vanderkolk C. Human sexuality, sex hormones, and epilepsy. *Epilepsy Behav*. 2005; 7 (suppl 2):S22-8.

Ozmen M, Erdogan A, Duvenci S, e cols. Excessive masturbation after epilepsy surgery. *Epilepsy Behav*. 2004; 5:133-6.

Schneck CD, Thomas MR, Gundersen D. Sexual side effects associated with valproate. *J Clin Psychopharmacol*. 2002; 22:532-4.

Schreiner L, Kling A. Behavioral changes following rhinencephalic injury in cat. *Neurophysiol*. 1953; 16:643-59.

Stevenson RW. Sexual medicine: why psychiatrists must talk to their patients. *Can J Psychiatry*. 2004; 49:673-7.

Svalheim S, Tauboll E, Bjornenak T, e cols. Do women with epilepsy have increased frequency of menstrual disturbances?. *Seizure*. 2003; 12:529-33.

Tatum IV WO, Liporace J, Benbadis SR, e cols. Updates on the treatment of epilepsy in women. *Arch Intern Med*. 2004; 164:137-45.

Walker AE. Man and his temporal lobes. John Hughlings Jackson Lecture. *Surg Neurol*. 1973; 1:69-79.

Wilson SJ, Bladin PF, Saling MM. The "burden of normality": concepts of adjustment after seizure surgery. *J Neurol Neurosurg Psychiatry*. 2001; 70:649-56.

Wilson SJ, Bladin PF, Saling MM, e cols. The longitudinal course of adjustment after seizure surgery. *Seizure*. 2000; 10:165-72.

Reabilitação e readaptação profissional dos pacientes com epilepsia

Leila Frayman

Qualidade de vida e epilepsia

Segundo a Organização Mundial de Saúde (OMS), *qualidade de vida* é a percepção do indivíduo sobre sua posição na vida em relação aos seus objetivos e expectativas, considerando-se o contexto da cultura e o sistema de valores nos quais ele vive.

A epilepsia, em função das crises epilépticas e de sua cronicidade, é condição que altera a vida do portador tanto no aspecto físico quanto no psicossocial. É uma síndrome estigmatizada, que pode restringir as atividades diárias, interferindo nas condutas da escola, da família, no lazer e no trabalho, onde o indivíduo epiléptico é superprotegido ou rejeitado (Frayman, 2002).

Impacto da epilepsia no trabalho

O trabalho sempre esteve associado ao fator de ajustamento psicossocial, à construção de uma identidade, ao senso de ser útil e ter um valor perante a sociedade. Pesquisas mostram que estar empregado é um dos aspectos mais importantes da qualidade de vida (QV) de pessoas com epilepsia e, quando o desemprego acontece, podem surgir problemas emocionais e comportamentais (De Boer, 2005; Salgado e Souza, 2002).

Na idade economicamente ativa, entre as atividades diárias, as dificuldades dos portadores de epilepsia no trabalho são as mais citadas pelos vários autores (Borges e Pissolatti, 2000; Jacoby e cols., 2005; Salgado e Souza, 2002). Além disso, o desemprego e o subemprego foram identificados como os dois problemas mais sérios que os adultos com epilepsia enfrentam. Há evidências de que a epilepsia está associada a altas taxas de desemprego e subemprego (Souza e cols., 2000); em áreas com muitos desempregados, epilépticos têm maior dificuldade em arranjar trabalho (Elwes e cols., 1991).

As dificuldades do paciente com epilepsia ocorrem desde a fase admissional até a requalificação ao trabalho. Abrangem fatores como as crises em si, os efeitos da medicação, a falta de qualificação, a baixa escolaridade, a baixa auto-estima, as restrições legais e, por fim, o preconceito e a desinformação dos empregadores (Borges e cols., 2000b; Salgado e Souza, 2002).

Salgado e Souza (2002), em sua pesquisa, analisaram dois subgrupos de pacientes epilépticos: com trabalho (69,4%) e sem trabalho (30,6%). No grupo dos que estavam empregados, 29% disseram que a epilepsia causou problemas para a realização de seu trabalho, 22% ficaram afastados devido à epilepsia e 44% ficaram preocupados com a perda do emprego. No grupo dos desempregados, 61,3% disseram que a epilepsia causou problemas para a realização de seu trabalho, 60,2% ficaram afastados do trabalho devido à epilepsia e 49,5% ficariam preocupados com a perda do emprego se estivessem empregados. A ausência de relação significativa entre os dois subgrupos na questão sobre preocupação com a possibilidade de perder o emprego (44% e 49,5%) mostra a grande importância de estar empregado.

Relação das síndromes e crises epilépticas com o trabalho

As síndromes e crises epilépticas estão intimamente relacionadas à QV e, em conseqüência, com a questão do trabalho. Frayman e cols. (1999), estudando através do QOLIE-10 a QV de pacientes epilépticos, antes e depois de serem submetidos ao tratamento cirúrgico bem-sucedido, observaram que na comparação entre os dois questionários houve uma melhora em 70% das perguntas após a cirurgia, mostrando que a ausência de crises melhora substancialmente a QV.

Borges e cols. (2000a), por meio da análise de uma amostra de 412 pacientes epilépticos, concluíram que as síndromes epilépticas influenciaram significativamente a capacidade laborativa dos pacientes. Os portadores de síndromes idiopáticas foram os menos comprometidos, enquanto os sintomáticos são os mais prejudicados. O grupo dos que trabalham apresentou forte interdependência com a síndrome epiléptica idiopática, enquanto na categoria dos que não trabalham houve maior relação com a síndrome epiléptica sintomática. A forte interdependência entre as epilepsias idiopáticas com a categoria dos que estavam empregados está ligada à ausência de crises ou à presença de crises mais sutis, não convulsivas, devido à facilidade do controle medicamentoso dessas síndromes.

A maior perda da capacidade laborativa ocorre entre os portadores de epilepsia com crises parciais, com evolução para crises complexas e para generalização tônico-clônica (Ratsepp e cols., 2000). Contudo, a duração da epilepsia não influenciou a condição de desempregados e aposentados. Yagi (1998) revisou vários estudos de casos com epilepsias refratárias e também observou que as pessoas com crises de difícil controle têm mais dificuldade em relação ao trabalho.

Outro achado importante, quando se estuda o binômio epilepsia–trabalho, é a migração entre as modalidades de trabalho, desemprego e aposentadoria dos portadores de epilepsia. Borges e Pissolatti (2000) observaram que houve significativo fluxo de pacientes epilépticos para as modalidades de trabalho informal, que requerem pouca qualificação, e um forte movimento dos pacientes desempregados para o contingente de aposentados. Eles sugerem que esta segunda migração, no Brasil, pode estar sob duas influências singulares: a Lei do Deficiente Físico (1997), que facilitou a aposentadoria dos portadores de epilepsia, e a insistência cultural do epiléptico e dos seus familiares em obter a aposentadoria, mais como complemento salarial do que por real incapacidade ao trabalho causado pela epilepsia.

O custo de uma pessoa improdutiva, que necessita de tratamento de saúde complexo, é alto. Nos Estados Unidos, o custo anual dos casos de epilepsia, incluindo custos médicos e perda da produtividade, foi estimado em 12,5 bilhões de dólares em 1995 (CDC, 2005).

Hamer e cols. (2006) realizaram um estudo piloto para estimar os custos diretos e indiretos das epilepsias refratárias em um centro de tratamento de epilepsia na Alemanha. Concluiu-se que, com pacientes adultos, os custos indiretos eram maiores que os custos diretos, que representavam 39% do custo total. A medicação antiepiléptica contribuía com a maior parcela desses custos. Já os custos indiretos (61%) eram causados principalmente por aposentadorias precoces.

Outro fator importante dentro desse contexto é o preconceito dos empregadores que, por falta de conhecimento, não empregam portadores de epilepsia com medo de terem seus custos aumentados com acidentes de trabalho, licenças médicas, ausências e afastamentos. Mesmo quando o indivíduo relata que suas crises estão controladas ou em remissão, esse medo por parte dos empregadores existe (Jacoby e cols., 2005). Diante de tal situação, o indivíduo portador de epilepsia, com baixa auto-estima, tende a aceitar subempregos ou a ficar desempregado, recorrendo à previdência social.

As pesquisas supracitadas mostram que os serviços de epilepsia devem estar mais atentos ao apoio, à quantidade e à qualidade das informações transmitidas aos portadores de epilepsia. Também é necessário estender o acesso a essas informações aos familiares, amigos, empregadores e colegas de trabalho.

Epilepsia e reabilitação profissional

Pouquíssimo se fala, na literatura, sobre centros de reabilitação profissional para portadores de epilepsia (Chaplin e cols., 1998b; Durwen e Diehl, 1993; Gomes, 2000).

No Brasil, um estudo feito com quinze indivíduos portadores de epilepsia, em um centro de reabilitação profissional no Rio de Janeiro, não revelou nenhum sucesso importante na reabilitação dessas pessoas (Gomes, 2000). A predominância era de homens em idade economicamente ativa, com epilepsia relacionada a acidentes. No Brasil, é muito comum que as mulheres optem por trabalhar como empregadas domésticas.

Os baixos resultados de reabilitação profissional desses indivíduos, segundo Gomes (2000), podem estar relacionados à alta freqüência de crises, ao tipo de crise, à politerapia com efeitos colaterais e ao baixo padrão sócio-econômico e cultural. Também se devem considerar as altas taxas de desemprego no país, uma vez que o portador de epilepsia leva desvantagem na competição por uma vaga. Os resultados do estudo denotam a fragilidade do serviço, que não individualizou as necessidades desses portadores de epilepsia.

Os programas de reabilitação deveriam incluir os centros de treinamento profissional, que dariam a formação prática, integrados aos centros de tratamento das epilepsias, onde equipes multiprofissionais trabalhariam tendo em vista a inclusão social dos pacientes epilépticos, diminuindo suas limitações. É necessário considerar, tanto quanto possível, o controle das crises, a redução dos efeitos colaterais das medicações, a psicoterapia para o paciente e seus familiares, as informações sobre a epilepsia para a sociedade e a atuação, junto aos governantes, para criar leis mais específicas para esses pacientes (Olsson e cols., 1997; Troxell, 1997). Desse modo, as múltiplas desvantagens sociais e os grandes custos, tanto individuais quanto da sociedade, poderiam ser evitados. Isso resultaria, principalmente, em uma melhor QV para os portadores de epilepsia (Chaplin e cols., 1998a; Durwen e Diehl, 1993).

Referências bibliográficas

Akimoto H. What I learnt from studying epilepsy: epileptology and myself. *Psychiatry Clin Neurosci.* 2004; 58(2):101-9.

Borges MA, Cordeiro JA, de Marchi NSA, Sato AK, Aleixo FV, Cordeiro JA. As síndromes e crises epilépticas e suas relações com trabalho – Estudo prospectivo ambulatorial em 412 pacientes. *Arq Neuropsiquiatr.* 2000; 58(3A):691-7.

Borges MA, Cordeiro JA, Delgado AS. Duração e faixa etária da epilepsia e suas correlações com trabalho – Estudo prospectivo ambulatorial em 379 epilépticos. *Arq Neuropsiquiatr.* 2000; 58(2A):288-91.

Borges MA, Pissolatti AF. Migração de 81 epilépticos entre as modalidades de trabalho, desemprego e aposentadoria. Três anos de seguimento ambulatorial. *Arq Neuropsiquiatr.* 2000; 58(1):107-11.

Center for Disease Control and Prevention (CDC). Prevalence of epilepsy and health-related quality of life and disability among adults with epilepsy-South Carolina, 2003 and 2004. *MMWR Morb Mortal Wkly Rep.* 2005; 54(42):1080-2.

Chaplin JE, Western A, Tomson T. Factors associated with the employment problems of people with established epilepsy. *Seizure.* 1998; 7(4):299-303. (a)

Chaplin JE, Western A, Tomson T. The perceived rehabilitation needs of a hospital-based outpatient sample of peoples with epilepsy. *Seizure.* 1998; 7(4):329-35. (b)

De Boer HM. Overview and perspectives of employment in people with epilepsy. *Epilepsia.* 2005; 46 (suppl 1):52-4.

Durwen HF, Diehl LW. Medical psychosocial rehabilitation and prevention in patients with epilepsy. *Versicherungsmedizin.* 1993; 45(3):93-9.

Elwes RDC, Marshall J, Beattie A, Newman PK. Epilepsy and employment: a community based survey of high unemployment. *J Neurol Neurosurg Psychiatry.* 1991; 54:200-3.

Frayman L, Cukiert A, Forster C, Ferreira VB, Buratini JA. Qualidade de vida de pacientes submetidos à cirurgia de epilepsia. *Arq Neuropsiquiatr.* 1999; 57-63.

Frayman L. Qualidade de vida em epilepsia refratária. In: Cukiert A. *Tratamento clínico e cirúrgico das epilepsias de difícil controle.* São Paulo: Lemos Editorial; 2002. p. 359-61.

Gomes MM. Client with epilepsy in a work brazilian rehabilitation center. *Arq Neuropsiquiatr.* 2000; 58(2A):227-32.

Hamer HM, Spottek A, Aletsee C, e cols. Direct and indirect costs of refractory epilepsy in a tertiary epilepsy center in Germany. *Epilepsia.* 2006; 47(12):2165-72.

Jacoby A, Gorry J, Baker GA. Employers' attitudes to employment of people with epilepsy: still the same old story?. *Epilepsia*. 2005; 46(12):1978-87.

Olsson I, Chaplin J, Ekstedt J. Extensive rehabilitation needed in epilepsy. Different models for varying needs. *Lakartidningen*. 1997; 94(28-9):2572-5.

Ratsepp M, Oun A, Haldre S, Kaasik AE. Felt stigma and impact of epilepsy on employment status among Estonian people: exploratory study. *Seizure*. 2000; 9(6):394-401.

Salgado PCB, Souza APS. Impacto da epilepsia no trabalho. Avaliação da qualidade de vida. *Arq Neuropsiquiatr*. 2002; 60(2B):442-5.

Souza EAP, Guerreiro MM, Guerreiro CAM. Qualidade de vida. In: Guerreiro CAM, e cols.. *Epilepsia*. 3ª ed. São Paulo: Lemos Editorial; 2000. p. 223-9.

Troxell J. Epilepsy and employment: the Americans with Disabilities Act and its protections against employment discrimination. *Med Law*. 1997; 16(2):375-84.

Yagi K. Epilepsy: comprehensive care, quality of life, and factors preventing people with epilepsy from being employed. *Clin Ther*. 1998; 20 (suppl A): A19-29.

Qualidade de vida de crianças autistas com epilepsia

Carolina Inácio Lobo de Araújo
Sandra L. Ribeiro do Valle
Margareth Neves Montenegro
Rosane Lowenthal
Marcos T. Mercadante

Transtornos invasivos do desenvolvimento (TIDs)

O autismo e os transtornos invasivos do desenvolvimento (TIDs) fazem parte de um grupo de distúrbios da socialização com início precoce (geralmente antes dos três anos) e curso crônico (Klin, 2006). São definidos como desordens duradouras e persistentes do comportamento; os portadores desse quadro clínico demonstram uma diminuição qualitativa da comunicação e da interação social, restrição de interesses, além de comportamentos estereotipados e maneirismos (WHO, 1993; APA, 1995).

Os diagnósticos dos TIDs e do autismo baseiam-se atualmente nos critérios internacionais propostos pela Classificação Internacional das Doenças Mentais (CID) e pelo Manual Diagnóstico e Estatístico de Transtornos Mentais (DSM). Na quarta edição revisada do DSM, fazem parte dos TIDs: autismo, transtorno de Asperger, TID – sem outra especificação (TID-SOE), transtorno de Rett e transtorno desintegrativo da infância (APA, 1995).

As apresentações clínicas podem variar em relação tanto à sintomatologia quanto ao grau de comprometimento. Esses transtornos configuram-se como distúrbios do neurodesenvolvimento decorrentes de alterações nos circuitos do cérebro social, interferindo nos processos de desenvolvimento social, cognitivo e da comunicação. A heterogeneidade das manifestações comportamentais e os diferentes graus de acometimento estão relacionados a uma possível natureza multidimensional do transtorno.

Apesar de sua etiologia não estar totalmente estabelecida, diversos estudos sugerem associações desses transtornos com alterações genéticas e de bases neurobiológicas, além de fatores ambientais, como acidentes pré-natais, distúrbios metabólicos e infecções pós-natais (Slonims, 2003). Portanto, qualquer tentativa de compreender tais transtornos requer uma análise em diferentes níveis — do comportamento à cognição, da neurobiologia à genética, e as estreitas interações entre cérebro, ambiente e comportamento ao longo do tempo (Klin e Mercadante, 2006).

A severidade dos sintomas dos TIDs está associada à presença ou não de retardo mental. Algumas condições estão invariavelmente ligadas a um déficit intelectual (síndrome de Rett e transtorno desintegrativo da infância), enquanto outras podem ou não cursar com retardo mental (autismo e TID-SOE); por fim, há condições que geralmente ocorrem com uma inteligência normal (síndrome de Asperger).

O autismo clássico e a síndrome de Asperger são os mais conhecidos entre os TIDs. Esses indivíduos geralmente exibem alterações cognitivas que acarretam dificuldades para compreender situações sociais e as regras implícitas do relacionamento interpessoal, comunicar-se de maneira interativa, lidar com situações inusitadas e ser capaz de regular os seus comportamentos de acordo com o contexto. Dessa maneira, são indivíduos normalmente inflexíveis, apegados à rotina e a interesses específicos, o que os torna muitas vezes inadequados e desadaptados socialmente.

Epidemiologia

O primeiro estudo epidemiológico sobre autismo foi realizado em 1966 na Inglaterra, por Lotter, que encontrou uma prevalência de 4,1/10.000 crianças entre oito e dez anos. Desde então, o transtorno tem se tornado menos raro: dezenas de estudos epidemiológicos vêm sendo publicados, e observa-se um considerável aumento na prevalência com o passar dos tempos. Durante o período de 1966 a 1991, a prevalência média para autismo infantil encontrada nos estudos era de 4,4/10.000. Posteriormente, a prevalência atingiu 12,7/10.000 nos estudos realizados até 2001; os índices mais atuais sugerem 10 para 10.000 indivíduos com autismo clássico e de 30 a 60 para 10.000 para o espectro autista (Williams, Brayne e Higgins, 2006). Há evidências na literatura de que há maior incidência de autismo em meninos do que em meninas — a proporção é de quatro meninos para cada menina (Charman, 2002); interessante observar que essa proporção tende a ser menor na presença de retardo mental (2:1) (Klin, 2006).

Algumas razões vêm sendo descritas na literatura para explicar o possível aumento na prevalência de autismo: 1) a ampliação do conceito de autismo, que passou a ser entendido como um espectro de condições; 2) maior conscientização de clínicos e da comunidade sobre as manifestações do autismo; 3) detecção mais eficiente dos casos sem deficiência mental e o reconhecimento de que o autismo pode estar associado a outras condições; 4) melhora nos serviços de atendimento a essa população, o que incentiva o diagnóstico; 5) realização de mais estudos epidemiológicos com grandes populações, o que contribui para a detecção de novos casos; 6) mudanças na metodologia dos estudos (idade da amostra e critérios diagnósticos) e 7) possibilidade de um verdadeiro aumento do número de casos, associada a um provável aumento dos fatores de risco (causas ambientais) (Fombonne, 2003; Williams e cols., 2006).

O autista epiléptico

A epilepsia é muito comum nos TIDs e deve ser reconhecida como um problema clínico adicional a ser tratado. Sua prevalência varia entre 8 e 42% no autismo (Canitano, 2005), e essa variação parece relacionada à heterogeneidade das populações clínicas estudadas no que se refere ao diagnóstico, à idade e ao nível mental (Canitano, 2007). Uma estimativa conservadora de epilepsia no autismo é de aproximadamente 25% (Tuchman, 2002). Diversos estudos sugerem uma distribuição bimodal quanto ao risco da epilepsia em crianças com TID: um pico de incidência no primeiro ano de vida e outro na adolescência. O segundo pico, na adolescência, é mais alto entre 17-18 anos; a partir dessa idade, o risco diminui gradualmente (Volkmar, 1990).

Para Canitano (2005), a elevada prevalência de epilepsia no autismo parece estar associada à presença de co-morbidades e doença neurológica de base, mais do que ao autismo *per se*. Pavone e cols. (2004) encontraram uma prevalência de epilepsia de 7,4%, no autismo primário e de 55% no autismo secundário. As crises epilépticas são mais freqüentes quando o autismo está associado a retardo mental e quando há sinais neurológicos adicionais. Esses indivíduos devem ser cuidadosamente acompanhados (Steffenburg, 2003). Vale notar que os prejuízos cognitivos que podem estar presentes logo no início do diagnóstico de autismo tendem a agravar-se quando do surgimento e curso do quadro epiléptico (Elger, 2004).

Qualidade de vida no autista epiléptico

Os avanços nos tratamentos, a possibilidade de controle das enfermidades e o aumento da sobrevida das pessoas acometidas por doenças tornaram possível uma ênfase maior na melhoria na qualidade de vida (QV) nos campos da promoção da saúde e da prevenção de doenças (Schuttinga, 1995).

QV é definida como "a percepção do indivíduo sobre a sua posição na vida, no contexto da cultura e dos sistemas de valores nos quais ele vive, e em relação a seus objetivos, expectativas, padrões e preocupações" (Grupo WHOQOL, 1995). No âmbito da saúde, o conceito de QV leva em consideração uma percepção subjetiva da doença, peculiar à maneira como cada indivíduo a vivencia e o impacto sobre diversos aspectos das vidas pessoal e social. Ela tem sido avaliada em diferentes condições de saúde, com especial atenção às doenças crônicas, como problemas renais, pulmonares, doenças mentais e câncer (Baker, 1995).

A epilepsia, por ser uma doença crônica, afeta a vida do indivíduo interferindo em aspectos emocionais, físicos e sociais. A epilepsia tende a possuir um maior impacto na saúde mental e social do que na saúde física, em comparação com outras doenças crônicas (Vickrey, 1993). Esse quadro pode ser justificado pelo fato de que o indivíduo com epilepsia tem a percepção de sua doença através das crises que sofre. Mesmo quando as crises não ocorrem, a preocupação do indivíduo em tê-las novamente é uma constante, alterando significativamente sua QV.

A co-morbidade entre epilepsia e autismo configura um quadro complexo no que diz respeito ao conceito de qualidade de vida. As crianças autistas geralmente apresentam um prejuízo da linguagem e da crítica sobre sua própria condição; muitas vezes, não são capazes de relatar ou mesmo julgar suas experiências conforme o contexto social e o sistema de valores em que vivem. No entanto, algumas crianças autistas podem apresentar um desenvolvimento parcial ou relativamente independente, com níveis intelectuais dentro da normalidade (Klin, 2000), facilitando os estudos de qualidade de vida nessa população.

Elias e Assumpção (2006) compararam crianças autistas de alto funcionamento com crianças normais e observaram que as primeiras apresentavam níveis inferiores de desempenho adaptativo, conforme mensurado em escala para preenchimento dos pais (*Vineland Adaptative Behavior Scales*). Esses achados permitiriam concluir que as crianças autistas teriam pior qualidade de vida, ao considerar que os déficits funcionais levariam a um comprometimento do bem-estar. No entanto, como ressaltado pelo próprio estudo, é impossível estabelecer se desempenho adaptativo abaixo dos parâmetros da normalidade seria sinônimo de baixa qualidade de vida, na medida em que representa apenas um componente do estado de saúde dessas crianças, e não a sua globalidade.

Por outro lado, a aplicação de uma escala de qualidade de vida (AUQEI – *Autoquestionnaire Qualité de Vie Enfant Image*) nessas crianças e em controles demonstrou índices de QV semelhantes entre os grupos. Para os autores, isso se justifica pelo fato de que as crianças autistas apresentam comprometimento mental. Esse déficit ocasionaria dificuldade em se colocar no lugar das outras pessoas ou em reconhecer o que a outra pessoa pode pensar ou sentir; isso permitiria, então, que elas se auto-avaliassem de maneira mais positiva e satisfatória do que uma criança não autista da mesma idade.

Levando em consideração os resultados do estudo citado, acredita-se que a criança autista, epiléptica ou não, em sua percepção de mundo, pode perceber-se como tendo uma boa qualidade de vida, independentemente de seus déficits funcionais. Desse modo, os programas de intervenção para essa população devem levar em conta as necessidades e os interesses de cada indivíduo em sua relação com o meio. Segundo Baron-Cohen (1985), todo indivíduo pode viver de forma saudável na sua condição de saúde ou doença, dependendo dos significados, atitudes e valores que atribuem às situações vivenciadas.

Se, por um lado, as crianças autistas parecem perceber-se como tendo uma boa qualidade de vida, o comprometimento de suas condições físicas e cognitivas aumenta a necessidade de cuidados e a dependência de pais e cuidadores. Esses fatores podem acarretar estresse em potencial para os familiares (Schmidt e Bosa, 2003). O impacto, sobre os pais, das dificuldades próprias do transtorno irá depender de uma complexa interação entre a severidade das características da criança e as de personalidade dos pais, além da possibilidade de recursos comunitários e sociais (Konstantareas e cols., 1992; Silva e Dessen, 2003).

Dessa forma, a possibilidade de uma QV positiva nas crianças autistas epilépticas é influenciada por múltiplos fatores que envolvem, principalmente, as condições social e familiar. É fundamental ter em mente que qualquer programa de intervenção terapêutica de suporte emocional deve focar tanto a criança autista quanto sua família.

Intervenções medicamentosas: abordagem compreensiva

O tratamento das convulsões em pacientes com TID não difere daquele em indivíduos sem TID, mas o risco de convulsões pode tornar-se um fator na seleção dos medicamentos usados para tratar distúrbios comportamentais. Talvez esse seja um dos motivos pelos quais se relata que essa classe de medicamentos é a mais comumente prescrita para pacientes com TID. O segundo determinante deve-se às características que os anticonvulsivantes vêm demonstrando em estabilizar o humor.

Todos os tipos de convulsão são observados em portadores de TID, e o efeito dos medicamentos em controlar essas crises parece não diferir da população em geral, embora sejam raros os estudos dirigidos a esse aspecto (Kagan-Kushnir e cols., 2005). Por outro lado, existe uma quantidade um pouco maior de estudos que avaliam o uso dos anticonvulsivantes no controle de alguns dos sintomas observados em pessoas com TID; porém, a grande maioria é de estudos abertos não controlados, ou apenas descrições de casos. Entre os diversos tipos de anticonvulsivantes, o valproato está entre os mais estudados; há também trabalhos dedicados a carbamazepina, topiramato, lamotrigina, fenobarbital, fenitoína, clonazepam etc. (Canitano, 2007).

Intervenções não-medicamentosas (psicoeducacionais)

Intervenção junto à família

O suporte social e emocional aos pais pode ser feito por meio de grupos de apoio, levando em conta as diferenças e particularidades de cada família, para que a informação e o auxílio prestados possam atender às suas necessidades específicas (Lord e Rutter, 2002). A troca de informações pelos familiares nos grupos de apoio fornece suporte emocional, através da interação social que ocorre com troca e compreensão mútua.

O trabalho realizado por profissionais no grupo de apoio pode auxiliar as famílias a avaliar os fatores de estresse, bem como seus recursos para enfrentá-los e solucioná-los (McCubbin, 1983). Com base no conceito de resiliência dos familiares, o grupo de apoio viabiliza a reestruturação dos papéis, das regras, dos padrões de interação familiar e suas relações com a comunidade. Além do apoio emocional, a orientação sobre a prática cotidiana com a criança e as informações sobre o espectro do autismo também são fundamentais. Também é importante instruir os familiares acerca das vantagens e desvantagens dos diferentes tratamentos, permitindo aos pais assumirem um papel mais ativo no processo terapêutico da criança com TID (Howlin, 1998).

Intervenção junto à criança

De acordo com alguns autores, o planejamento do tratamento deve ser fundamentado nas etapas de vida do indivíduo (Aman, 2005), devendo-se priorizar o estímulo das potencialidades, o desenvolvimento da autonomia e a melhoria da qualidade de vida. Desse modo, recomenda-se, para as crianças, terapia focada na linguagem, interação social/comunicação, educação especializada e suporte familiar. Com os adolescentes, os focos seriam habilidades sociais, terapia ocupacional e educação sexual. Já com os adultos, as prioridades estariam relacionadas às questões de moradia e tutela (Bosa, 2006).

Crianças com significativo prejuízo das habilidades verbais podem beneficiar-se de alguma forma de comunicação suplementar, com o uso de estímulos visuais. A escolha acertada do método depende das habilidades e do grau de comprometimento da criança (Bosa, 2006). O sistema de comunicação através da troca de figuras — PECS (*Picture Exchange Communication System*) — foi desenvolvido para ajudar crianças e adultos com alterações cognitivas a adquirir habilidades de comunicação. Esse sistema facilita tanto a comunicação como a compreensão, quando se estabelece a associação entre a atividade e os símbolos (Quill, 1997); pode ser utilizado tanto com indivíduos que não se comunicam como com aqueles que utilizam a comunicação com pouca eficácia, auxiliando na organização da linguagem verbal.

Levando em consideração a preocupação dos familiares sobre o impacto negativo do uso dos sinais e figuras no desenvolvimento da linguagem falada, vale ressaltar que não há evidências na literatura de que isso possa ocorrer. Estudos enfatizam que, através da utilização de formas alternativas de comunicação, os indivíduos podem ser encorajados a usar a fala (Howlin, 1989).

Outro sistema de tratamento e educação com apoio visual é o programa educacional TEACH (*Treatment and Education of Autistic and Related Communication Handicapped Children*) (Schopler e cols., 1990). Trata-se de um programa altamente estruturado que combina diversos estímulos visuais para melhorar a linguagem e o aprendizado, possibilitando também a redução de comportamentos inadequados. É um método voltado para a estruturação do ambiente, através do estabelecimento de rotinas de atividades e trabalho, tornando o meio o mais organizado, sistematizado e previsível possível. Com base nisso, o programa é desenvolvido conforme as necessidades de cada indivíduo, as quais podem ser avaliadas através de um instrumento de investigação do nível de desenvolvimento da criança (PEP-R – *Psychoeducational Profile-Revised*).

Tendo em vista que, nas crianças com TID, o estímulo visual é habitualmente compreendido e aceito com mais facilidade do que os estímulos verbais, tem-se utilizado computadores como apoio ao desenvolvimento da comunicação desses indivíduos. Tais ferramentas estão sendo usadas como apoio ao aprendizado da escrita em crianças que já adquiriram a leitura e, por desinteresse ou por dificuldades na coordenação motora fina, não estão conseguindo adquirir a escrita através dos métodos tradicionais de ensino.

Por fim, é importante enfatizar que alguns indivíduos não apresentam prejuízos evidentes da linguagem, mas que, mesmo assim, necessitam de sistemas potencializadores da comunicação, principalmente na compreensão da linguagem abstrata ou de instruções complexas. Essas dificuldades comumente exibidas pelas crianças autistas interferem sobremaneira nas relações sociais. Recentemente, foi criada uma abordagem que visa à melhoria das dificuldades sociais; trata-se de um treinamento projetado para aumentar a capacidade de se colocar sob o ponto de vista do outro (teoria da mente) (Howlin, 1999). Porém, a generalização dos resultados é pobre (Bosa, 2006).

É relevante considerar também o tratamento dos problemas comportamentais comumente associados ao autismo, tais como a auto e a heteroagressividade, as atitudes desafiadoras e as dificuldades de inibição do próprio comportamento, que podem interferir bastante na aprendizagem e na adaptação psicossocial.

Alguns autores apontam que as técnicas de intervenção devem focar a melhoria das áreas de desenvolvimento, principalmente as habilidades sociais e a comunicação, mais do que a eliminação dos problemas (Bosa, 2006). Esses apontamentos partem do pressuposto de que muitos dos "comportamentos-problema" revelam formas de a criança autista comunicar suas necessidades. Há alguns métodos de intervenção que buscam ensinar à criança maneiras mais eficazes de se fazer entender e se aproximar daquilo que precisa. Dessa forma, pode-se diminuir a freqüência e a intensidade dos comportamentos mal-adaptados.

Uma das abordagens comportamentais que têm sido utilizadas no tratamento de crianças autistas é a Análise do Comportamento Aplicada (*Aplicated Behavior Analysis* – ABA), que tem como princípio ensinar à criança, por etapas, as habilidades que ela não possui. O programa é desenvolvido para aumentar, diminuir, criar, eliminar ou melhorar comportamentos. Inicialmente, são fornecidas instruções que a criança deve seguir; quando necessário, conta-se com suporte adicional (ex: apoio físico). Esse suporte é gradualmente retirado até que se obtenha sucesso na ação independente. A criança, estimulada quando conclui a ação ensinada, passa a associá-la com um evento que lhe causa satisfação, o que torna o aprendizado agradável. A repetição é um fator importante nesse tipo de abordagem e favorece a consolidação do aprendizado. Da mesma forma, comportamentos negativos são gradualmente eliminados, através da análise, identificação e remoção de possíveis reforçadores/mantenedores desse padrão.

Os princípios fundamentais da ABA são: criar condições de acerto; fornecer apoio de acordo com o necessário; apresentar instruções claras, concretas e simples (sempre com apoio material compatível) e ignorar, corrigir ou redirecionar a conduta incorreta.

Além disso, deve-se considerar não apenas a adaptação da comunicação e a intervenção comportamental, mas também o contexto pedagógico no qual a criança está inserida. Nesse sentido, é válido considerar o tipo de escola na qual a criança com dificuldades cognitivas poderia obter maior benefício, seja uma escola especial ou uma escola regular. Até o momento, não há estudos comparativos metodologicamente bem-controlados em relação aos níveis de integração do indivíduo nesses sistemas (Bosa, 2006). Cada caso deve ser tratado isoladamente, levando em consideração as necessidades e os recursos individuais.

Há na literatura estudos indicando que a promoção precoce do ensino regular, dos dois aos quatro anos, em paralelo com a integração da equipe profissional envolvida no caso, parece ser a abordagem terapêutica mais efetiva (Rogers, 1996). Para Howlin (1998), a convivência e a integração dessas crianças com aquelas sem comprometimento cognitivo ou físico favorecem a aprendizagem por meio da imitação.

Considerações finais

Atualmente, sabe-se que há alta prevalência de epilepsia em crianças autistas, sendo importante diagnosticar e intervir adequadamente em ambos os quadros clínicos. Ao tratar de questões relacionadas à qualidade de vida desses indivíduos, vem à tona a dificuldade em avaliar e compreender os aspectos implicados nesse conceito, uma vez que no transtorno autista é comumente observado prejuízo na capacidade de julgar experiências pessoais a partir de referências sociais. Sendo assim, os poucos estudos recentes sugerem não haver diferenças significativas entre a QV dos indivíduos autistas e dos não autistas, embora os primeiros apresentem prejuízo adaptativo importante. Dessa forma, o planejamento das intervenções deve ser voltado para as necessidades funcionais individuais, levando em conta os recursos e as áreas de interesse de cada criança.

Por outro lado, deve-se considerar um programa de intervenção junto à família, a qual pode vivenciar importante sobrecarga devido às condições físicas e mentais das crianças autistas epilépticas. Tais intervenções podem incluir orientação sobre manejo comportamental e formas de estimulação cognitiva, além de suporte social e emocional.

Por fim, ressalta-se que toda e qualquer intervenção torna-se mais efetiva mediante a integração das diferentes abordagens, incluindo os âmbitos comportamental, pedagógico e familiar.

Referências bibliográficas

Aman MG. Treatment planning for patients with autism spectrum disorders. *J Clin Psychiatr.* 2005; 66(10):38-45.

American Psychiatry Association (APA). *DSM-IV. Manual diagnóstico e estatístico de transtornos mentais.* 4ª ed. Porto Alegre: Artes Médicas; 1995. p. 65-77.

Elias AV, Assumpção FB. Qualidade de Vida e Autismo. *Arq Neuropsiquiatr.* 2006; 64(2A):295-9.

Baker GA. Health related quality of life issues: optimizing patient outcomes. *Neurology.* 1995; 45(2):29-34.

Baron-Cohen S, Leslie AE, Frith D. Does the autistic child have a "theory of mind"? *Cognition.* 1985; 21:37-46.

Bosa CA. Autismo: intervenções psicoeducacionais. *Rev Bras Psiquiatr.* 2006; 28(1):47-53.

Bowling A. What things are important in people lives? A survey of the public's judgements to inform scales of health related quality of life. *Soc Sci Med.* 1995; 41:1403-10.

Canitano R. Epilepsy in autism spectrum disorders. *Eur Child Adolesc Psychiatr.* 2007; 16:61-6.

Canitano R, Luchetti A, Zappella M. Epilepsy, electroencephalographic abnormalities and regression in children with autism. J Child Neurol. 2005; 20(1):27-31.

Charman T. The prevalence of autism spectrum disorders, recent evidence and future challenges. *Eur Child Adolesc Psychiatr*. 2002; 11:259-66.

Elger CE, Helmstaedter C, Kurthen M. Chronic epilepsy and cognition. *Lancet Neurol.* 2004; 3(11):663-72.

Fombonne, E. Epidemiological surveys of autism and other pervasive developmental disorders: an update. *J Autism Dev Disord.* 2003; 33(4):365-82.

Howlin P. Practioner review: psychological and educational treatments for autism. *J Child Psychol Psychiatr*. 1998; 39(3):307-22.

Howlin P. Changing approaches to communication training with autistic children. *Br J Disord Commun*. 1989; 24(2):151-68.

Howlin P, Baron-Cohen S, Hadwin J. *Teaching children with autism to mind read*: a practical guide for teachers and parents. Chichester, RU: John Wiley, Sons; 1999.

Kagan-Kushnir T, Roberts SW, Snead OC 3rd. Screening electroencephalograms in autism spectrum disorders: evidence-based guideline. *J Child Neurol.* 2005; 20(3):197-206.

Klin A. Attributing social meaning to ambiguous visual stimuli in higher-functioning autism and Asperger syndrome: the social attribution task. *J Autism Dev Disord.* 2000; 41:831-46.

Klin A, Mercadante MT. Autismo e transtornos invasivos do desenvolvimento. *Rev Bras Psiquiatr*. 2006; 28(1):1-2.

Klin A. Autism and Asperger syndrome: an overview. *Rev Bras Psiquiatr*. 2006; 28(2):3-12.

Konstantareas M, Homatidis S, Plowright CM. Assessing resources and stress in parents of severely dysfunctional children trough the Clarke modification of Holroyd's Questionnaire on Resources and Stress. *J Autism Dev Disord.* 1992; 22:217-34.

Lord C, Rutter M. Autism and pervasive developmental disorders. In: Rutter M, Tayloe E, Hersov L. *Child and adolescent psychiatry*: modern approaches. 4ª ed. Oxford, RU: Blackwell Publishing; 2002. p. 593-6.

McCubbin HI, Patterson JM. The family stress process: the Double ABCX Model of adjustment and adaptation. In: Sussman M, McCubbin HI, Patterson JM, eds. *Social stress and family*: advances and developments in family stress theory and research. Marriage and family review. vol. 6. Binghampton, NY: Halworth Press; 1983. p. 7-37.

Pavone P, Incorpora G, Fiumara A, e cols. Epilepsy is not a prominent feature of primary autism. *Neuropediatrics.* 2004; 35:207-10.

Quill K. Instructional considerations for young children with autism: the rationale for visually cued instruction. *J Autism Dev Disord.* 1997; 27(6):697-714.

Rogers SJ. Brief report: early intervention in autism. *J Autism Dev Disord.* 1996; 26(2):243-6.

Rutter M. Cognitive deficits in the pathogenesis of autism. *J Child Psychol Psychiatr.* 1983; 24(4):513-31.

Rutter M. Practitioner review: routes from research to clinical practice in child psychiatry: retrospect and prospect. *J Child Psychol Psychiatr.* 1998; 39(6):805-16.

Schmidt C, Bosa C. A investigação do impacto do autismo na família: revisão crítica da literatura e proposta de um novo modelo. *Interação em Psicologia.* 2003; 7(2):111-20.

Schopler E, Reichler RJ, Bashford A, Lansing MD, Marcus LM. *Psychoeducational profile revised.* Austin, TX: PRO ED; 1990.

Schuttinga JA. Quality of life from a federal regulatory perspective. In: Dimsdale JE, Baum A, eds. *Quality of life in behavioral medicine research.* New Jersey: Lawrence Erlbaum Associates; 1995. p. 31-42.

Silva NL, Dessen MA. Crianças com Síndrome de Down e suas interações familiares. *Psicol Refl Crít.* 2003; 16:503-14.

Slonims V, Baird G, Cass H. Diagnosis of autism. *BMJ.* 2003; 327:488-93.

Steffenburg S, Steffenburg U, Gillberg C. Autism spectrum disorders in children with active epilepsy and learning disability: comorbidity, pre and perinatal background and seizure characteristics. *Dev Med Child Neurol.* 2003;45:724-30.

Tuchman R, Rapin I. Epilepsy in autism. *The Lancet Neurol.* 2002; 1:352-8.

Vickrey BG. A procedure for developing a quality-of-life measure for epilepsy surgery patients. *Epilepsia.* 1993; 34(4):22-7.

Volkmar FR. Autismo e transtornos globais do desenvolvimento. In: Lewis M, ed. *Tratado de psiquiatria infantil e da adolescência.* Trad. Irineo C.S. Ortiz. Porto Alegre: Artes Médicas; 1995. p. 1292.

Volkmar FR, Nelson DS. Seizure disorders in autism. *J Am Acad Child Adolesc Psychiatr.* 1990; 29:127-9.

Whoqol Group. Measuring quality of life: the development of the World Health Organization Quality of Life Instrument (WHOQOL). World Health Organization, 1993. In: Bowling A, ed. *Measuring health: a review of quality of life measurement scales.* Buckingham: Open University Press; 1997.

Williams JG, Brayne EG, Higgins JPT. Systematic review of prevalence studies of autism spectrum disorders. *Arch Dis Child.* 2006; 91(1):8-15.

World Health Organization. Classificação dos transtornos mentais e do comportamento da CID-10. Trad. Dorgival Caetano. Porto Alegre: Artes Médicas; 1993. p. 351.

Aspectos psicossociais e qualidade de vida das pessoas com epilepsia

Regina Sílvia Alves Muszkat

Introdução

O longo tempo de trabalho como assistente social de um serviço terciário de investigação e tratamento das epilepsias de difícil controle incitou-me a buscar um conhecimento mais preciso sobre as complexas e delicadas repercussões psicossociais associadas à qualidade de vida (QV) dos indivíduos com epilepsia. Mostrou-se importante conhecer e observar como se processam as relações interpessoais, a dinâmica e a maneira como os familiares compreendem e lidam com as crises epilépticas, quais condutas podem colaborar com o tratamento e quais podem sedimentar uma postura inadequada do paciente ou familiar frente ao problema de saúde, ao tratamento e à vida.

O homem é um ser social e, por isso, necessita dos semelhantes para completar seu desenvolvimento físico, afetivo e cognitivo. Manter-se motivado com a vida e despertar interesse nos outros é tarefa árdua que requer negociação, cooperação e trocas, uma vez que nossas habilidades sociais são adquiridas no núcleo familiar, na rede afetiva e nas instituições em que ocorre o convívio com outros indivíduos ou grupos. O prazer de agradar o outro e a necessidade de conviver com os semelhantes instala em nós o desejo de aprender e de ser reconhecido. Neste capítulo, discorreremos acerca da intrincada rede que é mobilizada quando uma pessoa tem epilepsia, e quão importante se fazem os esforços dos profissionais de saúde ao abordarem essa rede com conhecimento, determinação e delicadeza, entendendo que tratar não é apenas medicar, mas também efetuar uma longa caminhada ao lado do paciente e sua família na estrada do autoconhecimento, do resgate da auto-estima, da luta pela inclusão e do combate ao preconceito.

A epilepsia é um dos distúrbios neurológicos mais freqüentes, podendo atingir uma prevalência de até 2%. Atualmente, estima-se que acometa cerca de 3 milhões de brasileiros, 85% com início na infância, em decorrência de infecções pré e pós-natais, traumas durante o parto, acidentes com trauma craniano, tumores cerebrais, doenças infecciosas e abuso de álcool e drogas. As crises epilépticas aparecem como fenômeno paroxístico e recorrente, e são caracterizadas por sintomas ou sinais motores, sensitivos, sensoriais, psíquicos ou neurovegetativos, de acordo com a origem da descarga elétrica cerebral anormal. Estima-se que em 30% dos casos as epilepsias são consideradas de difícil tratamento — denominadas como "intratáveis", por alguns autores. A gravidade das epilepsias não é determinada apenas pela freqüência de crises epilépticas; deve-se considerar também o tipo de crise, a resposta ao tratamento, os fatores etiológicos, a presença de outros distúrbios associados e o quanto a epilepsia desestabiliza pacientes e familiares em suas interações e qualidade de vida (Ablon, 2002; Birbeck e cols., 2000).

Os pacientes com epilepsia perdem o controle de forma repentina, inesperada e, muitas vezes, de modo inconveniente. Os familiares perdem o domínio e, com freqüência, médicos e profissionais da saúde também compartilham essa sensação quando a epilepsia torna-se refratária ou de difícil controle (Ablon, 2002; Armstrong, 2001; Birbeck e cols., 2000). Dividir a experiência com a enfermidade é também compartilhar as muitas conseqüências psicossociais para pacientes e familiares. Procuraremos, neste texto, refletir sobre as diferentes maneiras pelas quais esses fatores não só intervém, mas algumas vezes retroalimentam as dificuldades, com prejuízo da QV não só para os indivíduos com epilepsia, mas para sua rede social.

Epilepsia: uma história de preconceito

A palavra epilepsia é de origem grega e significa "ser atacado de forma súbita" — daí a criação da expressão *ataque epiléptico*. Desde os primórdios, esteve vinculada a idéias e mitos, modos que o imaginário humano encontra para lidar com aquilo que não pode ser controlado, dominado ou entendido.

Para os gregos, a epilepsia tinha uma vinculação com a lua e com Hécate, deusa da felicidade e da energia vital, boa e dadivosa, mas também a deusa da magia e dos sortilégios. O mito faz menção à zona "lunar" da personalidade, referindo-se ao inconsciente devorador e à ambivalência da lua. As aparições noturnas da lua simbolizam o inconsciente, onde se agitam feras e monstros: por um lado, inferno vivo do psiquismo, mas também reserva de energias a organizar, como o caos se organizou em cosmo sob a influência do espírito. No século III a.C., o historiador e poeta egípcio Mâneton descreve que o verbo derivado de Selene, lunar, significa "ser epiléptico", o que também correspondia a ser adivinho e feiticeiro. Nessa época, a epilepsia era considerada uma doença sagrada, e as convulsões eram tidas como as agitações que prenunciavam a entrada em "êxtase e entusiasmo", ou seja, a posse do divino (Ablon, 2002; Baker e cols., 2000).

Na Idade Média, as crises ainda não eram vistas como um problema de saúde, mas como uma maldição, um feitiço, uma possessão, e a repercussão social dessas idéias coletivas trouxe conseqüências punitivas para as pessoas com epilepsia, que, juntamente com as acusadas de bruxaria, eram incineradas nas fogueiras (Bethesda, 2001; Goffman, 1963; Jones e cols., 1984). A partir da era Cristã, apesar da propagação de uma filosofia mais humanista, a imagem do indivíduo com epilepsia continua relacionada à possessão dos espíritos malignos.

A história da epilepsia como entidade clínica começou com Hipócrates (460-357 a.C.), o primeiro a tentar explicar suas causas e mecanismos, atacando as crenças de que o epiléptico fosse possuído por espíritos malignos. Hipócrates revelou que a epilepsia tinha o cérebro como sede, sendo produzida por causas naturais e não sobrenaturais.

> Os homens deveriam saber que de nenhum outro lugar senão do cérebro vêm as alegrias, delícias, risos e divertimentos, tristezas, aflições, desespero e lamentações. É através dele, de maneira especial, que adquirimos sabedoria e conhecimento, vemos e ouvimos e sabemos o que é certo e o que é errado, bem ou mal... (Jones e cols., 1984).

A associação entre epilepsia e distúrbios mentais está no imaginário popular há cerca de vinte séculos. O processo de diferenciação entre a epilepsia e a loucura teve início no século XIX, ligado à evolução e autonomização da neurologia como disciplina. Desde o início e durante o século XIX, a epilepsia era ainda a preocupação dos alienistas, precursores da psiquiatria moderna, no comando de instituições como Salpetrière, na França. Os alienistas Morel e Esquirol eram influentes, poderosos, e cristalizavam a noção de que a maioria das pessoas com epilepsia era mentalmente perturbada. As perspectivas neurológicas das epilepsias começaram a desenvolver-se. No entanto, os psiquiatras criaram novas estratégias para manter a epilepsia no campo psiquiátrico.

No final do século XIX, a visão da epilepsia mudou radicalmente com Hughlings Jackson, que redefiniu as crises epilépticas como descargas ocasionais excessivas, rápidas, num grupo de neurônios da substância cinzenta. Foi a primeira teoria neuronal da epilepsia, que fundamentou a epileptologia moderna. O surgimento do eletrencefalograma forneceu um redimensionamento à epileptologia, definindo as crises epilépticas em bases clínicas e eletrencefalográficas. Essas afirmações, apesar de cientificamente comprovadas no decorrer da história, ainda não derrubaram os mitos antigos, as fantasias de possessões, as superstições e crendices que circundam a epilepsia, perpetuando sua obscuridade, mantendo terreno fértil para o plantio da ignorância e fornecendo forte subsídio para o preconceito (Goffman, 1963; Jones e cols., 1984; Scambler, 2004).

O preconceito pode ser entendido como a ignorância que uma pessoa ou população tem sobre determinado assunto, ou ainda a dificuldade em lidar com as diferenças. O preconceito não é inato: a criança o assimila da própria cultura e o incorpora através das pessoas mais significativas de sua rede afetiva. Numa cultura que privilegia a força — como é o caso da sociedade capitalista —, o preconceito prepara a exclusão do mais frágil por aqueles que não agüentam conviver com sua própria fragilidade (Baker e cols., 2000; Bethesda, 2001). Estigma é um sinal, uma cicatriz que denuncia que alguma coisa de mal ocorreu ou ocorre com alguém. O termo indica um atributo profundamente depreciativo que pode afastar, daqueles que encontram essa pessoa estigmatizada, a possibilidade de atenção para suas virtudes (Goffman, 1963).

A epilepsia é um distúrbio catalisador de estigma e preconceito. Na maior parte das ocorrências de crise, os pacientes não estão conscientes para ocultar-se ou defender-se; muitas vezes, ao recobrar a consciência, deparam-se com olhares assustados, curiosos, hostis ou de desespero. Tudo isso pode acarretar graves conseqüências sociais: perda de amigos e companheiros, afastamento da escola, perda do emprego. Não raro, essa experiência recorrente os leva a buscar o isolamento e as sombras. O preconceito é um fenômeno complexo, que a sociedade pode inibir ou exacerbar; existe universalmente e mostra como família e sociedade lidam com aquilo que é diferente. Pode revelar-se como um traço de ignorância e valores rígidos, ou ainda como a dificuldade em lidar com os sentimentos que o objeto do preconceito desperta (medo, identificação, insegurança, fragilidade).

Abordagem psicossocial sistêmica

A epilepsia é um fenômeno complexo, de natureza clínica e social. Facilmente nos revela sua condição sistêmica, na medida em que atinge todos os setores da vida do indivíduo, do microcelular ao relacional. Atinge as instituições e a sociedade em sua organização cultural, educacional e ética, mobilizando nossa aptidão para lidar com as diferenças (Jussim e cols., 2000; Neuberg e cols., 2000).

A teoria sistêmica nos permite compreender os fenômenos vistos em interação, por considerar que tudo está interligado. O todo fala das partes e as partes do todo, e uma mudança em qualquer parte de um sistema afeta suas outras partes, uma vez que um sistema é considerado um todo orgânico em interação. Os pacientes podem ter crises refratárias no sentido psicossocial, ainda que tenham um bom controle do ponto de vista medicamentoso. Algumas conseqüências da intratabilidade são certamente resultantes de fatores relativos ao contexto familiar. Assim, ter crises epilépticas recorrentes significa estar suscetível a episódios de perda de controle, dependência do cuidado de outras pessoas, riscos de perda de autonomia no ambiente de trabalho, familiar e social, além dos riscos reais de traumatismos cranianos, efeitos cognitivos pelo uso de medicações e crises freqüentes.

Dessa forma, lidar com o fenômeno da epilepsia é também se deparar com as reações e conseqüências de uma rede de fatores. Por isso, é necessário olhar para além dos limites do orgânico e do individual. Fatores relacionais, como conflitos interpessoais relacionados a rejeição, preconceito, superproteção e isolamento, podem atuar como fatores que facilitam as crises epilépticas, reforçando a intratabilidade clínica e retroalimentando as crises pela recursividade do binômio crises–desencadeantes emocionais. Nesse sentido, a contribuição de uma compreensão sistêmica, relacionando a circularidade entre os sintomas e as reações a eles, pode facilitar a atuação dos profissionais de saúde. A abordagem interdisciplinar, por sua vez, pode favorecer uma atuação mais eficaz, na medida em que não separa o sintoma (no caso, crises) do contexto (família, trabalho, sociedade), analisando as transformações através das compensações e adaptações possíveis que integram sintoma e contexto na própria circularidade em que se inscrevem (Shneker e Fountain, 2003; Shorvon e Reynolds, 1982).

A saúde também pode ser entendida por esse prisma, uma vez que é um fenômeno dinâmico e inter-relacional, um processo cotidiano e permanente de busca de equilíbrio. Leonardo Boff observa que a força de ser pessoa traduz a capacidade de conviver, criar, crescer e humanizar-se com as diferentes dimensões da vida, incluindo a doença, a morte e o sofrimento. Nesse enfoque, a saúde não é um estado, como define a ONU (saúde é um estado de bem-estar total, corporal, espiritual e social, não apenas inexistência de doença e fraqueza), mas uma atitude face às várias situações que podem ser doentias ou sãs. Ser pessoa não é simplesmente ter saúde, mas saber enfrentar de forma saudável o incômodo e o bem-estar físicos, bem como as desigualdades sociopolíticas, econômicas e familiares nas quais estamos inseridos (CSP, 2000).

Família: avaliação e intervenção familiar nas epilepsias de difícil controle

As pessoas com epilepsia raramente comparecem sozinhas ao atendimento médico. Quando isso ocorre, são orientadas a voltar com um acompanhante, pois o profissional necessita de informações que provavelmente não poderão ser fornecidas apenas pelo paciente, dado que as crises podem comprometer o nível de consciência. Ao acompanhar paciente e familiares, devemos perceber como se estabelece a comunicação entre eles e deles para conosco, a forma como se dispõem na sala, quem responde mais às perguntas, quem revela estar ali com maior disponibilidade, quais as emoções mais e menos manifestas. Dados como esses evidenciam uma pequena amostra da vida do paciente e revelam como ele consegue lidar com as crises epilépticas; também nos mostram o caminho da construção de seu crescimento ou derrocada frente aos desafios e escapes interceptados pela epilepsia.

A abordagem familiar de indivíduos com epilepsia propõe ampliar a visão sobre os recursos e problemas, bem como estimular uma nova narrativa através de um contexto novo de escuta, capaz de acentuar a capacidade das famílias de criar uma nova perspectiva, que integre mudança e estabilidade. O enfoque sistêmico não privilegia o problema em detrimento de seu contexto; ao contrário, busca ampliar e compreender as inter-relações das situações-problema dentro das possibilidades e condicionamentos apresentados pelo ambiente familiar, pela conjuntura cultural e pelo meio social (Browne e Feldman, 1983; CSP, 2000).

A família é nossa matriz de identidade e deve ser um ponto de apoio para as pessoas com epilepsia; portanto, deve ser incluída no tratamento. O trabalho numa abordagem sistêmica se dá através de perguntas, afirmações e hipóteses relacionais que introduzam elementos perturbadores, possibilitando a reflexão da família sobre suas próprias regras, hierarquias e rigidez, sugerindo novas dimensões e maior flexibilidade.

A escuta não transforma, mas oferece ativamente oportunidade de mudança. Depois que o profissional de saúde passa a conhecer o método sistêmico, torna-se difícil para ele olhar os fenômenos apenas de maneira causal ou linear. Argüições invadem seus pensamentos enquanto observa e ouve as explicações, justificativas e narrativas do paciente e de seu grupo familiar. Não se pode ter a pretensão de julgar ou oferecer roteiros assertivos, mas deve-se mobilizar forças para iniciar a intervenção com o objetivo de aumentar a eficácia do tratamento e minimizar o sofrimento do paciente.

Ocupamo-nos com algumas questões que nos parecem relevantes:

- A epilepsia está aliviando a família de alguma outra tensão oculta?
- A epilepsia é utilizada para algum fim nesse sistema?
- A família, de alguma forma, reforça o problema?
- Há legítimo interesse e empenho da família para ajudar o paciente a melhorar?
- O paciente está "livre" para utilizar todo seu potencial em favor de si mesmo na caminhada em direção à melhora de vida ou já assimilou que é incapaz?
- Se o paciente está no processo de avaliação cirúrgica, é importante saber se ele e os familiares estão preparados para viver e conviver sem a epilepsia. As perdas que todos têm com o problema são mencionadas com mais freqüência do que os ganhos. Se houve ganhos, quais são, e a serviço de que se manteriam? Esse sistema familiar apresenta outro(s) problema(s) equivalente(s) à epilepsia? Como se dá a interseção entre eles?

Iluminar questões como essas é fundamental para auxiliar pacientes e familiares em seu tratamento, que envolve mais do que consultas médicas e prescrições de drogas antiepilépticas (DAEs).

A família pode utilizar diferentes estratégias para lidar com a epilepsia ou racionalizar atitudes diante dela:

- Epilepsia como inimigo: familiares referem-se à epilepsia de maneira antagônica, como se estivessem diante de um inimigo; o médico, os profissionais de saúde e as pessoas que tentam ajudar são tratadas com animosidade, revelando que os mecanismos de defesa desse grupo estão acionados.
- Epilepsia como punição: as pessoas envolvidas com o problema revelam-se constantemente ansiosas, impotentes, passivas e com sentimento de culpa.
- Epilepsia como fraqueza: os sentimentos mais fortes oriundos do problema de saúde são vergonha, negação, rejeição e exclusão.
- Epilepsia como alívio: na ausência de atitudes objetivas para enfrentar o problema, as pessoas envolvidas utilizam-no como desculpa, justificativa e fonte de lamentações.
- Epilepsia como estratégia: uso do problema para chamar a atenção, obter benefícios e vantagens através de pessoas ou instituições.
- Epilepsia como perda ou dano irreparável: família deixa-se dominar pela culpa e impotência, e queixa-se das perdas ocasionadas pelas crises epilépticas.
- Epilepsia como valor positivo: forma útil de ver o problema como possibilidade de autoconhecimento, amadurecimento, crescimento e auxílio mútuo (Browne e Feldman, 1983).

A avaliação social e familiar de pacientes com epilepsia refratária candidatos à cirurgia consiste em delimitar o impacto dos fatores psicossociais e familiares da epilepsia e a interação das variáveis que possam levar a uma condição de pouca melhora na QV dessas pessoas, mesmo com o sucesso do procedimento cirúrgico. Tratar indivíduos com epilepsia refratária requer um serviço de saúde que ofereça médicos especialistas em epilepsia, exames e hospital com recurso cirúrgico, além de uma equipe interdisciplinar que disponibilize conhecimento, informação, apoio individual, familiar, grupal e social. A QV de pessoas com epilepsia e seus familiares é também favorecida pelo acolhimento, vínculo, aceitação e inserção social que a equipe propicia — sabe-se que nem sempre os pacientes contam com tais recursos em outros locais. Isto requer dos profissionais dedicação e empenho, que exerçam suas especialidades de forma integrada, seguindo o paciente não apenas no processo de avaliação mas também após a cirurgia (Baldwin, 1960).

Epilepsia e direção de veículos

Na sociedade moderna, dirigir veículos significa não apenas *status* e prazer, mas fundamentalmente um instrumento de independência social, profissional e econômica. Para as pessoas com epilepsia, sujeitas a muitas restrições relacionadas à imprevisibilidade das crises e ao estigma, a impossibilidade legal de dirigir veículos automotores, além de trazer limitação, pode ser vivenciada como uma grande desvantagem para sua ascensão social, acentuando sentimentos de incapacidade, inadequação e baixa auto-estima (Adura, 2001; Beresford, 1988; CTB, 1997a).

A licença para pessoas com epilepsia dirigirem veículos envolve aspectos éticos polêmicos, a começar pela aceitação de como esse indivíduo reage como cidadão frente aos seus direitos e deveres, incluindo o instinto de autopreservação e o cuidado com o próximo. Há ainda outros pontos controversos: há quanto tempo pessoas com epilepsia devem estar sem crises para ter a licença liberada; que tipos de crises epilépticas representam maior ou menor risco na direção de veículos; qual o papel do eletrencefalograma como exame subsidiário na autorização da licença para pessoas com epilepsia; qual a responsabilidade médico-legal nos acidentes provocados por pacientes com epilepsia; qual a relevância da preservação do sigilo médico e do vínculo médico-paciente diante da possibilidade real de expor pessoas a acidentes etc.

A permissão para dirigir veículos e a renovação da habilitação para pessoas com epilepsia são problemas que envolvem médicos peritos examinadores, consultores das autoridades de trânsito, bem como aqueles que promovem o tratamento desses pacientes (CTB,

1997b; CET-PR, 1999). A Associação Brasileira de Epilepsia e a Liga Brasileira de Epilepsia estabeleceram, em agosto de 1999, consenso aprovado pela Câmara Temática de Saúde do Conselho Nacional de Trânsito (Contran). Para se habilitar como motorista, o candidato deverá submeter-se ao exame de aptidão física e mental (artigo 147 da lei 9.503, de 23 de setembro de 1997). A resolução 80/98 do Contran, que estabeleceu normas regulamentadoras para o procedimento do exame, não faz referência específica à epilepsia, e ela está legalmente incluída entre as condições que, a critério médico, contra-indicam ou restringem a condução veicular (Harvey e Hopkins, 1983; Krumholz, 1994; Lima e cols., 1994).

Restrições mais severas podem ser contraproducentes por desencorajar a obediência à regulamentação institucional, ou mesmo comprometer o tratamento médico. Para evitar a perda da permissão para dirigir, as pessoas com epilepsia podem ocultar a condição do médico ou do Departamento de Trânsito. Há ainda aqueles que dirigem sem ter obtido a carteira nacional de habilitação. Os acidentes de trânsito fatais atribuídos à epilepsia são pouco representativos, se comparados àqueles atribuídos ao álcool. A morte súbita, presumivelmente de origem cardíaca, na direção de um veículo automotor também é mais prevalente que o acidente fatal por epilepsia (Adura, 2001; Lima e cols., 1994).

É comum que pessoas com epilepsia não mencionem suas crises ao solicitar licença para dirigir: mais de 90% dos candidatos portadores de epilepsia omitem esse diagnóstico ao pedirem a permissão. Cabe ao candidato revelar sua condição clínica ao médico perito examinador, por ocasião do exame de aptidão física e mental. Se omitir essa condição, ocultando o distúrbio ou o uso de medicamentos, pode ser responsabilizado penalmente, por crime de falsidade ideológica (artigo 299 do Código Penal), e administrativamente, pela cassação da carteira nacional de habilitação. Se causar dano patrimonial ou atentar contra a saúde, integridade física ou vida de alguém, responderá civil (indenização, lucros cessantes, danos morais) e penalmente (lesões corporais, homicídio culposo), na forma da lei. Omissões também podem ocorrer no preenchimento do questionário, mas são menos freqüentes e propiciam ao perito um documento assinado, constando a ocultação de informações relevantes para perícia (Adura, 2001).

Procedimento para avaliação de condutores e candidatos a condutores com epilepsia

I O condutor ou candidato à habilitação que, no momento do exame de aptidão física e mental, através da anamnese ou da resposta ao questionário, declarar ter epilepsia ou fazer uso de DAE, deverá ter como primeiro resultado "necessita de exames complementares ou especializados", e deve ser solicitado ao mesmo trazer informações do seu médico assistente através de relatório padronizado (anexo II).

II Para avaliação será solicitado obrigatoriamente um relatório preenchido pelo médico assistente que acompanhe o candidato, no mínimo, pelo período de um ano. O relatório deverá informar dados sobre o tipo de crise epiléptica, o número estimado de crises nos últimos seis, 12, 18 e 24 meses, grau de confiança na informação prestada, ocorrência de crise exclusivamente no sono, fatores precipitantes conhecidos, tipo da síndrome epiléptica, resultado do último EEG e dos exames de imagem, medicação em uso, duração do uso, retirada da medicação quando for o caso, especialidade do médico assistente, início do tratamento e parecer favorável ou não à liberação para direção de veículos automotores. O relatório deverá conter a assinatura e o carimbo do médico assistente e a assinatura de ciente do paciente (candidato).

III Para avaliação consideramos dois grupos:
Grupo I – candidato em uso de DAE;
Grupo II – candidato em esquema de retirada de medicação.

IV Para aprovação de candidato em uso de DAE (grupo I), este deverá apresentar as seguintes condições:

a) Um ano sem crise convulsiva. Exigir do candidato à habilitação como motorista portador de epilepsia que demonstre estar em acompanhamento neurológico e livre de crises epilépticas no mínimo há 12 meses. O intervalo de um ano livre de convulsões é o critério ou norma mais freqüente para julgar a capacidade de dirigir das pessoas com epilepsia. Períodos sem crises convulsivas superiores a seis e 12 meses estão associados com redução significativa do risco de acidentes envolvendo estas pessoas.

b) Parecer favorável do médico assistente.
c) Plena aderência ao tratamento.

V Para aprovação do candidato em esquema de retirada de medicação (grupo II), este deverá apresentar as seguintes condições:

a) não ter epilepsia mioclônica juvenil;
b) estar no mínimo há dois anos sem crise convulsiva;
c) retirada da medicação com duração mínima de seis meses;
d) no mínimo com seis meses depois da retirada da medicação sem ocorrência de crise.

VI Os casos de aprovação deverão obedecer aos seguintes critérios:

1 Aptos somente para categoria "B". Devido ao fato de os motoristas profissionais controlarem veículos grandes potencialmente mais perigosos ou transportarem passageiros por longos períodos, será permitido ao candidato à CNH somente permissão para conduzir veículos de categoria B (condutor de veículo monitorizado, não abrangido pela categoria A, cujo peso bruto total não exceda 3.500 kg e cuja lotação não exceda oito lugares, excluindo o do motorista).
2 Restrição do prazo de validade: um ano na primeira aprovação. Quando houver indícios de progressividade de doença que possa diminuir a capacidade para conduzir o veículo, o prazo normal de validade da carteira nacional de habilitação poderá ser diminuído por proposta do médico perito examinador (Reynolds, 2002; Contran, 1998; Van der Lugt, 1975).

Epilepsia e trabalho

Novamente, é preciso constatar a necessidade de usar o método sistêmico, uma vez que saúde e trabalho são fatores interligados a uma rede de variáveis que inclui a pessoa com epilepsia, seu contexto social, o tipo de crises, os códigos culturais implícitos e a organização econômica e política.

A história da epilepsia nos mostra que ela mobiliza a exclusão social e econômica das pessoas acometidas, principalmente daquelas cujas crises não apresentam controle medicamentoso. O trabalho ocupa lugar central na dinâmica da sociedade moderna, e a ocupação profissional e econômica é imprescindível para que o indivíduo construa sua identidade social e possa evoluir em direção à maturação emocional. O desemprego e o subemprego são mais freqüentes entre pessoas com epilepsia do que na população em geral, embora 80% das pessoas com epilepsia estejam aptas para o trabalho e os índices de absenteísmo, acidentes de trabalho e produtividade não sejam diferentes dos índices na população geral.

O trabalho constitui estímulo positivo para a saúde física e mental, e é importante para a conquista da autonomia, da autoestima e da independência, atributos constantemente nocauteados no decorrer da vida de quem tem epilepsia refratária. A superproteção é facilmente assumida pelos cuidadores quando estes assistem a situações de queda e de perda de consciência de seus familiares com epilepsia; esse tipo de relação tende a perpetuar-se caso as pessoas não consigam evoluir. O lugar que o indivíduo com epilepsia ocupa em seu contexto familiar e em sua rede afetiva determina, até certo ponto, o espaço e a postura que essa pessoa assumirá na sociedade. Portanto, o desenvolvimento de atividades que induzam ao treino da autonomia e da independência é crucial para pacientes e cuidadores (Baldwin, 1960; Jacoby, 1995).

Apesar da relevância do trabalho na vida das pessoas, ele também pode originar vários problemas de saúde, incluindo epilepsia por agressão direta ou indireta ao cérebro. Pode também resultar em fator desencadeante de crises epilépticas, em função de características do processo e organização do trabalho, ou da própria tensão que as condições de trabalho possam gerar nas pessoas com epilepsia, principalmente quando elas não revelam seu diagnóstico para conseguir obter o emprego (Baldwin, 1960; CSP, 2000).

O mercado de trabalho apresenta-se cada vez mais exigente em termos de qualificação, dado o contingente de pessoas que nele concorrem. Contribui para agravar a situação o crescente nível de desemprego, que coloca à margem pessoas com algum tipo de dificuldade, mesmo que profissionalmente capacitadas para o desempenho da atividade pleiteada e cujas limitações não constituam impedimentos ao exercício das funções propostas. Esses fatores podem concorrer para exacerbar a ansiedade e a insegurança das pessoas com epilepsia e fazê-las recuar diante da concorrência e da possível exposição, dificultando-lhes utilizar o caminho para a luta por seus direitos.

Ao demitir esses indivíduos, as empresas sempre utilizam justificativas que em nada relacionam-se ao problema de saúde. Pessoas com epilepsia não precisam aceitar a demissão sem antes procurar seus direitos através dos sindicatos e do Ministério do Trabalho, pois o preconceito não tem respaldo legal. Outra questão importante é a da reabilitação profissional: se, por exemplo, determinada função apresenta risco de acidentes para alguém que tenha pequenas crises esporádicas, não quer dizer que não se esteja apto a desenvolver outra função na mesma empresa, que possa ser executada com segurança. Caso esse funcionário não esteja habilitado, nada impede que a própria empresa o prepare para exercer outra atividade. O INSS tem um serviço de reabilitação que pode ser acionado em alguns casos (CSP, 2000).

Há algumas razões pelas quais empregadores alegam evitar a contratação de pessoas com epilepsia: receio de que as crises causem acidentes; suposição de que essas pessoas tenham menor capacidade de trabalho e, por conseguinte, baixa produtividade; crença de que o absenteísmo é maior entre eles, em decorrência das crises e dos tratamentos; receio de que as crises epilépticas no local de trabalho gerem intranqüilidade nos demais empregados, diminuindo a produtividade. Embora vários estudos comprovem a inverdade dessas prerrogativas, o peso do estigma se faz presente nos processos de seleção e demissão das pessoas com epilepsia. Paralelamente à discriminação velada e não oficial existe outra, garantida por dispositivos legais que proíbem aos portadores de epilepsia o exercício de determinadas profissões, sob a argumentação de que a crise epiléptica expõe a risco de morte não só as pessoas com epilepsia mas também outros funcionários. Alguns autores falam do caráter discriminatório da legislação que regulamenta o trabalho das pessoas com epilepsia, julgando-a arcaica à luz dos conhecimentos atuais e dos avanços terapêuticos no controle das crises. Nota-se, então, a necessidade de revisar as leis existentes, no sentido de favorecer a inclusão dessas pessoas, uma vez que a certeza da rejeição e do estigma as induz a omitir sua condição de saúde. Esse fato não pode ser punido por lei, pois temos o direito de revelar nossa condição de saúde se for da nossa vontade; por outro lado, a ocultação da possibilidade de crises pode expor as pessoas com epilepsia a riscos graves e a situações de humilhação (CSP, 2000; Reynolds, 2002).

Algumas profissões devem ser evitadas pelas pessoas com epilepsia: babá, berçarista, cirurgião, instrumentador cirúrgico, salva-vidas, bombeiro, instrutor de natação, policial (ou qualquer outro profissional que faça uso de porte de armas), piloto, motorista profissional, operador de máquinas industriais, trabalho em altura, atividades com ferramentas cortantes e atividades em fornos, fogões, ferro de passar ou fogo.

A epilepsia inclui uma gama de tipos de crises que evoluem de forma não linear. Por isso, é preciso distinguir entre (1) os pacientes estáveis, em uso de DAE, (2) os assintomáticos, sem uso de medicação, (3) os que têm crises esporádicas e (4) os que as têm com freqüência, com perda de consciência. Restrições devem ser feitas com reservas: para pacientes cujas crises não estão controladas, cabe aplicar as regras gerais existentes; nos demais casos, as limitações profissionais exigem constante reavaliação. As únicas restrições dizem respeito às ocupações que colocam em situação de risco sua vida e a de outras pessoas (Baldwin, 1960; CSP, 2000; Reynolds, 2002).

As pessoas com epilepsia, em razão das restrições de emprego, recorrem habitualmente à economia informal e ao subemprego, muitas vezes atingindo a terceira idade com a carteira profissional vazia, à revelia de tantas tentativas. Considerando nossa experiência de aproximadamente vinte anos com indivíduos com epilepsia de difícil controle, é preciso ressaltar que, embora haja muitas formas (científicas ou não) de avaliar o insucesso na obtenção e manutenção de trabalho por essas pessoas, não há fontes que mensurem seus esforços, que testemunhem sua coragem, sua iniciativa, sua criatividade, sua capacidade de luta e sua resiliência. A ciência ainda não divulgou esses atributos, que certamente deveriam ser averiguados pelos questionários de QV, uma vez que derrota não significa fraqueza, e sofrimento não é sinônimo de inutilidade, incapacidade ou falta de iniciativa.

Custos e epilepsia

A epilepsia resulta em custos econômicos significativos, não apenas devido a sua alta incidência e prevalência, mas também porque implica em uma condição crônica de saúde. Embora 80% dos pacientes possam ter suas crises completamente controladas com uso de DAEs, há o potencial latente para a ocorrência de novas crises, e grande parte dos pacientes necessita de tratamento por vários anos (Shneker e Fountain, 2003).

Sistemas de saúde em todo o mundo estão lutando para melhorar a relação custo–benefício no tratamento das epilepsias. Recursos como novas drogas, novas técnicas diagnósticas, neuroimagem funcional, vídeo-monitoração e vídeo-telemetria, e serviços multidisciplinares que avaliam pacientes em programas cirúrgicos, são raros e caros. Dentro desse contexto, pesquisadores passaram a considerar as seguintes questões: Quanto se deve gastar com a epilepsia? Resultados similares não poderiam ser obtidos com recursos diferentes e menos onerosos?

Os problemas relacionados ao alto custo do tratamento de epilepsia são exacerbados em países em desenvolvimento, onde recursos de saúde são mais escassos. Embora haja excelentes centros de neurologia e neurocirurgia distribuídos na América Latina, eles tendem a se concentrar nas grandes cidades. Nesses países, os sistemas de seguro de saúde costumam ser menos desenvolvidos do que na Europa, nos Estados Unidos e no Canadá, e vários pacientes que poderiam beneficiar-se com o tratamento não têm acesso a ele. Essa "falha" ocorre em parte por fatores econômicos, como a baixa renda de grande parte da população, embora os fatores políticos, sociais e organizacionais sejam altamente relevantes.

Para quantificar o impacto financeiro de uma doença, avaliações econômicas devem definir a perspectiva pela qual os gastos são calculados. Em vários países desenvolvidos, os pacientes raramente pagam diretamente por tratamento, mas recebem cuidados de saúde pagos por esquemas nacionais de seguros. Da perspectiva do paciente, os cuidados de saúde custam pouco ou nada além de taxas pessoais ou pagamentos realizados por medicação ou serviços hospitalares. Assim, análises econômicas na Europa e na América Anglo-Saxônica geralmente se confinam à perspectiva da maior seguradora de saúde. Os serviços de saúde não são organizados dessa forma em países menos desenvolvidos, onde os pacientes pagam pela maioria ou por todo o tratamento que recebem. Nesses países, é apropriado considerar uma perspectiva mais ampla, que inclua os pagamentos efetuados pelos pacientes. De qualquer modo, custos e economias devem ser categorizados em termos de sua relação com o trabalho. A classificação mais utilizada é aquela que distingue entre custos diretos, custos de produtividade e custos intangíveis (Shneker e Fountain, 2003; Shorvon e Reynolds, 1982).

Em países menos desenvolvidos, o uso indiscriminado de novas DAEs caras é controverso. A lamotrigina, a gabapentina e o topiramato são muito mais caros que o fenobarbital, a fenitoína e a carbamazepina, e a relação custo–benefício desses tratamentos tem sido questionada. Em epilepsia recém-diagnosticada, a escolha da DAE pode ter implicações financeiras significativas, pois, uma vez estabelecida a droga, grande parte dos pacientes mantém seu uso por vários anos. Pacientes com epilepsia refratária são freqüentemente tratados com várias DAEs, e a relação custo–benefício da politerapia, em comparação com a da monoterapia, pode ser relevante. Há ainda que se considerar o uso de medicações genéricas ou de marca.

Vários fatores econômicos entram em jogo quando se trata de epilepsia e seus tratamentos. Em todo o mundo, os recursos disponíveis para tratar epilepsia são escassos, e pesquisas sobre economia da saúde são essenciais para assegurar que orçamentos limitados sejam usados de forma racional e efetiva. Várias pesquisas econômicas foram realizadas para identificar o custo da epilepsia (recursos destinados a tratar pacientes) e quantificar os benefícios da cirurgia de epilepsia em várias circunstâncias clínicas. Ficou evidente que a epilepsia representa uma carga econômica significativa, mas a economia em longo prazo pode beneficiar-se com pessoas que se tornam produtivas após tratamento cirúrgico ou com o uso de novas DAEs (Shneker e Fountain, 2003; Shorvon e Reynolds, 1982).

Direitos e epilepsia

O distanciamento entre teoria e prática dos direitos humanos e da cidadania aparece, infelizmente, como fenômeno universal e regional. No Brasil, as diferenças entre a regra constitucional e a realidade vivida são tão grandes que, para boa parte da população, noções mínimas de cidadania ainda estão para ser adquiridas. Segundo Marilena Chauí, a consciência é formada por nossas vivências, pela maneira como sentimos e compreendemos o que se passa com nosso corpo e no mundo que nos rodeia, assim como o que se passa em nosso interior. Cidadã é a pessoa dotada de vontade e responsabilidade. A consciência moral (a pessoa) e a consciência política (o cidadão) formam-se pelas relações entre as vivências do eu, os valores e as instituições de sua sociedade e sua cultura. Sabemos que a população carente em nosso país é destituída de condições dignas de sobrevivência; por isso, sua noção de cidadania é bastante precária, o que dificulta o reconhecimento dos próprios direitos e compromete sua apropriação.

Este é, portanto, um dos pontos mais importantes no trabalho com epilepsia e população carente: oferecer noções de cidadania e propiciar discussões sobre os direitos fundamentais e os caminhos para acessá-los, no ensejo de assegurar à pessoa com epilepsia o direito à vida, à saúde, à alimentação, à educação, ao lazer, à profissionalização, à cultura, à dignidade e à proteção contra a exploração e contra qualquer tipo de violência ou crueldade. Nossa equipe interdisciplinar testemunhou, inúmeras vezes, a narrativa de pacientes que foram espancados em cerimônias de exorcismo, presos e maltratados nas ruas e delegacias por serem confundidos com ladrões e usuários de drogas, na ocasião de crises bizarras com perda de consciência. A maioria dos acompanhantes também revela ter dúvidas acerca de como se comportar diante das crises epilépticas. Esses dados nos mostram o grau de desconhecimento dessas pessoas sobre o problema, denunciando o quanto estão à mercê do preconceito, e também nos levam a imaginar quão menos informação têm as pessoas que não convivem com portadores de epilepsia.

A situação agrava-se quando, à epilepsia, associam-se outras necessidades especiais: inúmeras dificuldades são enfrentadas, embora a lei garanta que o Estado é responsável por fazer programas de assistência integral à saúde, oferecendo atendimento especializado para portadores de deficiência física, sensorial (visual ou auditiva) e mental.

Apesar de a epilepsia causar uma série de contratempos na vida dos portadores e de seus familiares, no Brasil essas pessoas não são assistidas por nenhum benefício especial. A Constituição Federal assegura, em alguns artigos, que a saúde é direito de todos e dever do Estado. Este deve garantir, através de políticas sociais e econômicas, que a população tenha condições de reduzir o risco das doenças, proteger-se e recuperar-se delas. Assim, caberia ao Estado oferecer treinamento para o trabalho e a convivência social para pessoas com epilepsia, facilitando o acesso aos serviços coletivos e ajudando a eliminar o preconceito, com a disseminação de informações sobre o tema, através da mídia, dos empresários, dos funcionários da saúde e da educação, etc. Além da Constituição Federal, há também o Estatuto da Criança e do Adolescente, que fala especificamente dos direitos dessa faixa etária. No artigo 11, parágrafo 2, a lei incumbe ao poder público a tarefa de fornecer gratuitamente os medicamentos, próteses e outros recursos relativos ao tratamento de habilitação e reabilitação àqueles que necessitam. Além dos recursos citados, a criança ou pessoa portadora de deficiência e o idoso podem usufruir de alguns benefícios conhecidos, se estiverem dentro dos critérios:

1) Gratuidade no transporte regional, intermunicipal e no uso de metrô. No caso de deficiência grave, o acompanhante também terá garantida a gratuidade.
2) Passe livre: gratuidade no transporte interestadual da pessoa com deficiência.
3) Benefício de "prestação continuada" (LOAS), designado para o idoso e o portador de deficiência física ou mental comprovada clinicamente e cuja família receba por mês não mais que uma renda mínima *per capita* correspondente a um quarto do salário mínimo, e o solicitante não receba nenhum outro benefício.

Algumas DAEs são distribuídas pelo Serviço Único de Saúde (SUS), embora a quantidade e a variedade sejam insuficientes: fenobarbital (Gardenal), carbamazepina (Tegretol) e fenitoína (Hidantal). Com a portaria 409 de agosto de 1999, autorizou-se o fornecimento e a distribuição de medicamentos de alto custo, incluindo-se a lamotrigina (Lamictal), a vigabatrina (Sabril) e o topiramato (Topamax).

A Procuradoria de Assistência Jurídica tem se mostrado uma grande aliada da população carente, na medida em que a auxilia a obter medicamentos gratuitos, mesmo os que não são distribuídos pela rede pública. Também é possível obter órteses, próteses e outras necessidades comprovadas, através de processos que solicitam o auxílio do poder público quando este não consegue incluir a necessidade da população carente com epilepsia.

Fora das sombras

É impossível falar de direitos e necessidades grupais sem falar de participação, luta e organização. A participação é condição imprescindível para a cidadania, e esta só se dá onde há a criação e a garantia de direitos. Com participação e mobilização, os diferentes grupos obtêm seus direitos através de políticas sociais. Nesse sentido, as minorias precisam unir-se, organizar-se para serem ouvidas.

As Associações de Epilepsia disponibilizam um fórum aberto para aglutinar pessoas com epilepsia e seus familiares, e lutar por seus direitos. São lugares onde essas pessoas reúnem-se para discutir os problemas, soluções e encaminhamentos possíveis para suas dificuldades específicas. Participar de uma associação é desligar-se de uma vida passiva e lutar pelos direitos e necessidades comuns.

> Um país que exclui, que não se organiza para propiciar trabalho, emprego e renda para todos os seus habitantes, não é ético. Uma economia que não integra todas as pessoas não é ética. Uma sociedade que só oferece possibilidades de trabalho normal, regular, remunerado para uma minoria e que deixa a maioria à margem, à míngua, não é democrática; é imoral. (Betinho)

Organizar a luta e a união das ligas de epilepsia, para facilitar o tratamento e a inserção social do portador de epilepsia na sociedade, é o objetivo primordial de um projeto da Organização Panamericana de Saúde. A entidade criou uma campanha internacional denominada "Epilepsia Fora das Sombras", que tem como objetivos principais desenvolver um programa integrado de educação e favorecer uma mudança de atitude na comunidade em relação à discriminação das pessoas com epilepsia, incluindo a luta pelo fornecimento gratuito e subvencionado das DAEs. Isto implicaria em maior contato político, participação das organizações nacionais de epilepsia na luta pelo abastecimento regular de medicamentos nas redes básicas, fortalecimento das organizações não governamentais e criação, através de iniciativas de comunicação social e marketing, de fundos para o trabalho, que envolva também a maior compreensão por parte da sociedade, a redução do estigma e a melhoria do cuidado e da QV das pessoas com epilepsia.

Referências bibliográficas

Ablon J. The nature of stigma and medical conditions. *Epilepsy Behav*. 2002; 3:S2-9.

Adura FE. Procedimento para avaliação de condutores e candidatos a condutores portadores de epilepsia. *Rev. ABRAMET.* 2001:26-8.

Armstrong D. *Outline of sociology as applied to medicine.* 4ª ed. Londres: Arnold; 2001.

Baker GA, Brooks J, Buck D, e cols. The stigma of epilepsy: a European perspective. *Epilepsia.* 2000; 41:98-104.

Baldwin M. The problem of temporal lobe epilepsy in occupational medicine. *Archives of Environmental Health.* 1960; 1:87-90.

Beghi E, Cornaggia C. Epilepsy and every life risk. A case referent study: Rationale, study design and preliminary results. Risk in Epilepsy Study Group. *Journal of Neuroepidemiology.* 1997; 16:207-16.

Beresford HR. Legal implications of epilepsy. *Epilepsia.* 1988; 29:S114-21.

Birbeck GL, Kim S, Hays R. Quality of life measures in epilepsy: how well can they detect a change over time? *Neurology.* 2000; 54:1822-7.

Browne TR, Feldman RG. Epilepsy: an overview. In: Browne TR, Feldman RG, eds. *Epilepsy*: diagnosis and management. Boston: Library of Congress Catalog Card; 1983. p. 1-10.

Cad. Saúde Pública. 2000 Jan-Mar; 16(1):183-93.

Código de Trânsito Brasileiro, lei 9.503, artigo 147, inciso I (23 Set 1997). (a)

Código de Trânsito Brasileiro, lei 9.503, artigo 147, parágrafos 2 e 4 (23 Set 1997). (b)

Conselho Estadual de Trânsito do Paraná, resolução 2.990 (1999).

Conselho Nacional de Trânsito, resolução 80, anexo I, artigo 1º, inciso 9.3 (1998).

Bethesda MD. Das V. Stigma, contagion, defect: issues in the anthropology of public health. In: *US NIH conference on stigma and global health: developing a research agenda*; 2001 [acesso em 2 Fev, 2005]. Disponível em http://www.stigmaconference.nih.gov.

Goffman E. *Stigma*: notes on the management of spoiled identity. Nova Jersey: Prentice Hall; 1963.

Harvey P, Hopkins A. Views of British neurologists on epilepsy, driving and the law. *Lancet.* 1983; 1:401-4.

Jacoby A. Impact of epilepsy on employment status: findings from a UK study of people with well-controled epilepsy. *Epilepsy Res.* 1995; 21:125-32.

Jones EE, Farina A, Hastorf AH, e cols. *Social stigma*: the psychology of marked relationships. Nova York: Freeman; 1984.

Jussim L, Palumbo P, Chatman C, e cols. Stigma and self-fulfiling prophecies. In: Heatherton TF, Kleck RE, Hebl MR, Hull JG, eds. *The social psychology of stigma.* Nova York: The Guilford Press; 2000. p. 374-418.

King D, Benbow SJ, Barrett A. The law and medical fitness to a drive study of doctors knowledge. *Post Grad Med J.* 1992; 68:624-8.

Krumholz A. Driving and epilepsy: a historical perspective and review of current regulations. *Epilepsia.* 1994; 35:668-74.

Krumholz A, Fisher RS, Lesser RP, Hauser WA. Driving and epilepsy. A review and reappraisal. *JAMA.* 1991; 265:622-6.

Lima RSA, Muszkat M, Campos CJR. Epilepsia e direção de veículos. *Rev Neurociências.* 1994; 2(2):77-80.

Neuberg SL, Smith SM, Asher T. Why people stigmatize: towards a biocultural framework. In: Heatherton TF, Kleck RE, Hebl MR, Hull JG, eds. *The social psychology of stigma.* Nova York: The Guilford Press; 2000. p. 31-61.

Reynolds EH. ILAE epilepsy global campaign history. *Epilepsia.* 2002; 43:9-11.

Scambler G. Re-framing stigma: felt and enacted stigma and challenges to the sociology of chronic and disabling conditions. *Soc Theory Health.* 2004; 2:29-46.

Shneker BF, Fountain NB. Epilepsy. *Dis Mon.* 2003; 49:426-78.

Shorvon SD, Reynolds EH. Early prognosis of epilepsy. *BMJ.* 1982; 285:1699-701.

Van der Lugt PJ. Is an application form useful to select patients with epilepsy who may drive?. *Epilepsia.* 1975; 16:743-6.

Funcionamento psicológico e qualidade de vida das pessoas com epilepsia

Cláudia Medeiros de Castro
Alessandra Shenandoa Heluani
Pedro Lucas de Carvalho

Introdução

Conceituar *qualidade de vida* constitui um desafio, uma vez que as perspectivas adotadas podem referir-se tanto aos aspectos individuais — percepção do indivíduo sobre bem-estar, espiritualidade, modo de vida e relações interpessoais — quanto aos coletivos — comunidades inseridas em determinado meio, aspectos ecológicos e estratégias coletivas de sustentabilidade. Na perspectiva política, por fim, são enfocados o respeito aos direitos humanos e a democracia (Keinert, 2004). Ainda que com enfoques diferentes, nos parece que essas perspectivas estão interrelacionadas, uma vez que os estudos e reflexões sobre qualidade de vida dão-se em função das atuais características da sociedade, em que mudanças no modo de vida, nas relações de trabalho, alterações climáticas e aumento na expectativa de vida trazem a necessidade de manter e aprofundar a discussão (Fernandes, 2004). Para Meneses e cols. (2003), o conceito de qualidade de vida depende da percepção pessoal e varia com o tempo; Frayman e cols. (1999), por outro lado, consideram que o tema é relevante sobretudo quando se atinge o campo da saúde.

No que diz respeito à saúde, a qualidade de vida é definida pela Organização Mundial de Saúde (OMS) como "um estado de completo bem-estar físico, mental e social, e não apenas a ausência de doença". Tal definição é ampliada pela perspectiva da qualidade de vida como sendo "a percepção do indivíduo quanto a sua situação no contexto da sua cultura e dos valores da sociedade onde vive, e em relação aos seus objetivos, expectativas, padrões e interesses" (WHOQOL, 1993, citado em Tilbery, 2005).

Assim como há inúmeras formas de conceituar qualidade de vida, muitos são também os instrumentos para classificá-la. O WHOQOL, desenvolvido pela Organização Mundial da Saúde (OMS), é um dos mais utilizados.

Interessam-nos, aqui, os estudos que abordam a qualidade de vida das pessoas que convivem com doenças crônicas, em especial aquelas com diagnóstico de epilepsia. Damos ênfase aos aspectos psicológicos, uma vez que as repercussões do diagnóstico não ficam restritas ao âmbito físico e repercutem nos âmbitos social e psíquico. As pessoas acometidas pela doença muitas vezes são afastadas do emprego ou dos estudos, isoladas do convívio social, devido ao estigma da doença, aos sintomas e à imprevisibilidade das crises (Boer, 2002).

Estudos sobre a experiência das pessoas que vivem com uma doença crônica apontam para o enfrentamento de semelhantes manifestações emocionais, necessidades e temores, tais como "perda de controle sobre a vida, mudanças na auto-imagem, medo de dependência, estigma, medo do abandono, raiva, isolamento e morte" (Pollin, 1998, citado em Venâncio, 2004). A experiência do adoecimento pode trazer mudanças profundas em função de diversos aspectos, tais como a energia investida em uma determinada atividade ou função que não pode ser mais executada, o estágio de desenvolvimento em que se encontra, a maneira como aborda a questão e lida com ela, a capacidade de enfrentamento, dentre outros (Bromberg e cols., 1996).

Para Sontag (1989), algumas doenças atualizam na sociedade idéias que as associam a castigos divinos, desencadeando juntamente com o diagnóstico a sensação de uma condenação, ou seja, uma espécie de censura social. Quanto à epilepsia, são vários os relatos de crianças e adolescentes que sofrem com o estigma dentro das salas de aula. Como a comunidade escolar geralmente não possui conhecimentos adequados sobre a epilepsia, os alunos temem ter crises dentro das escolas por não saberem qual será a reação das pessoas; os professores, em contrapartida, comumente não sabem como lidar com a situação, tomando atitudes fundamentadas em crenças e explicações oriundas do senso comum (Fernandes e Souza, 2004).

No que diz respeito ao tratamento, são utilizadas atualmente duas formas: o medicamentoso e o cirúrgico. O tratamento medicamentoso é realizado mediante o emprego de drogas antiepilépticas que têm como objetivo a redução da freqüência das crises e a melhoria da qualidade de vida. Porém, alguns medicamentos podem trazer efeitos colaterais desagradáveis — sonolência, hiperatividade etc. Também não podemos deixar de considerar que, mesmo havendo uma melhora significativa dos sintomas, trata-se de uma doença crônica, por isso, algumas das conseqüências indesejáveis, como os efeitos colaterais e o próprio estigma gerado pela enfermidade, permanecem (Sarmento e Minayo-Gomez, 2000). Alguns pacientes são refratários ao tratamento medicamentoso e, em alguns casos, podem até apresentar piora das crises. Nesses casos, a cirurgia coloca-se como possibilidade de tratamento. Com ela, espera-se que ocorra a remissão total ou uma redução drástica das crises, melhorando a qualidade de vida desses pacientes e de suas famílias (Guimarães e cols., 2003).

Castro e Piccinini (2002) citam a importância de que os profissionais de saúde estejam alertas aos aspectos que ultrapassam o tratamento médico da doença infantil, pois uma visão abrangente da maneira como a criança interage com seu meio, principalmente com as figuras mais significativas para ela, pode ser um fator determinante no êxito do tratamento.

Epilepsia na infância

Os estudos referentes à qualidade de vida na criança com epilepsia são recentes, como também o são os instrumentos cuja proposta é avaliar os aspectos pertinentes a esse tema. A epilepsia é uma das doenças que têm maior impacto na vida da criança, pois nela estão envolvidos vários aspectos: orgânicos (por ser uma doença neurológica de base, pode causar limitações físicas e cognitivas, além dos efeitos colaterais em decorrência do uso de drogas antiepilépticas, psíquicos e sociais (limitações do lazer, modificação no desempenho escolar e inserção social) (Maia Filho e Gomes, 2004). O desempenho escolar pode ser particularmente afetado quando há alterações de memória, atenção e linguagem (Maia Filho e cols., 2006).

Ao falar de qualidade de vida na infância, devemos nos ater a uma grande variedade de aspectos pertinentes a essa fase de desenvolvimento, quando ocorrem a aquisição e o desenvolvimento de competências cognitivas e sociais (Souza, 1999). Além da defasagem no desenvolvimento da criança, a doença crônica pode afetar a autonomia e a independência nas atividades (Bradford citado em Castro e Piccinini, 2002). Conforme as fases do desenvolvimento da criança, suas necessidades e dificuldades mudam. Diante disso, não somente a criança transforma-se, mas também toda a família, principalmente a mãe, que vê o seu papel em constante mutação (Spessoto, s.d.). Além disso, as crianças com epilepsia têm mais tendência para apresentar problemas comportamentais e de aprendizagem (Farwell citado em Souza, citado 1999). Esses fatores indicam que toda a vida pode ser afetada pela expectativa de descontrole, originada pela possibilidade da crise, bem como pelas conseqüências diretas ou indiretas do tratamento (Spessoto, s.d.).

A epilepsia é uma doença crônica e o tratamento pode durar muitos anos, trazendo necessidade de constantes adaptações, tanto para a criança quanto para a família. Castro e Piccinini (2002) apontam que a doença crônica pode ser considerada um estressor, pois afeta o desenvolvimento da criança e as relações familiares. A adaptação da criança diante da doença pode também ser favorecida pela família, dependendo dos recursos psicológicos de que dispõe para lidar com a questão.

Quanto à percepção da criança em relação à doença, há uma escassez de estudos sobre a maneira como ela compreende, organiza e experimenta a situação do adoecer (Castro e Piccinini, 2002). No caso das doenças crônicas relacionadas ao cérebro, um dos poucos achados consistentes é o de que as crianças acometidas por esse tipo de patologia sofrem mais transtornos psicológicos ou comportamentais, conforme encontrado na literatura por Castro e Piccinini (2002). Segundo Spessoto (1995), quanto maior for a falta de controle das crises, maior é a influência na organização da personalidade e na dinâmica familiar.

Além dos fatores relacionados à saúde física, podem influenciar o comportamento da criança o estresse em decorrência do adoecimento, o funcionamento familiar, as limitações nas interações sociais e a dependência acentuada, o que foi indicado em vários estudos, citados por Castro e Piccinini (2002). Há também os efeitos colaterais das drogas utilizadas no tratamento que, por vezes, acabam interferindo no comportamento infantil: sonolência, irritabilidade, ansiedade e depressão trazem conseqüências negativas na interação da criança com os adultos e com outras crianças (Wasserman citado em Castro e Piccinini, 2002). A epilepsia afeta diretamente a relação entre pais e filhos, podendo aumentar os comportamentos de ansiedade, superproteção e dependência dos pais, que acreditam que atividades que as deixam tensas podem desencadear uma crise. Esse excesso de zelo pode fazer com que os outros membros da família sejam relegados a segundo plano (Fernandes e Souza, 2001)

Fernandes e Souza (2001) relatam que quando essas variáveis psicológicas são identificadas precocemente, é possível minimizar seus efeitos de maneira mais efetiva, favorecendo positivamente a dinâmica familiar, o ajustamento da criança e da família. Posteriormente, é possível verificar a ocorrência de alguma modificação na percepção dos pais em relação aos seus comportamentos e atitudes, bem como os do filho em relação à doença.

A questão familiar também é abordada por Maia Filho (2004) como de suma relevância para propiciar uma melhor qualidade de vida para a criança. Desse modo, a questão deve ser avaliada em profundidade, principalmente quanto aos vínculos afetivos. A epilepsia acaba impondo um peso não somente para a criança, mas também para sua família, restringindo atividades e aumentando o grau de responsabilidade dos pais e irmãos (Hoare e Kerley, citado em Fernandes e cols., 2001).

Há na literatura estudos comparativos entre grupos de controle e grupos de crianças e adolescentes com epilepsia (CAE) na tentativa de determinar os fatores que poderiam desencadear o desenvolvimento de uma psicopatologia. Nas famílias que possuem uma CAE, há comprometimento em diversos aspectos: baixa qualidade no relacionamento entre pais e filhos, depressão materna e falhas no funcionamento familiar (Maia Filho, 2006).

Castro e Piccinini (2002) apontam três subsistemas em interação no ambiente familiar com um membro doente: o paciente e sua enfermidade; a família e sua rede social e os serviços de saúde. Especifica um modelo, denominado *modelo de impacto*, proposto para examinar a organização da família diante da doença crônica, ou seja, de que maneira esse fato interfere em seu funcionamento. Ainda segundo os autores, esse aspecto é relevante tendo em vista que muitas vezes a família adota o isolamento social, podendo favorecer uma maior fragilidade do doente a certos transtornos emocionais. Isso nos leva a pensar na necessidade de que os profissionais de saúde ofereçam apoio integral à família, incluindo o suporte para que seus membros sintam que não estão sós no processo de enfretamento do problema e na construção de estratégias que os ajude a adaptar-se à nova situação.

Estudos recentes apontam que quando os pais são informados sobre a doença, sentem-se mais capacitados para lidar com seus filhos (Fernandes e Souza, 2001), pois a falta de informação sobre a epilepsia e seu tratamento favorece o desenvolvimento de respostas negativas em relação à doença. Isso, por sua vez, gera muitas vezes idéias e crenças irracionais, trazendo comportamentos inapropriados e dificultando o ajustamento psicossocial (Fernandes e Souza, 2001).

Consideração especial é feita às mães, pois elas são comumente as mais implicadas no processo de tratamento, por estarem mais presentes nas consultas e terem uma interação maior com os profissionais que cuidam de seu filho (Silver e cols., citado em Castro e Piccinini, 2002). Por essa razão, vale ressaltar a importância da inserção das figuras parentais nas decisões sobre o tratamento da criança (Clark e Miles, citado em Castro e Piccinini, 2002); também é necessário mantê-las sempre informadas sobre a evolução e os cuidados necessários para a continuidade do tratamento.

Os quadros de difícil controle acabam tendo implicações emocionais para a criança e para a família, com impacto negativo na qualidade de vida. Mesmo crises menores, de curta duração, deixam a criança em situação de vulnerabilidade: o simples andar de bicicleta pode desencadear uma queda ou colisão, transformando-se em uma situação de risco. O mesmo acontece em inúmeras atividades de vida diária: nas crianças que apresentam perda de equilíbrio, perda de consciência e manifestações motoras, os riscos acentuam-se (Spessoto, s.d.).

No grupo de crianças que não conseguem obter êxito no tratamento medicamentoso (epilepsia refratária*)*, há a possibilidade da intervenção cirúrgica, cujo objetivo é o controle das crises com o menor número possível de seqüelas neurológicas e melhoria da qualidade de vida para a criança e sua família. Guimarães e cols. (2003), em estudo realizado com nove crianças com epilepsia refratária, avaliadas por instrumentos neuropsicológicos e com questionários de qualidade de vida nos períodos pré e pós-cirúrgico, verificaram que os pais perceberam uma melhora no nível geral de qualidade de vida, bem como o controle de crises.

O objetivo do tratamento cirúrgico da epilepsia é permitir que o paciente alcance uma qualidade de vida mais próxima da "normalidade". O tratamento deve restituir-lhe a sensação de bem-estar, aliviar disfunções psicossociais e a morbidade clínica, reduzir a quantidade de crises futuras e a mortalidade (Duchowny e cols., citado em Ragazzo, 2002). A busca da solução mais eficaz para os problemas apresentados pela criança — a solução cirúrgica — nos faz pensar em quão doloroso é para a família acompanhar o agravamento da doença e o abalo na qualidade de vida de seu filho e da própria família, optando por ações mais resolutivas.

Para avaliar a qualidade de vida, atualmente incluem-se informações e métodos psicológicos para complementar os dados referentes ao controle das crises, permitindo controlar as variáveis que interferem na terapêutica da criança com epilepsia (Souza, 1999), pois apenas recentemente os instrumentos sistematizados começaram a ser utilizados para subsidiar programas sobre qualidade de vida. No caso da avaliação da criança, deve-se levar em consideração sua faixa etária, para que se possa verificar o impacto desses aspectos. A qualidade de vida está intimamente ligada às fases de desenvolvimento; do mesmo modo, a independência da criança nas atividades de vida diária é aferida de acordo com parâmetros evolutivos. Destaca-se que o relato dos pais ainda prevalece para o levantamento desses dados, embora seja desejável a exposição da própria criança, mesmo com as dificuldades existentes para a obtenção desses dados. A opinião pessoal, o elemento subjetivo, ainda é o essencial para esse tipo de avaliação (Maia Filho, 2004).

Epilepsia no adulto

Quando o indivíduo é acometido pela epilepsia na fase adulta, fase em que geralmente a pessoa está estabilizada profissionalmente e, portanto, possui um determinado estilo de vida, a ocorrência de crises epilépticas influencia consideravelmente as relações de trabalho, bem como as relações sociais (Salgado e Souza, citado em Souza e cols., 2001).

Para avaliar o impacto da doença na vida adulta, muitos são os aspectos considerados: características de personalidade, história de vida, níveis de expectativas, estratégias de controle da doença, relacionamentos, avaliação de auto-eficiência, autoconceito, percepção da rede de suporte e proteção social (Souza, 2002). As limitações e restrições do dia-a-dia, o significado das crises e os padrões de resposta à doença em função da história de vida são variáveis subjetivas, relacionadas à percepção de maior ou menor bem-estar. Geralmente a percepção de bem-estar sofre maior influência na auto-avaliação do significado de estar doente do que o próprio estado físico (Salgado e Souza, 2003). As crises epilépticas, por sua vez, podem fazer com que o indivíduo torne-se dependente de terceiros, incapaz de gerenciar sua própria vida, gerando sentimentos de insegurança (Sarmento e Minayo-Gomez, 2000). A compreensão dessas mudanças desde o início favorece a prevenção primária e a intervenção terapêutica de maneira mais ampla e adequada (Souza e cols., 2002).

Souza (2002) destaca a importância dos aspectos subjetivos, pois as situações de estresse são particulares e dependem da percepção do sujeito. A maneira como o indivíduo percebe o controle das crises acaba levando-o para um *locus* de controle interno ou externo; nos pacientes epilépticos, o controle externo possui maior relevância, pois eles sentem que não possuem o domínio da situação, transferindo essa percepção para todos os eventos de sua vida. A qualidade de vida é afetada mesmo nos casos em que o indivíduo não apresenta mais crises, mas demonstra preocupar-se com o fato de algum dia voltar a tê-las (Salgado, 2001). O *locus* interno, em contrapartida, é a forma como o indivíduo percebe a sua habilidade em controlar os eventos de sua vida.

Salgado e Souza (2001) apontam a importância das variáveis subjetivas, que controlam as respostas de bem-estar. Os autores destacam que a forma como lidamos com uma determinada situação depende da maneira como a interpretamos diante das expectativas que temos a respeito dela, levando-se em consideração a história de vida pessoal e os recursos adaptativos diante da doença. Sendo assim, compreender o significado de qualidade de vida para um paciente que possui uma doença crônica é bastante complexo, tendo em vista que a doença pode acompanhar o indivíduo por muitos anos, ou mesmo pela vida inteira; a doença influenciará diversos aspectos de sua vida, como sua inserção na escola, o trabalho e os relacionamentos interpessoais.

É flagrante o receio dos indivíduos em ter uma crise no ambiente profissional, pois a imprevisibilidade e o medo do estigma tornam o epiléptico mais temeroso, inseguro e ansioso (Sarmento e Gomes, 2000). Os autores trazem um estudo realizado com 339 pacientes do Hospital Universitário da Universidade Federal Fluminense (UFF), expondo que o controle das crises é um fator decisivo para o ingresso ou a permanência no trabalho. Citam que, no momento do ingresso na empresa, todos os pacientes omitiram a condição epiléptica pelo receio do estigma que acompanha essa patologia. Esta é, certamente, uma estratégia de defesa frente à possibilidade real de recusa do profissional.

Um estudo realizado com instrumentos de mensuração de qualidade de vida (Questionário de Qualidade de Vida 65) avaliou 60 pacientes com idades entre 18 e 70 anos, tendo verificado que a redução na freqüência de crises epilépticas não produziu necessariamente uma melhoria na qualidade de vida do indivíduo. Isso reforça, mais uma vez, o fato de que a satisfação e o bem-estar estão atrelados a medidas subjetivas (Salgado e Souza, 2003). Portanto, abordar a qualidade de vida relacionada à saúde (QVRS) é fazer referência às percepções do indivíduo sobre o impacto que o tratamento e a doença causaram em sua vida, não somente do ponto de vista físico, mas também do psicológico e do social. O principal objetivo dessa abordagem mais abrangente é perceber o fenômeno a partir do olhar do próprio paciente, almejando um equilíbrio entre a qualidade de vida que ele percebe e a que ele deseja (Maia Filho, 2004)

Considerações finais

Os diversos estudos citados indicam que a qualidade de vida é um conceito multidimensional, pois contempla aspectos subjetivos/individuais e coletivos/sociais. Desse modo, a qualidade de vida em epilepsia não fica apenas atrelada ao controle das crises, mas também à percepção do indivíduo em relação à experiência do adoecimento, o que inclui ajuste familiar e estratégias de enfrentamento, construídas em conjunto com os diversos grupos que fazem parte de sua rede social.

Consideramos que uma adequada rede social de apoio inclui não só a família, mas o direito à escola, ao trabalho e a garantia de acesso a serviços de saúde que ofereçam atenção integral àqueles que vivem com a epilepsia. Essa atenção não deve estar restrita às consultas médicas e ao fornecimento das drogas usadas no tratamento, mas deve contemplar as dimensões físicas, psicológicas e sociais das pessoas que buscam os serviços de saúde.

Referências bibliográficas

Bôer HM. Qualidade de vida para pessoas com epilepsia. *ComCiência* (Neurociências: Epilepsia). Jul 2002 [acesso em 2 Ago 2007]; 33. Disponível em: www.comciencia.br/

Bromberg MHPF, Kovacs MJ, Carvalho MMMJ, Carvalho VA. *Vida e morte*: laços de existência. São Paulo: Casa do Psicólogo; 1996.

Castro EK, Piccinini CA. Implicações da doença crônica na infância para as relações familiares: algumas questões teóricas. *Psicol Refl Crít.* 2002; 15(3):625-35.

Fernandes PT, Souza EAP. Protocolos de investigação de variáveis psicológicas na epilepsia infantil. *Psic: Teor e Pesq*. 2001; 17(2):195-7.

Fernandes PT, Souza EAP. Percepção do estigma da epilepsia em professores do ensino fundamental. *Estudos de Psicologia.* 2004; 9(1):189-95.

Fernandes M. Qualidade de vida: uma contribuição das políticas da subjetividade contemporânea. *Bol Instit Saúde.* 2004; 32:11-2.

Frayman L, Cukiert A, Forster C, Ferreira VB, Buratini JA. Qualidade de vida de pacientes submetidos a cirurgia de epilepsia. *Arq Neuro-Psiquiatr.* 1999 [acesso em 1 Ago 2007]; 57(1). Disponível em: http://www.scielo.br/scielo/

Guimarães CA, Souza EAP, Montenegro MA, Cendes F, Guerreiro MM. Cirurgia para epilepsia na infância: avaliação neuropsicológica e de qualidade de vida. *Arq Neuro-Psiquiatr.* 2003; 61(3B).

Keinert TMM. Qualidade de vida e avaliação de políticas públicas. *Bol Instit Saúde.* 2004; 32:4.

Maia Filho HS, Gomes MM. Análise crítica dos instrumentos de avaliação da qualidade de vida na epilepsia infantil. *J Epilepsy Clin Neurophysiol.* 2004; 10(3):147-53.

Maia Filho HS, Costa CRM, Gomes MM. Epilepsia e saúde mental na infância. *J Epilepsy Clin Neurophysiol.* 2006; 12(2):79-88.

Meneses RF, Ribeiro JLP, Silva M. Revisão da literatura sobre avaliação da qualidade de vida (QDV) de adultos com epilepsia I – Dificuldades na abordagem do tema. *Psicologia, saúde e doenças*. Sociedade Portuguesa de Psicologia da Saúde: Lisboa. s.d.; III(1):61-88.

Ragazzo PC. *O tratamento cirúrgico das epilepsias*. 2002 [acesso em 2 Ago 2007]. Disponível em http://www.comciencia.br/

Salgado PCB, Souza EAP. Qualidade de vida em epilepsia e percepção de controle de crises. *Arq Neuro-Psiquiatr*. 2001; 59(3).

Salgado PCB, Souza EAP. Variáveis psicológicas envolvidas na qualidade de vida de portadores de epilepsia. *Estud psicol*. 2003; 8(1):165-8.

Sarmento MRS, Minayo-Gomez C. A epilepsia, o epiléptico e o trabalho: relações conflitantes. *Cad de Saúde Pública*. 2000; 16(1).

Sontag S. *A aids e suas metáforas*. São Paulo: Companhia das Letras; 1989.

Souza EAP, Fernandes PT, Salgado PCB, Doretto F. 2002 [acesso em 2 Ago 2007]. *Mecanismos psicológicos e o estigma da epilepsia*. Disponível em: www.comciencia.br

Souza EAP. Qualidade de vida na epilepsia infantil. *Arq Neuro-Psiquiatr*. 1999; 57(1):34-9.

Spessoto LB. Epilepsia na infância: aspectos emocionais que envolvem a criança e a família. *Revista Viver Psicologia*. s.d.; 3(25):16-7.

Spessoto LB. Epilepsia na infância. *Pediatria Moderna*. 1985; 21(2):238-41.

Venâncio JL. A importância da atuação do psicólogo no tratamento de mulheres com câncer de mama. *Rev Bras Cancerol*. 2004; 50(1):55-63.

Qualidade de vida em pacientes com crises não-epilépticas psicogênicas

Stevin Zung

Introdução

As crises não epilépticas podem ser classificadas como fisiológicas (tendo como causa mais comum a síncope) e psicogênicas (Gates e Erdahl, 1993). Crises não epilépticas psicogênicas (CNEPs) podem ser definidas como episódios de alterações de movimento, sensação ou percepção semelhantes a crises apresentadas na epilepsia; contudo, não estão associadas a descargas elétricas anormais cerebrais, e sim a questões psicológicas e afetivas (Lesser, 1996). São expressões involuntárias secundárias a esses estressores psicológicos e não eventos voluntariamente simulados, embora eventualmente as CNEPs possam estar associadas a transtornos factícios.

A manifestação das CNEPs geralmente acontece entre 20 e 30 anos de idade, mas já existem relatos de início aos quatro anos e acima de 70 anos (Reuber e Elger, 2003a; Meierkord e cols., 1991; Lancman e cols., 1993; Fakhoury e cols., 1993). As mulheres representam três quartos dos pacientes com CNEPs (Lesser, 1996), e 10-50% deles também têm o diagnóstico de epilepsia (Reuber e cols. 2002b; Benbadis e cols., 2001).

Sua incidência anual tem sido estimada entre 2 e 33 casos por 100 mil habitantes (Benbadis e Hauser, 2000), e em alguns serviços especializados sua freqüência é extremamente alta. Alguns estudos mostram que até 20% dos pacientes encaminhados para serviços de cirurgia de epilepsia (Lesser, 1996; Gates, 2000) e até metade dos pacientes descritos como portadores de epilepsia refratária têm CNEPs (Reuber e Elger, 2003a; Howell e cols., 1989). A literatura nacional sobre CNEPs é ainda escassa, e não há dados sobre prevalência.

Embora as primeiras descrições de CNEPs datem de 200 a 400 anos antes de Cristo, com Hipócrates e Araeteus, foi somente após a possibilidade de diagnóstico definitivo com maior precisão, através da monitoração com vídeo-eletrencefalograma, que o conhecimento sobre suas características clínicas, tratamento e prognóstico pôde ser estabelecido.

Ainda assim, o reconhecimento e o tratamento das CNEPs não são realizados de forma adequada. Três quartos dos pacientes com CNEPs sem epilepsia são tratados inicialmente com anticonvulsivantes (Reuber e cols., 2003b) e o tempo médio entre os primeiros sintomas e o diagnóstico definitivo é em torno de longos sete anos (Reuber e cols., 2002a). Esse atraso pode levar a condições iatrogênicas pelo uso de medicações inadequadas e também ao não-reconhecimento de outros transtornos e sintomas psiquiátricos associados, como ideação suicida (Bowman e Markand, 1996). Uma possível explicação para essa demora no diagnóstico seria que os primeiros atendimentos desses pacientes não são feitos por especialistas, mas por médicos generalistas ou intensivistas em unidades de emergência; tais profissionais, na dúvida, decidem tratá-los como portadores de epilepsia.

A co-morbidade de transtornos psiquiátricos e CNEPs é freqüente, especialmente os transtornos somatoformes, afetivos e ansiosos (Bowman e Markand, 1996; Krishnamoorthy e cols., 2001; Szaflarski e Szaflarski, 2004; Testa e cols., 2007), bem como o transtorno de personalidade limítrofe (Kalogjera-Sackellares e Sackellares, 1997). Situações traumáticas de vida, como conflitos familiares, agressões físicas e abuso sexual durante a infância e adolescência, são comuns nesses pacientes (Tojek e cols., 2000; Berkhoff e cols., 1998; Alper e cols., 1993; Krawetz e cols., 2001). Em relação às co-morbidades orgânicas de pacientes com CNEPs, as principais são epilepsia, traumas cranianos e déficit de aprendizado

(Benbadis e cols., 2001; Westbrook e cols., 1998; Reuber e cols., 2002c). Já foram observados casos em que as crises começaram somente depois de cirurgias para epilepsia e outros procedimentos neurocirúrgicos; esses casos estão associados principalmente a um tempo de hospitalização prolongado, devido a complicações no pós-operatório (Davies e cols., 2000; Glosser e cols., 1999).

Mesmo após o reconhecimento e o tratamento adequado das CNEPs, o prognóstico é desalentador, em geral pior do que nos pacientes com epilepsia (Annegers e cols., 1986). No estudo de seguimento em longo prazo com maior número de indivíduos com CNEPs, mesmo após cerca de 11 anos após o início das crises e quatro anos após o diagnóstico, 70% dos pacientes continuavam tendo crises, e mais da metade estava afastada de suas funções trabalhistas (Reuber e cols., 2003b). Outros estudos mostram resultados semelhantes e identificam algumas características relacionadas a um pior prognóstico: diagnóstico tardio, idade avançada, baixa escolaridade, pior condição socioeconômica, crises não epilépticas mais dramáticas, transtornos de personalidade e tendência a sintomas de somatização e dissociativos (Reuber e cols., 2003b; Selwa e cols., 2000; Wyllie e cols., 1991; Kanner e cols., 1999; Walczak e cols., 1995). Não há evidências na literatura de que a presença de co-morbidade com epilepsia seja um fator de pior prognóstico (Kanner e cols., 1999; Walczak e cols., 1995).

Qualidade de vida

A avaliação do estado funcional global de um paciente com epilepsia ou CNEP deve ser realizada de forma abrangente, considerando aspectos objetivos médicos (tipo, freqüência e gravidade das crises; aspectos psicológicos, como funções cognitivas e psicopatologia) e também aspectos subjetivos, aferidos por meio da percepção de qualidade de vida (QV). Dois pacientes com a mesma gravidade clínica de CNEPs podem mostrar-se muito diferentes na percepção de QV.

Vários instrumentos e escalas têm sido desenvolvidos para a avaliação de QV de pacientes com doenças crônicas, e o mais utilizado nos pacientes com epilepsia é o *Quality of Life in Epilepsy Inventory*-89 – QOLIE-89 (Devinsky e cols., 1995). Como epilepsia e CNEPs geralmente têm histórias clínicas semelhantes, o QOLIE-89 também parece ser um instrumento valioso na avaliação da QV em pacientes com CNEPs.

Qualidade de vida em pacientes com CNEP

Na última década, aumentaram o reconhecimento da importância e o conhecimento sobre a qualidade de vida em pacientes com epilepsia e, mais recentemente, também em portadores de CNEPs. A maioria dos estudos aborda questões sobre características clínicas, prognóstico, co-morbidades e tratamento das CNEPs, e pouquíssimos falam da QV desses pacientes. As avaliações já realizadas mostram um comprometimento importante no funcionamento social e cognitivo dos pacientes, agravado por dois fatores, já mencionados anteriormente: a demora para o diagnóstico correto (e, conseqüentemente, um tratamento específico) e o prognóstico ruim a longo prazo (Reuber e Elger, 2003a). A esse prejuízo subjetivo na QV poderíamos associar, pelo menos em parte, a gravidade e a freqüência das crises, o efeito colateral de medicações, a co-morbidade com transtornos psiquiátricos e problemas sociais associados ao desemprego ou à falta de independência (Szaflarski e cols., 2003a).

Bodde e cols. (2007) acompanharam 22 pacientes com CNEPs por 4-6 anos e demonstraram, através de três testes psicológicos, que aqueles que apresentaram melhora das crises também demonstraram mudanças importantes em aspectos psicológicos: diminuição de estressores emocionais, diminuição de características dissociativas, aumento da sensação de auto-controle, diminuição de sentimentos de insatisfação e dos comportamentos de evitação e maior iniciativa nos contatos sociais. De modo geral, a melhoria das CNEPs trouxe uma atitude social mais confiante e segura.

Grande parte das publicações sobre QV em pacientes com CNEPs são estudos comparativos entre esses pacientes e de pacientes com epilepsia. Num dos primeiros estudos comparativos publicados, Breier e cols. (1998) avaliaram 43 pacientes com epilepsia parcial complexa e 25 pacientes com CNEPs que estavam em acompanhamento em ambulatório de epilepsia refratária. Para isso, utilizaram o QOLIE-89 e avaliações cognitivas específicas para memória verbal e não verbal, linguagem e atenção. Os grupos mostraram-se semelhantes em relação à presença de sintomas depressivos e à avaliação subjetiva de funcionamento global. A única diferença foi que o grupo com CNEPs demonstrou maior fadiga e menor energia em comparação ao grupo com epilepsia (Breier e cols., 1998). Essa tendência de pacientes com CNEPs subvalorizarem sintomas afetivos e de humor e supervalorizarem dificuldades físicas também foi observada por outros autores (Testa e cols., 2007; Donofrio e cols., 2000).

Em uma amostra com 40 pacientes com diagnóstico mais preciso de CNEPs, inclusive com investigação por vídeo-EEG, Szaflarski e cols. (2003a) mostraram que tais pacientes tinham uma avaliação ainda pior na escala de qualidade de vida QOLIE-89 se comparados a 45 pacientes com epilepsia refratária; esse achado também foi evidenciado em outros estudos na literatura (Testa e cols., 2007; Loring e cols., 2000). Os autores replicaram esse achado em outro estudo com um número maior de pacientes, e avaliaram também possíveis fatores associados à pior QV nos pacientes com CNEPs (Szaflarski e cols., 2003b). Dentre os pacientes do grupo com epilepsia, 34% apresentaram alguma co-morbidade psiquiátrica; no outro grupo, essa porcentagem foi quase o dobro (66%) (Szaflarski e cols., 2003b). Tais incidências de doenças psiquiátricas foram similares às encontradas em outros estudos com pacientes epilépticos (30-66%) e pacientes com CNEPs (43-84%) (Arnold e Privitera, 1996; Ettinger e cols., 1999). Essa diferença pode explicar, em parte, uma pior QV relatada pelos pacientes com CNEPs. Outro possível fator relacionado a isso é o efeito colateral das medicações, que foi mais freqüente nos pacientes com CNEPs do que naqueles com epilepsia refratária (Szaflarski e cols., 2003a / 2003b).

Moore e cols. (1994) apontam a questão familiar como outra possível explicação para uma pior QV nesse grupo de pacientes. Os autores avaliaram os sentimentos subjetivos dos pacientes com epilepsia e com CNEPs em relação a suas famílias; observaram que os pacientes com CNEPs, quando comparados com portadores de epilepsia, percebem suas famílias como apresentando menor união e apoio mútuo e menor ênfase em valores éticos e morais (Moore e cols., 1994). Uma vez que o funcionamento familiar interfere na QV desses pacientes, o envolvimento da família no diagnóstico e no tratamento das CNEPs poderia tornar-se um foco da intervenção terapêutica.

Uma investigação sobre o impacto da freqüência das CNEPs na QV dos pacientes mostrou que o aumento da freqüência das crises não está associado ao declínio do escore da QOLIE-89, sugerindo que a freqüência de crises não altera a QV em indivíduos com CNEPs (Szaflarski e cols., 2003b). Essa ausência de correlação também se mostrou verdadeira no estudo de Gilliam (2002) com pacientes epilépticos.

Como vimos, as CNEPs são ainda subdiagnosticadas, apesar de serem bastante comuns, especialmente em serviços de tratamento de epilepsia refratária. As co-morbidades psiquiátricas, os traumas na infância e na adolescência, os efeitos colaterais das medicações e os sintomas somatoformes são freqüentes, e mesmo com a instituição de um tratamento adequado o prognóstico em longo prazo é ruim. Todos esses fatores fazem com que os portadores de CNEPs tenham percepção muito baixa de QV; por isso, o tratamento deve ter como objetivo não somente a redução da freqüência das crises, mas também a abordagem de todas as variáveis direta ou indiretamente associadas à qualidade de vida desses pacientes.

Referências bibliográficas

Alper K, Devinsky O, Perrine K, Vazquez B, Luciano D. Nonepileptic seizures and childhood sexual and physical abuse. *Neurology.* 1993; 43:1950-3.

Annegers JF, Shirts SB, Hauser WA, Kurland LT. Risk of recurrence after initial unprovoked seizure. *Epilepsia.* 1986; 1986:43-50.

Arnold LM, Privitera MD. Psychopathology and trauma in epileptic and psychogenic seizure patients. *Psychosomatics.* 1996; 37:438-43.

Benbadis SR, Hauser WA. An estimate of the prevalence of psychogenic non-epileptic seizures. *Seizure.* 2000; 9:280-1.

Benbadis SR, Agrawal V, Tatum WO. How many patients with psychogenic nonepileptic seizures also have epilepsy? *Neurology.* 2001; 57:915-7.

Berkhoff M, Briellmann RS, Radanov BP, Donati F, Hess CW. Developmental background and outcome in patients with nonepileptic versus epileptic seizures: a controlled study. *Epilepsia.* 1998; 39:463-9.

Bodde NM, Janssen AM, Theuns C, Vanhoutvin JF, Boon PA, Aldenkamp AP. Factors involved in the long-term prognosis of psychogenic nonepileptic seizures. J Psychosom Res. 2007; 62:545-51.

Bowman ES, Markand ON. Psychodynamics and psychiatric diagnoses of pseudoseizure subjects. Am J Psychiatry. 1996; 153:57-63.

Breier JI, Fuchs KL, Brookshire BL, Wheless J, Thomas AB, Constantinou J, e cols. Quality of life perception in patients with intractable epilepsy or pseudoseizures. *Arch Neurol.* 1998; 55:660-5.

Davies KG, Blumer DP, Lobo S, e cols. De novo nonepileptic seizures after intracranial surgery for epilepsy: incidence and risk factors. *Epilepsy Behav.* 2000; 1:436-43.

Devinsky O, Vickrey B, Cramer J. Development of the quality of life in epilepsy inventory. *Epilepsia.* 1995; 36:1089-1104.

Donofrio N, Perrine K, Alper K. Depression and anxiety in patients with non-epileptic versus epileptic seizures. In: Rowan AJ, Gates JR, eds. *Nonepileptic seizures.* Boston, Massachusetts: Butterworth-Heinemann; 2000. p. 151-8.

Ettinger AB, Devinsky O, Weisbrot DM, e cols. A comprehensive profile of clinical, psychiatric, and psychosocial characteristics of patients with psychogenic nonepileptic seizures. *Epilepsia.* 1999; 40: 1292-8.

Fakhoury T, Abou-Khalil B, Newman K. Psychogenic seizures in old age: a case report. *Epilepsia.* 1993; 34:1049-51.

Gates JR, Erdahl P. Classification of non-epileptic seizures. In: Rowan EJ, John R, Gates JR, eds. *Non-epileptic seizures.* Boston: Butterwohrt-Heineman; 1993. p. 21-310.

Gates JR. Epidemiology and classification of non-epileptic events. In: Gates JR, Rowan AJ, eds. *Non-epileptic seizures.* 2ª ed. Boston: Butterworth-Heinemann; 2000. p. 3-14.

Gilliam F. Optimizing health outcomes in active epilepsy. *Neurology* 2002; 58:9-20.

Glosser G, Roberts D, Glosser DS. Nonepileptic seizures after resective epilepsy surgery. *Epilepsia.* 1999; 40:1750-4.

Howell SJ, Owen L, Chadwick DW. Pseudostatus epilepticus. *Q J Med.* 1989; 71:507-19.

Kalogjera-Sackellares D, Sackellares JC. Personality profiles of patients with pseudoseizures. *Seizure.* 1997; 6:1-7.

Kanner AM, Parra J, Frey M, Stebbins G, Pierre-Louis S, Iriarte J. Psychiatric and neurologic predictors of psychogenic pseudoseizure outcome. *Neurology.* 1999; 53:933-8.

Krawetz P, Fleischer W, Pillay N, e cols. Family functioning in subjects with pseudoseizures and epilepsy. *J Nerv Ment Dis.* 2001; 189:38-43.

Krishnamoorthy ES, Brown RJ, Trimble M. Personality and psychopathology in nonepileptic attack disorder: a prospective study. *Epilepsy Behav.* 2001; 2: 418-22.

Lancman ME, Brotherton TA, Asconape JJ, Penry JK. Psychogenic seizures in adults: a longitudinal analysis. *Seizure.* 1993; 2:281-6.

Lesser RP. Psychogenic seizures. *Neurology.* 1996; 46:1499-507.

Loring DW, Meador KJ, King DW, Hermann BP. Relationship between quality of life variables and personality factors in patients with epilepsy and nonepileptic seizures. In: Gates JR, Rowan AJ, eds. *Nonepileptic seizures.* Boston, Massachusetts: Butterworth-Heinemann; 2000. p. 159-68.

Meierkord H, Will B, Fish D, Shorvon S. The clinical features and prognosis of pseudoseizures diagnosed using video-EEG telemetry. *Neurology.* 1991; 41:1643-6.

Moore PM, Baker GA, McDade G, e cols. Epilepsy, pseudoseizures and perceived family characteristics: a controlled study. *Epilepsy Res.* 1994; 18:75-83.

Reuber M, Fernandez G, Bauer J, Helmstaedter C, Elger CE. Diagnostic delay in psychogenic nonepileptic seizures. *Neurology.* 2002; 58:493-5. (a)

Reuber M, Fernandez G, Bauer J, Singh DD, Elger CE. Interictal EEG abnormalities in patients with psychogenic nonepileptic seizures. *Epilepsia.* 2002; 43:1013-20. (b)

Reuber M, Fernandez G, Helmstaedter C, Qurishi A, Elger CE. Evidence of brain abnormality in patients with psychogenic nonepileptic seizures. *Epilepsy Behav.* 2002; 3:246-8. (c)

Reuber M, Elger CE. Psychogenic nonepileptic seizures: review and update. *Epilepsy Behav.* 2003; 4:205-16. (a)

Reuber M, Pukrop R, Bauer J, Helmstaedter C, Tessendorf N, Elger CE. Outcome in psychogenic nonepileptic seizures: 1 to 10 year follow-up in 164 patients. *Ann Neurol.* 2003; 53:305-11. (b)

Selwa LM, Geyer J, Nikakhtar N, Brown MB, Schuh LA, Drury I. Nonepileptic seizure outcome varies by type of spell and duration of illness. *Epilepsia.* 2000; 41:1330-4.

Szaflarski JP, Hughes C, Szaflarski M, Ficker DM, Cahill WT, Li M, e cols. Quality of life in psychogenic nonepileptic seizures. *Epilepsia.* 2003; 44:236-42. (a)

Szaflarski JP, Szaflarski M, Hughes C, Ficker DM, Cahill WT, Privitera MD. Psychopathology and quality of life: psychogenic CR non-epileptic seizures versus epilepsy. *Med Sci Monit.* 2003; 9:CR165-70. (b)

Szaflarski JP, Szaflarski M. Seizure disorders, depression, and health-related quality of life. *Epilepsy Behav.* 2004; 5:50-7.

Testa SM, Schefft BK, Szaflarski JP, Yeh HS, Privitera MD. Mood, Personality, and Health-related Quality of Life in Epileptic and Psychogenic Seizure Disorders. *Epilepsia.* 2007; 48:973-82.

Tojek TM, Lumley M, Barkley G, Mahr G, Thomas A. Stress and other psychosocial characteristics of patients with psychogenic nonepileptic seizures. *Psychosomatics.* 2000; 41:221-6.

Walczak TS, Papacostas S, Williams DT, Scheuer ML, Lebowitz N, Notarfrancesco A. Outcome after diagnosis of psychogenic nonepileptic seizures. *Epilepsia.* 1995; 36:1131-7.

Westbrook LE, Devinsky O, Geocadin R. Nonepileptic seizures after head injury. *Epilepsia.* 1998; 39:978-82.

Wyllie E, Friedman D, Luders H, Morris H, Rothner D, Turnbull J. Outcome of psychogenic seizures in children and adolescents compared with adults. *Neurology.* 1991; 41:742-4.

Dinâmica psicológica

Michele Cukiert Csillag

Introdução

No contexto da saúde, a preocupação com a melhoria da qualidade de vida dos pacientes não é uma perspectiva nova. Entretanto, essa terminologia ainda é empregada nesse campo em diferentes acepções.

A idéia de *qualidade de vida* (QV) foi inicialmente formulada por cientistas sociais, filósofos e políticos. Na área médica, ao lado do crescente desenvolvimento tecnológico, observou-se um movimento no sentido de humanizar as práticas clínicas. Passou-se a valorizar aspectos mais amplos da vida dos pacientes, além do controle de sintomas, a diminuição da mortalidade ou o aumento da expectativa de vida. Como se sabe, a Oncologia foi a primeira especialidade na qual a necessidade de avaliar as condições de vida dos pacientes se impôs e desenvolveu (Fleck e cols., 1999).

Considerando-se o aspecto polissêmico dessa noção, Minayo e cols. (2000) analisaram o discurso médico ao longo da história e constataram que o tema das relações entre saúde e qualidade de vida existe desde o nascimento da Medicina Social, nos séculos XVIII e XIX, quando investigações sistemáticas começaram a referendar essa preocupação e dar subsídios para políticas públicas.

Na última década, observou-se uma proliferação de instrumentos de avaliação nessa área, a maior parte desenvolvidos nos

EUA. A busca por um instrumento de alcance internacional que avaliasse a QV fez com que a Organização Mundial da Saúde desenvolvesse o WHOQOL-100, um instrumento composto por 100 itens. Para o WHOQOL Group (1994), a definição de QV foi estabelecida como "a percepção do indivíduo sobre sua posição na vida no contexto da cultura e sistema de valores nos quais ele vive e em relação aos seus objetivos, expectativas, padrões e preocupações" (citado por Fleck e cols., 1999). Vale dizer que essa noção designa hoje a preocupação com aspectos humanos envolvidos no processo de doença e tratamento que transcendem a avaliação médica do paciente e envolvem aspectos subjetivos da experiência humana, tais como bem-estar, felicidade, realização pessoal, etc.

Atualmente, o emprego dessa terminologia também está relacionado ao cuidado com a promoção de condições para que os indivíduos possam desenvolver suas potencialidades. Essa dimensão abrange aspectos não objetivos da existência, tais como a capacidade de amar e ser amado, de viver bem, relacionar-se, sentir-se produtivo, de adaptação às próprias limitações, de adequação das expectativas pessoais à realidade etc.

Tratamento das epilepsias

Especificamente no tratamento de pacientes portadores de epilepsia, para além dos critérios médicos clínicos de rotina (tipo, gravidade e freqüência das crises), ter em vista a QV significa cuidar também dos efeitos da doença e do tratamento na vida dos pacientes e de seus familiares de uma forma mais ampla.

Muito se avançou no tratamento médico e a epilepsia pode ser bem controlada por meio de medicamentos ou cirurgia. Entretanto, ainda hoje, para grande parte dos pacientes e familiares, receber o diagnóstico e conviver com a epilepsia é uma situação estressante. Além do receio das crises, os pacientes referem questões afetivas e familiares, além de impasses na socialização, escolarização e inserção no mercado de trabalho.

Como sabemos, a gravidade dos sintomas da epilepsia pode gerar uma série de dificuldades nas relações estabelecidas por um sujeito. Assim, o paciente pode crescer sentindo-se ansioso e temeroso quanto aos sintomas de sua doença, ser excessivamente protegido do mundo externo pelos pais e familiares, tender a olhar a epilepsia como o centro de sua vida e sentir-se dependente e fragilizado, tanto na infância como na vida adulta.

Desde sempre, o papel da psicanálise na equipe multiprofissional voltada ao tratamento das epilepsias foi o de favorecer a compreensão dos aspectos subjetivos envolvidos na doença e no tratamento, buscando intervir sobre o sofrimento psíquico de pacientes e familiares.

Preconceito e narcisismo

Embora a epilepsia venha, desde a Antigüidade, "saindo das sombras" (Yacubian, 2000), a fama de doença sobrenatural e demenciante ainda está bastante presente no imaginário das pessoas, afetando o significado que o paciente e o grupo social atribuem a essa condição. No senso comum, persistem receios acerca dos prejuízos intelectuais e profissionais gerados pelos sintomas da epilepsia. Yacubian (2000) reúne em seu livro diversos casos históricos, relembrando que escritores, pintores e outras figuras ilustres como Dostoievski, Machado de Assis e Van Gogh, entre outros, conviveram com a epilepsia e dedicaram-se à produção de obras geniais.

Mesmo com os esforços já feitos para diminuir a conotação mística e incapacitante dos sintomas da epilepsia, a questão do preconceito continua sendo crucial na vida dessas pessoas. Avaliando a QV na clínica das epilepsias, diversos autores destacam a importância de se lidar com os estigmas que os pacientes enfrentam.

Marchetti e Damasceno (2000) acreditam que "em muitos casos, o paciente e seus familiares sofrem um impacto das restrições e estigmas sociais associados à epilepsia bem maior que as conseqüências diretas das crises epilépticas, sendo muito comum que eles escondam seus problemas". Souza e cols. (2002) chegam a considerar que os efeitos dos estigmas associados à epilepsia em crianças, adolescentes e adultos podem ser até mais graves que a problemática física. As autoras discutem o impacto do preconceito, afirmando que considerar essa problemática possibilita a prevenção mais abrangente na QV desses pacientes. Nesse sentido, o prognóstico dos pacientes não depende apenas da gravidade da epilepsia. Ele está também relacionado aos recursos emocionais e à maneira como todo o grupo familiar interpreta (de maneira manifesta ou latente) o problema.

Procurando especificar como se dá a construção do *eu*, Freud (1914) formulou a idéia de narcisismo. Como etapa do desenvolvimento fundamental e originário, na qual o sujeito descobre seu próprio corpo e se apropria dele como de si mesmo, o narcisismo deve ser entendido como o amor básico que cada um de nós atribui a si mesmo e do qual depende nossa vida psíquica.

Na esteira de Freud, Lacan (1949) relacionou o primeiro momento de formação do ego com a experiência narcísica fundamental, designada por ele como *estádio do espelho*. Por meio dessa concepção, ele formulou como ocorre o processo inicial de estruturação do sujeito, a passagem de um bebê que não fala e não percebe seu corpo de forma unificada, não estabelecendo ainda a noção de si mesmo e exterior, para a constituição de um sujeito (ver Cukiert, 2000).

Nesse processo, Lacan assinalou a importância do olhar do outro (pai, mãe e outras figuras significativas) no processo de constituição do sujeito. Para esse autor fundamental dentro do campo psicanalítico, o bom estabelecimento desse narcisismo primário depende das identificações primordiais a partir do reconhecimento que advém do olhar do outro.

Em termos psicanalíticos, a construção do eu coloca em jogo, desde o princípio, uma relação intersubjetiva: a interiorização de uma relação a partir do *necessário* olhar e desejo do outro. Nesse sentido, vale lembrar que o sujeito, antes mesmo de nascer, já está falado no desejo e nas expectativas dos pais. Por essa razão, sabemos que a escuta psicanalítica desses pacientes tem em vista a leitura que os pais (o grupo familiar em geral) e o ambiente social fazem da epilepsia de forma manifesta ou latente, bem como os efeitos dessas marcas na constituição do sujeito.

Escutar o sujeito que sofre com sua epilepsia implica em considerar um complexo mundo de significados a partir dos quais o sujeito constitui-se, levando em conta a formação do eu e seus possíveis acidentes. Considerando o efeito que o imaginário sobre a doença terá no futuro dessas pessoas, o tratamento psicanalítico propicia uma maior compreensão dessas questões, intervindo de maneira preventiva sobre a maneira como o sujeito relaciona-se com seus sintomas e consigo mesmo.

Tratamento psicanalítico após cirurgia de epilepsia bem-sucedida

Conforme já discuti (Cukiert, 1999) por meio de estudo de caso clínico, a intervenção psicanalítica pode ser um recurso importante quando, após o controle da epilepsia (por exemplo, por meio cirúrgico), pacientes com longo histórico de crises deparam-se com profundas transformações em seu cotidiano. Na prática, pessoas que apresentavam limitações para exercer atividades como trabalhar, dirigir etc tornam-se aptas (do ponto de vista médico) a desempenhá-las normalmente. O que se constata é que o controle dos sintomas epilépticos e a correspondente necessidade de lidar com uma nova realidade podem operar como fatores desencadeantes de crise e sofrimento no grupo familiar.

Nessas situações, muitas vezes torna-se necessário intervir sobre vínculos de interdependência presentes na dinâmica familiar, colocados em cheque pelas mudanças concretas surgidas após o controle da epilepsia. De um lado, o sujeito necessita lidar com a perda do papel anterior (e conhecido) de doente, incapaz etc., enfrentando muitas vezes o desafio de assumir novas responsabilidades (como pai, mãe, profissional) das quais antes era poupado.

Ao mesmo tempo, os demais membros da família que assumiam o lugar de "cuidadores" também necessitam rever e adaptar-se à nova dinâmica.

Constituindo um espaço no qual essas questões podem ser pensadas e elaboradas, a análise visa oferecer ao paciente e ao grupo familiar substratos intelectuais e afetivos para que possam lidar com as situações de conflito, auxiliando-os nesse momento de mudanças.

Tratamento psicanalítico de pacientes com crises não epilépticas

A problemática das crises pseudo-epiléticas, que são consideradas eventos comuns e nada recentes na literatura, é amplamente conhecida dos profissionais dedicados ao tratamento das epilepsias. Ainda hoje as dificuldades de diagnóstico e tratamento fazem com que muitos desses casos sejam mal-interpretados e submetidos a uma sobrecarga considerável de passagens hospitalares e procedimentos iatrogênicos. Como se sabe, diagnósticos equivocados fazem com que esses pacientes sejam tratados apenas como epilépticos; além disso, o uso inapropriado de medicamentos que não eliminam as crises pode apresentar efeitos colaterais.

Uma reportagem de capa da revista *Pesquisa Fapesp* (2005) discutiu os desafios que o entendimento dos fenômenos pseudo-epilépticos apresenta às equipes multiprofissionais. Sugere-se que os mesmos sintomas histéricos que ajudaram na gênese da psicanálise são ainda hoje confundidos com a epilepsia. A referida reportagem cita pesquisas realizadas nessa área, avaliando que cada quatro pessoas previamente diagnosticadas com epilepsia em centros médicos especializados no Brasil têm na verdade crises não epilépticas de origem emocional — e uma em cada três, os dois problemas.

Depressão, perdas, transtornos de personalidade e diversas desordens são fatores indicados na etiologia das crises não epiléticas. Nota-se também que essas manifestações são uma condição heterogênea. Portanto, o tratamento deve ser individualizado e dirigido para a patologia específica identificada. A necessidade de diagnóstico, encaminhamento e tratamento adequado desses pacientes continua sendo um desafio.

Considerando-se que, em geral, esses pacientes não são candidatos à cirurgia e que as drogas antiepilépticas não têm efeitos sobre as crises psicogênicas, o tratamento psicológico é uma indicação padrão nesses casos. Conforme apontei (Csillag, 2002/2006), o tratamento psicanalítico pode contribuir nesses casos, promovendo mudanças subjetivas significativas.

Freqüentemente, o sujeito que tem a experiência de ser acometido por crises epilépticas, sobre as quais não tem controle, desenvolve a tendência de colocar-se à mercê das circunstâncias da vida. Por isso, uma das primeiras intervenções analíticas tem por objetivo explicitar essa dinâmica, buscando envolver o sujeito em sua melhora e mobilizá-lo para a possibilidade de um posicionamento mais ativo com relação aos seus sintomas e queixas. A escuta analítica deve intervir também sobre as fantasias que o paciente tem acerca do tratamento. Observa-se uma tendência a idealizar e desejar para si um processo milagroso, rápido e indolor (similar a uma cirurgia), capaz de eliminar o sofrimento sem exigir comprometimento e esforço mental.

Com papel semelhante ao dos sintomas histéricos nos primórdios da psicanálise, hoje os fenômenos não epilépticos recolocam em cena a necessidade de considerar a forma como o psiquismo pode interferir no determinismo de certas doenças e sintomas. Assim, deve-se considerar o aspecto conversivo dessas manifestações. Elas também devem ser pensadas, à luz da abordagem freudiana do sintoma, como formação do inconsciente e das paradoxais relações que o sujeito pode estabelecer com a doença, considerando seu aspecto de benefício secundário e de disfunção da libido.

A escuta psicanalítica visa explicitar a maneira como as crises mobilizam as pessoas e o ambiente, despertando pânico e preconceito, fazendo também com que os pacientes recebam cuidados e atenção. Elucida-se, dessa forma, o conflito entre um desejo manifesto de cura e a tendência inconsciente a perpetuar o papel de doente e seus benefícios.

Mesmo considerando a maneira como os ganhos provenientes da doença dificultam a ação analítica, intensificando as resistências às mudanças, a análise busca esclarecer as satisfações deletérias obtidas por meio da doença e remanejar o sintoma e a posição desse sujeito diante de seu sofrimento. Dessa forma, em vez de olhar os sintomas como o centro de sua vida, criam-se novas possibilidades para que o paciente possa diversificar seus investimentos libidinais de forma mais construtiva. A análise também possibilita ampliar os recursos simbólicos desses pacientes, favorecendo uma melhor elaboração de suas vivências subjetivas e diminuindo sua tendência a reagir ao sofrimento por meio de manifestações somáticas.

Nem sempre é fácil ou rápido promover mudanças em pacientes quando já convivem com essas marcas há muito tempo. Entretanto, mesmo diante de pacientes muito comprometidos, busca-se resgatar esse sujeito e seu corpo para a relação com os outros. Seja qual for a melhora possível, esses pacientes necessitam ser escutados em sua história e em seu sofrimento psíquico.

Considerações finais

O tratamento psicanalítico é um dispositivo importante de escuta e intervenção nessa população, oferecendo suporte em várias situações de conflito e podendo favorecer mudanças subjetivas significativas. Ao promover uma melhor compreensão dos conteúdos emocionais e das relações entre os sintomas e a vida psíquica, a análise fornece recursos intelectuais e afetivos para que os pacientes e familiares possam lidar melhor com suas dificuldades.

A análise pode ser uma experiência frutífera na medida em que possibilita o reconhecimento de aptidões, desejos e motivações antes desconhecidos. Nesse sentido, contribui de maneira importante na QV desses pacientes.

Sabemos da importância de um diagnóstico precoce da epilepsia para que se evite maiores prejuízos neurológicos para o paciente. Sem dúvida, a intervenção psicanalítica precoce também possibilita prevenir o comprometimento da vida psíquica do sujeito e de sua dinâmica familiar.

Referências bibliográficas

As máscaras da histeria. *Pesquisa Fapesp*. 2000; 117:42-7.

Cukiert M. Atendimento de casal: um recorte clínico In: *Interações – Revista do Programa de Pós-Graduação em Psicologia da Universidade São Marcos.* 1999; 4:8.

Cukiert M. *Uma contribuição à questão do corpo em psicanálise*: Freud, Reich e Lacan [dissertação] São Paulo: Instituto de Psicologia da Universidade de São Paulo; 2000.

Cukiert M. Avaliação psicodinâmica de pacientes com crises pseudo-epiléticas. In: Cukiert A e cols. *Tratamento clínico e cirúrgico das epilepsias de difícil controle*. São Paulo: Lemos; 2002.

Csillag MC. *A psicanálise e o tratamento possível de pacientes com epilepsia e crises pseudo-epiléticas* [tese]. São Paulo: Instituto de Psicologia da Universidade de São Paulo; 2006.

Fleck MPA e cols. Desenvolvimento da versão em português do instrumento de avaliação de qualidade de vida da OMS. *Rev Bras Psiq*. 1999 Jan/mar; 21:1.

Breuer J, Freud S. Estudos sobre a histeria.[CD-ROM]. In: *Edição eletrônica brasileira das obras psicológicas completas de Sigmund Freud*. Rio de Janeiro, Imago.1893; 2.

Freud S (1914). Sobre o narcisismo: uma introdução. In: *Edição eletrônica brasileira das obras psicológicas completas de Sigmund Freud* [CD-ROM]. Rio de Janeiro: Imago; 1999.

Freud S (1916-7). Conferência XVII. O sentido dos sintomas. In: *Edição eletrônica brasileira das obras psicológicas completas de Sigmund Freud* [CD-ROM]. Rio de Janeiro: Imago; 1999.

Lacan J (1949). O estádio do espelho como formador da função do eu. In: *Escritos*. Rio de Janeiro: Zahar; 1998.

Marchetti RL, Damasceno BP. Epilepsia: psicopatologia e comportamento. In: Guerreiro CAM e cols. *Epilepsia*. São Paulo: Lemos; 2000.

Minayo MCS, Hartz ZMA, Buss PM. Qualidade de vida e saúde: um debate necessário. *Ciênc. saúde coletiva*. Rio de Janeiro. 2000; 5:1.

Souza EAP e cols. Mecanismos psicológicos e o estigma na epilepsia. *Com Ciência –Revista eletrônica de jornalismo científico*. Jul 2002; 33. Disponível em: http://www.comciencia.br.

Yacubian EMT. *Epilepsia da antiguidade ao segundo milênio*: saindo das sombras. São Paulo: Lemos; 2000.

Perspectivas dos pacientes com epilepsia refratária, candidatos à cirurgia do lobo temporal

Meire Argentoni-Baldochi
Arthur Cukiert

Epilepsia e estigma

O bem-estar físico, mental e social, que se busca ao tratar uma determinada doença, tem por fundamento a melhora da qualidade de vida (QV) em relação à saúde dos pacientes. A epilepsia é uma doença crônica causada por anormalidade em um grupo de neurônios com significativo impacto no comportamento e no processo cognitivo (Motamedi e Meador, 2003), exercendo grande influência na sua QV. A OMS define a qualidade de vida relacionada à saúde (QVS) como "a percepção individual de sua posição na vida, no contexto cultural e nos sistemas de valores nos quais eles vivem e em relação a seus ideais, expectativas, valores e preocupações" (Kuyken e cols., 1995).

A QV sofre influências multifatoriais e está ligada à relação de cada paciente com sua doença, considerando sua percepção de bem-estar, suas expectativas e seus objetivos. A QV na epilepsia depende de aspectos emocionais, sociais, físicos e da própria epilepsia, assim como da adaptação psicossocial do paciente à sua condição médica crônica (Salgado e Souza, 2001).

A epilepsia é uma das doenças crônicas mais estigmatizadas; os pacientes com epilepsia apresentam grande dificuldade no convívio social, o que interfere negativamente na sua QV (Baker e cols., 2000). Esse estigma tem origem na antigüidade e está associado à possessão por espíritos malignos ou divinos, crença que permanece ainda hoje. A falta de conhecimento da sociedade sobre a doença é a principal causa do preconceito que gera a discriminação social dessas pessoas.

Essa condição afeta vários setores da vida do paciente. Em um estudo realizado por Salgado e Souza (2002), o trabalho mostrou-se a área mais afetada pela epilepsia, seguida pelas áreas de lazer, saúde emocional, estudos, saúde física e relacionamento social. Nesse estudo, os autores constataram que os pacientes apresentam problemas para realizar seu trabalho devido à epilepsia (29,27%), afastamento do trabalho devido à doença (21,95%) e preocupação com a possibilidade de perder o emprego (43,9%).

Além disso, em função do preconceito, muitos pacientes apresentam dificuldade em conseguir emprego. Os pacientes preferem ocultar sua doença dos empregadores por medo desse estigma. A epilepsia também causa restrição para a realização de algumas atividades consideradas perigosas, que possam causar risco de lesão física caso ocorra uma crise durante sua realização. Todos esses fatores fazem com que o desemprego e o subemprego sejam problemas freqüentes para o paciente com epilepsia, piorando sua QV.

Os principais fatores que influenciam a qualidade de vida dos pacientes com epilepsia são: freqüência das crises, tipo de crise, idade do paciente, atividade sociocultural, co-morbidades associadas e terapia utilizada.

Freqüência de crises

Estudos mostram que, em adultos e crianças com epilepsia, a maior gravidade das crises e a falta de controle sobre elas estão relacionadas a pior QV (Austin e cols., 1996; Devinsky e cols., 1999). Em nosso ambulatório, os pacientes que não evoluem com ausência total de crises, mas com redução destas, reportam melhora significativa da QV, assim como o relatado no estudo de Sachdeo e cols. (2006).

Os pacientes que apresentam epilepsia refratária relatam pior QV, com necessidade constante de acompanhantes, limitação em conseguir emprego, interrupção dos estudos, lesões corporais freqüentes e restrição para atividades sociais e de lazer. Os pacientes com crises controladas, em contrapartida, referem melhor QV, sem dependência de acompanhantes, adaptação no trabalho e escola, muitas vezes sem necessidade de informar sobre a doença no convívio social.

A incerteza de apresentar crises, mesmo nos pacientes controlados, resulta em expectativa constante e pode ter impacto negativo na QV.

Tipo de crise

Em estudos realizados em adultos e crianças com epilepsia, a maior gravidade das crises está relacionada a pior QV, e essa gravidade está ligada ao tipo de crise apresentado.

As crises parciais simples (as crises sensoriais e sensitivas, por exemplo) são de curta duração; muitas vezes não são sequer percebidas pela sociedade e por familiares que convivem com o paciente. Essas crises não causam constrangimento social, com pouca ou nenhuma interferência no trabalho, na escola e nas atividades de lazer. Quase não ocasionam lesão física e, às vezes, apresentam interferência nula na vida do paciente e sua QV. As crises parciais complexas e generalizadas, por outro lado, por comprometerem a consciência e muitas vezes causarem lesão corporal, trazem constrangimento ao paciente, com limitação no trabalho, nos estudos e em outras atividades sociais, com pior QV.

As crises generalizadas com componente motor — como as tônicas, tônico-clônicas e clônicas — são as mais estigmatizadas e as que trazem maior comprometimento da QV. São crises que limitam o convívio social, com restrição ao trabalho, ao estudo e ao lazer; requerem constante cuidado dos familiares e diminuem a autoconfiança e auto-estima dos pacientes.

Já as crises generalizadas com pouco componente motor — como a de ausência e as mioclônicas, comprometem menos o convívio social, e muitas vezes não são observadas pelos familiares. Por ter início na infância e na adolescência, sua maior influência está na atividade escolar: em muitas ocasiões quem solicita cuidados médicos são os professores, que observam o "desligamento" do aluno. Por ter boa resposta à terapia medicamentosa, essa síndrome é controlada logo no início do tratamento; por isso, não traz grande comprometimento às atividades do paciente e, conseqüentemente, à sua QV.

A crise parcial complexa, mesmo não tendo comprometimento motor intenso, causa interferência na atividade de vida diária do paciente. O embotamento do nível de consciência, associado a automatismo motor, faz com que, em alguns casos, os pacientes apresentem lesões físicas (queimaduras, quedas e lesões corporais menores). Essa característica causa constrangimento social, limitação no trabalho e no lazer, com interferência negativa na QV.

Idade do paciente

Na infância, a epilepsia causa impacto tanto na QV do paciente como na de seus familiares. Já na primeira crise inicia a insegurança, o medo e a ansiedade dos pais, que passam a tratar a criança com superproteção, restringindo as atividades habituais para a idade. Esse cuidado faz com que a criança cresça com comportamento dependente, com menor convívio social e pior QV. Na idade escolar, além da limitação no convívio social, a epilepsia pode causar influência no desempenho escolar devido ao tipo e à freqüência de crises.

Na adolescência, as principais dificuldades estão relacionadas ao desejo de liberdade e independência, afetando o convívio social, o estudo e as possibilidades de dirigir, ingerir bebida alcoólica e manter contato sexual. Nessa idade o medo de apresentar uma crise pode resultar em exclusão social; isso faz com que o adolescente apresente baixa auto-estima e autoconfiança, repercutindo em seu crescimento pessoal e profissional, com influência negativa na QV

Na idade adulta, por fim, a epilepsia interfere em vários setores da vida. O trabalho é um dos que mais sofrem influência, muitas vezes com desemprego e subemprego, seguido do relacionamento social. A restrição no convívio social e a baixa auto-estima dificultam o relacionamento amoroso, implicando em menor índice de casamento dos pacientes com epilepsia. Os pacientes podem restringir seu convívio somente ao familiar e a poucas atividades de lazer. Essas restrições causam impacto negativo na QV.

Atividade sociocultural

O estigma da epilepsia é a principal limitação do paciente no convívio sociocultural. Por medo de apresentar crises em público e de sofrer discriminação em função disso, os pacientes com epilepsia evitam atividades sociais. Quanto maior o nível sociocultural do paciente, maior a interferência na QV.

Em nosso ambulatório observamos que freqüentemente o paciente não dirige por não ter automóvel ou por não ter condições socioeconômicas para tirar a carteira de habilitação. Nesses casos, o fato de não dirigir não tem relação com as crises epilépticas; logo, a QV não é alterada por essa limitação. Por outro lado, pacientes com habilitação e que poderiam dirigir têm a epilepsia como uma doença muito limitante, com grande restrição na QV.

Em pacientes que podem exercer trabalhos mais complexos, a epilepsia pode causar grande limitação dessas atividades, com repercussão negativa na QV. Em contrapartida, em pacientes com retardo mental sem crises refratárias, a epilepsia causa menor influência na QV.

Co-morbidades associadas

Das co-morbidades associadas à epilepsia, acredita-se que os distúrbios psiquiátricos — os do humor, mais freqüentemente — são os que mais interferem na QV (Loring e cols., 2004). Os sintomas psiquiátricos podem ser classificados de acordo com sua relação temporal com a ocorrência das crises. São divididos em periictais (relacionados com a crise propriamente dita) e interictais (independentes das crises).

Os sintomas periictais podem preceder as crises (pré-ictais), serem manifestações clínicas da própria crise (ictais) ou seguirem-se às crises (pós-ictais). Não são considerados co-morbidades psiquiátricas.

Nos sintomas interictais, cabe a questão: a epilepsia é a condição que, por si só, predispõe à alteração psiquiátrica ou é uma doença crônica que resulta nos distúrbios psiquiátricos?

No trabalho de Wells e cols. (1988), comparou-se a prevalência de alterações psiquiátricas entre pacientes com doenças crônicas (doença pulmonar crônica, artrite, diabetes melito, entre outras) e um grupo controle, sem doenças clinicamente diagnosticadas. A prevalência de alterações psiquiátricas foi maior entre o grupo com doenças crônicas do que no controle, sugerindo um risco maior de desenvolvimento de doenças psiquiátricas nos portadores de doenças crônicas (Wells e cols., 1988).

Outro estudo comparou a prevalência de doenças psiquiátricas entre os pacientes com epilepsia (epilepsia do lobo temporal e epilepsia mioclônica juvenil), diabetes tipo I e grupo controle. Encontrou diferenças entre o grupo com epilepsia (80% no grupo com epilepsia do lobo temporal e 22% no grupo com epilepsia mioclônica juvenil) e o grupo com diabetes (10%), mostrando maior prevalência de co-morbidades psiquiátricas no grupo com epilepsia (Perini e cols., 1996). Ambos os estudos mostram que as doenças crônicas predispõem a distúrbio psiquiátrico, e que este pode ser maior no grupo com epilepsia (em particular na epilepsia do lobo temporal).

Outra co-morbidade que resulta em declínio da QV é o déficit cognitivo. O acometimento das funções cognitivas (atenção, memória, linguagem, organização espacial, execução e inteligência geral) associado à epilepsia tem influência negativa sobre a QV. Esse déficit pode ter como causa o uso de drogas antiepilépticas (DAEs), lesão estrutural cerebral ou a própria crise epiléptica.

Terapia utilizada

O uso de DAEs certamente pode interferir na QV dos pacientes. Os principais fatores são: efeitos colaterais das drogas utilizadas, uso diário e horário específico (de uma a quatro vezes ao dia), estigma de várias drogas, uso prolongado das medicações e politerapia.

Os efeitos colaterais podem limitar as atividades de vida diária, sendo mais evidentes no início do tratamento. Sonolência, alteração cognitiva, tontura e náusea são os efeitos colaterais mais freqüentes, comuns a diversas DAEs, e pioram a QV.

A necessidade do uso diário, assim como as várias doses necessárias por dia, também podem interferir no cotidiano do paciente, influenciando sua QV. Muitas DAEs são estigmatizadas pela sociedade, fazendo com que o paciente oculte seu uso.

Mesmos os pacientes com crises bem controladas referem que a epilepsia interfere na sua QV. A insegurança de poder ter uma crise a qualquer momento pode estar presente, acarretando medo. Quando se mantém o uso das DAEs por tempo prolongado, o medo é menor, melhorando a QV.

A politerapia está relacionada com piora da QV em pacientes com epilepsia em comparação com a monoterapia (Pirio e cols., 2004). A associação de DAEs aumenta os efeitos colaterais, e o fracionamento das doses diárias traz transtornos à vida cotidiana.

A Comissão Internacional de Medidas de Resultados em Epilepsia concluiu que a freqüência de crises, tomada isoladamente como medida de resultado do tratamento com DAEs, não oferece informação adequada para a escolha, pelo médico, da terapia mais apropriada. Essa Comissão recomenda que a freqüência de crises, a avaliação sistemática da gravidade das crises, os eventos colaterais e os efeitos das DAEs sobre a QV façam parte de uma avaliação abrangente dos resultados de tratamento (Baker e cols., 1998).

Instrumentos para avaliar a qualidade de vida

Para a avaliação da QV nos pacientes com epilepsia, é necessário realizar questionários específicos, que sejam padronizados e tenham propriedades psicométricas testadas.

Os principais questionários apresentam os seguintes aspectos: validação (validade, reprodutibilidade e responsibilidade), uso difuso (uso em mais de cinco estudos) e avaliação de domínios específicos (pelo menos efeito colateral da medicação e impacto da severidade e freqüência das crises). Os questionários que possuem esses aspectos são: WPSI (inventário psicossocial das crises de Washington), ESI-55 (inventário de cirurgia de epilepsia), QOLIE-89 (qualidade de vida em epilepsia), QOLIE-31, QOLIE-10 e Bateria de Liverpool (Leone e cols., 2005).

No Brasil, dispomos atualmente de duas escalas validadas para avaliar a QV de pacientes com epilepsia candidatos a cirurgia: o ESI-55 (Alonso e cols., 2006) e o QOLIE-31 (da Silva e cols., 2007). Desses instrumentos, o questionário QOLIE-31 é o mais utilizado mundialmente por ser breve e de fácil avaliação, tendo sido traduzido para vários países. Ele é composto por sete domínios:

1) Preocupação com as crises (5 questões)
2) Qualidade de vida global (2 questões)
3) Bem-estar emocional (5 questões)
4) Energia e fadiga (4 questões)
5) Aspectos cognitivos (6 questões)
6) Efeitos colaterais (3 questões)
7) Aspectos sociais (5 questões)

Após a criação desses instrumentos de avaliação, as opiniões subjetivas dos pacientes puderam ser padronizadas e mensuradas, com melhor seguimento terapêutico.

Qualidade de vida dos pacientes com epilepsia do lobo temporal

A epilepsia do lobo temporal é o tipo mais comum de epilepsia focal encontrada na população adulta (Gastaut e cols., 1975). Pode ser dividida em mesial e neocortical, de acordo com a sintomatologia e a área epileptogênica, sendo a primeira a mais freqüente.

A epilepsia do lobo temporal mesial tem grande importância clínica por ser a mais prevalente e por apresentar alta proporção de pacientes com crises epilépticas refratárias ao tratamento medicamentoso. Sua principal etiologia é a esclerose mesial (Babb, 1897). A epilepsia do lobo temporal com crises refratárias exerce grande influência nas atividades social e psicossocial, implicando negativamente na QV.

As crises típicas dessa síndrome são as parciais simples, seguidas das parciais complexas, podendo evoluir com generalização secundária. Essas crises, quando refratárias à terapia medicamentosa, são freqüentes e acarretam limitação para atividades laboriosas — o paciente deve restringir-se à realização de tarefas que não possam causar dano físico com as crises.

Os estudos que avaliam a QV dos pacientes com epilepsia do lobo temporal e crises refratárias ao tratamento terapêutico relatam pior QV, não só devido à freqüência das crises, mas também em função do déficit cognitivo e dos transtornos psiquiátricos presentes nessa síndrome. As alterações psiquiátricas mais comumente encontradas nos pacientes com epilepsia do lobo temporal são os déficits cognitivos e distúrbios do humor (depressão e ansiedade).

Pacientes com epilepsia do lobo temporal têm maior risco de desenvolver distúrbios psiquiátricos, quando comparados a pacientes com outros tipos de epilepsia (Perini e cols., 1996). Vários fatores podem contribuir para isso, dentre os quais a presença de mais de um tipo de crise, que tem influência no comprometimento emocional e psiquiátrico (Hermann e cols., 1982). A freqüência de crises, a idade de início das crises e a lateralidade do foco epileptiforme temporal também são fatores de interferência. Quanto mais freqüentes e precoces são as crises, maiores serão o acometimento cognitivo e as alterações psiquiátricas.

Na epilepsia do lobo temporal, em particular quando associada à esclerose mesial, há envolvimento do sistema límbico, que está situado na porção medial desse lobo. O sistema límbico está envolvido na regulação do comportamento e da emoção, e muitos distúrbios psiquiátricos, em particular as alterações do humor, estão relacionados a esse sistema. O envolvimento concomitante do lobo frontal pode ter importância adicional nessa alteração.

Alguns estudos compararam a prevalência de depressão em pacientes com epilepsia do lobo temporal e com outras doenças neurológicas crônicas. A elevada prevalência de depressão na epilepsia também é encontrada somente em pacientes com esclerose múltipla, possivelmente pelo envolvimento estrutural do sistema límbico pela desmielinização (Schiffer e Babigian, 1984; Dalos e cols., 1983).

Em um estudo realizado por Araújo Filho e cols. (2007), foi estudada a prevalência dos transtornos psiquiátricos nos pacientes com epilepsia do lobo temporal associada a esclerose mesial temporal. Os autores encontraram alta prevalência de transtornos psiquiátricos (61,3%), sendo os transtornos do humor os mais freqüentes (30%), seguidos de psicose interictal (14%) e psicose pósictal (9,4%) — resultado similar ao encontrado na literatura.

Os transtornos psiquiátricos podem estar relacionados ao lado de ocorrência da esclerose. Alguns autores que estudaram o volume das estruturas do lobo temporal mesial observaram que as psicoses epilépticas estão relacionadas à atrofia do hipocampo esquerdo (Araújo Filho e cols., 2007; Marchetti e cols., 2003).

Alonso e cols. (2005) avaliaram a ocorrência de sintomas depressivos em pacientes com epilepsia do lobo temporal por esclerose mesial, em associação com a QV. Os autores encontraram 56% de sintomas depressivos, e o grupo de pacientes com depressão apresentou escores mais baixos nos testes de QV quando comparado ao grupo sem depressão. Não observou-se diferença estatística significante entre a presença de sintomas depressivos e o lado da esclerose mesial temporal.

Pode-se concluir que há controvérsias, nos achados da literatura, quanto à relação dos distúrbios depressivos e o lado da esclerose. Por outro lado, há estreita relação entre a depressão do paciente com epilepsia do lobo temporal e sua QV.

O déficit cognitivo associado à epilepsia do lobo temporal sofre influência da lateralidade da lesão. Em pacientes com epilepsia do lobo temporal por esclerose mesial temporal do hemisfério dominante para a linguagem, estão acometidas as funções verbais, e naqueles com esclerose mesial temporal no hemisfério não dominante, há acometimento das funções viso-espaciais.

Os pacientes com epilepsia do lobo temporal com crises refratárias fazem uso de politerapia medicamentosa, o que gera conseqüências cognitivas. O déficit cognitivo, por ter repercussão nas atividades da vida diária, no desempenho escolar e no trabalho, propicia influência negativa na QV.

Pacientes com epilepsia do lobo temporal por esclerose mesial, quando apresentam crises refratárias, têm a cirurgia (cortico-amigdalo-hipocampectomia) como opção de tratamento, com elevado índice de cura ou melhora clínica e dramática diminuição da freqüência de crises.

Segundo Vickrey e cols. (1973), em estudo sobre o desenvolvimento e a validação do Epilepsy Surgery Inventory (ESI)-55, pacientes submetidos à cirurgia de epilepsia que ficaram totalmente livres de crises tiveram índices significantemente mais altos (melhor QV) do que pacientes sem epilepsia, portadores de outras doenças crônicas (hipertensão, diabetes, doenças cardíacas). Entretanto, pacientes com epilepsia que continuaram a ter crises com alteração da consciência, após a cirurgia, apresentaram resultados inferiores (pior QV) em relação aos pacientes sem epilepsia com outras doenças crônicas.

Frayman e cols. (1999) compararam os períodos pré e pós-operatório dos pacientes submetidos a cirurgia de epilepsia, com crises parciais simples ou complexas, através de questionário adaptado do QOLIE-10. Observou-se, nesse estudo, melhora maior nos itens relacionados aos aspectos sociais (limitações quanto a direção de automóveis, relações sociais e trabalho), seguidos dos itens referentes aos aspectos emocionais (ânimo, depressão, medo de novas crises e avaliação global da QV). Os itens referentes aos efeitos físicos e mentais da medicação e ao aspecto de cognição (memória) não mostraram alterações.

Esses estudos mostram que os tratamentos clínico e cirúrgico, com redução das crises, apesar de não tratarem as co-morbidades psiquiátricas associadas à epilepsia do lobo temporal, têm efeito positivo na QV dos pacientes.

Referências bibliográficas

Alonso NB, Ciconelli RM, Silva TI, e cols. Sintomas depressivos e qualidade de vida em indivíduos com epilepsia por esclerose mesial temporal. *J Epilepsy Clin Neurophysiol.* 2005; 11(3):117-22.

Alonso NB, Ciconelli RM, Silva TI, e cols. The Portuguese version of the Epilepsy Surgery Inventory (ESI-55): cross cultural adaption and evaluation of psychometric properties. *Epilepsy Behav.* 2006; 9:126-32.

Araujo Fiho GM, Rosa VP, Caboclo LOSF, Sakamoto AC, Yacubian EMT. Prevalence of psychyatric disorders in patient with mesial temporal sclerosis. *J Epilepsy Clin Neurophysiol.* 2007; 13(1):13-6.

Austin JK, Huster GA, Dunn DW, Risinger MW. Adolescents with active or inactive epilepsy or asthma: a comparison of quality of life. *Epilepsia.* 1996; 37:1228-38.

Babb TLBWJ. Pathological findings in epilepsy. In: Engel JJ, ed. *Surgical treatment of the epilepsy.* Nova York: Raven Press; 1897. p. 511-4.

Baker GA, Camfield C, Camfield P, e cols. Commission on outcome measurement in epilepsy, 1994-1997: final report. *Epilepsia.* 1998; 39:213-31.

Baker GA, Brooks J, Bucks D, Jacoby A. The stigma of epilepsy: a European perspective. *Epilepsia.* 2000; 41(1):98-104.

Dalos NP, Rabins PV, Brooks BR. Disease activity and emotional state in multiple sclerosis. *Ann Neurol.* 1983; 13:573-7.

Devinsky O, Westbrook L, Cramer J, Perrine K, Camfield C. Risk factors for poor health-related quality of life in adolescent with epilepsy. *Epilepsia.* 1999; 40:1715-20.

Frayman L, Cukiert A, Forster C, Ferreira VB, Buratini JA. Qualidade de vida de pacientes submetidos a cirurgia de epilepsia. *Arq Neuropsiquiatr.* 1999; 57(1):30-3.

Gastaut H, Gastaut JL, Gonçalves e Silva GE, Fernandez GRS. Relative frequency of different types of epilepsy: a study employing the classification of the international league against epilepsy. *Epilepsia.* 1975; 16:457-61.

Hermann BP, Dikmen S, Wilensky AJ. Increased psychopathology associated with multiple seizure types: fact or artifact. *Epilepsia.* 1982; 23:587-96.

Kuyken W, Orley J, Power M. The World Health Organization quality of life assessment (WHOQOL): position paper from the World Health Organization. *Soc Sci Med.* 1995; 41:1403-9.

Leone MA, Beghi E, Righini C, Apolone G, Mosconi P. Epilepsy and quality of life in adults: a review of instruments. *Epilepsy Res.* 2005; 66:23-44.

Loring DW, Meador KJ, Lee GP. Determinants of quality of life in epilepsy. *Epilepsia Behav.* 2004; 5(6):976-80.

Marchetti RL, Azevedo D, Bottino CMD, e cols. Volumetric evidence of a left laterality effect in epileptic psychosis. *Epilepsy Behav.* 2003; 4(3):234-40.

Motamedi G, Meador K. Epilepsy and cognition. *Epilepsy Behav.* 2003; 4:S25-38.

Perini GI, Tosin C, Carraro C, Bernasoni G, Canevini MP, Carger R. Interictal mood and personality disorders in temporal lobe epilepsy and juvenile myoclonic epilepsy. *J Neurol Neurosurg Psychiatry.* 1996; 61:601-5.

Pirio RS, Farias ST, Lima AR, Alsaadi TM. Improvement in seizure control and quality of life in medically refractory epilepsy patient converted from polypharmacy to monotherapy. *Epilepsia Behav.* 2004; 5(3):343-7.

Sachdeo RC, Gates JR, Bazil CW, e cols. Improvement of quality of life in patients with partial seizure after change to monotherapy oxcarbazepine. *Epilepsy Behav.* 2006; 9:457-63.

Salgado PCB, Souza EAP. Qualidade de vida em epilepsia e percepção de controle de crises. *Arq Neuropsiquiatr.* 2001; 59:537-40.

Salgado PCB, Souza EAP. Impacto da epilepsia no trabalho. Avaliação da qualidade de vida. *Arq Neuropsiquiatr.* 2002; 60(2B):442-5.

Schiffer RB, Babigian HM. Behavioral disorders in multiple sclerosis, temporal lobe epilepsy, and amyotrophic lateral sclerosis: an epidemiologic study. *Arch Neurol.* 1984; 41:1067-9.

da Silva TI, Ciconelli RM, Alonso NB, e cols. Validity and reliability of the Portuguese version of the quality of life in epilepsy inventory (QOLIE-31) for Brazil. *Epilepsy Behav.* 2007 Mar; 10(2):234-41.

Vickrey BG. A procedure for developing a quality-of-life measure for epilepsy surgery patients. *Epilepsia.* 1993; 34 (suppl 4):S22-7.

Wells KB, Golding JM, Burnam MA. Psychiatric disorder in a sample of the general population with and without chronic medical conditions. *Am J Psychiatric.* 1988; 145:976-81.

Satisfação dos familiares após cirurgia para epilepsia

Carla Baise-Zung
Arthur Cukiert

Introdução

O impacto das doenças crônicas sobre a vida dos pacientes, associado ao estilo de vida moderno das grandes metrópoles, tem nos induzido cada vez mais à reflexão sobre qualidade de vida (QV). Esse conceito é multidimensional, e sua aplicação no campo da saúde aumenta ainda mais a sua complexidade; afinal, as mudanças desencadeadas pela doença influenciam o estilo de vida em vários aspectos, nem sempre controláveis.

Assim como a saúde não pode ser definida como a mera ausência de doença, não se pode considerar qualidade de vida apenas como a ausência de queixas (Frayman e cols., 1999; Cramer, 1993). O conceito de QV prioriza o ponto de vista individual e reflete as diferentes maneiras como o indivíduo portador de doença crônica (ou seja, com algumas restrições nas atividades de vida diária) pode ver o mundo e seus objetivos pessoais (Frayman e cols., 1999; Santilli e cols., 1994).

Em meados da década de 1940, iniciou-se uma busca por informações sobre o impacto da doença crônica e cresceu a preocupação quanto aos benefícios de seu tratamento, em termos de condição entre saúde e QV (Souza e cols., 2000). O conceito de QV passou a ser usado principalmente após a Segunda Guerra Mundial, nos Estados Unidos (Duarte, 2003). Segundo a Organização Mundial da Saúde (OMS), QV é a percepção do indivíduo sobre sua posição na vida em relação aos seus objetivos e expectativas, considerando o contexto da cultura e o sistema de valores nos quais ele vive (Frayman e cols., 1999; Arunkumar e cols., 2000).

Cirurgia e qualidade de vida

Em função das manifestações clínicas das crises e de sua cronicidade, a epilepsia é uma das condições que mais afetam o comportamento e a QV do portador, alterando aspectos tanto físicos quanto psicossociais (Devinsky e Penry, 1993; Baker e cols., 1997). O preconceito existe e, muitas vezes, torna-se mais estressante e prejudicial do que a própria condição da doença (Fernandes e Li, 2006).

A epilepsia é uma síndrome estigmatizada, que impõe restrições à vida do indivíduo de diferentes maneiras: influencia as relações sociais, as oportunidades escolares e de emprego, os aspectos emocionais e familiares, suscitando também questões legais, como a impossibilidade, em alguns casos, de conduzir automóveis (Frayman e cols., 1999; Fernandes e Li, 2006).

Em decorrência disso e das próprias atitudes negativas em relação à vida, os portadores de epilepsia tendem a enfrentar problemas psicossociais, dependência, alterações cognitivas, deficiência nas habilidades sociais e vocacionais, rótulos, medo, vergonha, ansiedade, quadros depressivos, isolamento social, dificuldades nos relacionamentos etc. O sujeito acaba por adaptar-se a um novo estilo de vida e redefinir sua identidade (Fernandes e Li, 2006; Langfitt e cols., 1999).

Na maioria dos casos, o manejo com drogas antiepilépticas (DAEs) parece ser eficaz. Contudo, aproximadamente 15 a 20% dos pacientes não apresentam um controle adequado de suas crises com terapia medicamentosa. A epilepsia refratária é uma condição que interfere direta e negativamente na QV de seus portadores (Seaburn e Erba, 2003; Cramer e cols., 1996; Kellet e cols., 1997).

Dependendo da natureza das crises, alguns desses pacientes podem ser elegíveis à intervenção cirúrgica. Esse procedimento vem ocupando posição de destaque no tratamento das epilepsias, pois tem se mostrado eficaz em controlar as crises, eliminá-las por completo ou pelo menos reduzir sua freqüência (Frayman e cols., 1999; Seaburn e Erba, 2003).

Estudos demonstram que cerca de 70 a 90% dos pacientes com epilepsia submetidos a essa intervenção cirúrgica são bem-sucedidos e não apresentam crises após o procedimento (Frayman e cols., 1999; Seaburn e Erba, 2003; Frayman, 2002; Lowe e cols., 2004). Ou seja, a maioria dos pacientes que realiza uma cirurgia para epilepsia de difícil controle irá experimentar um processo de "cura" (Seaburn e Erba, 2003).

O controle das crises epilépticas tem sido o preditivo mais consistente de boa evolução psicossocial em amostras de pacientes cirúrgicos e não cirúrgicos (Tarbell e Kosmach, 1998; Thompson e Oxley, 1988; Vickrey e cols., 1992; Taylor e Falconer, 1968; Jacoby, 1992; Crandall e cols., 1987); contudo, apenas a ausência de crises não é suficiente para garantir ao indivíduo uma melhor QV. Os aspectos psico-socioculturais que existiam antes da intervenção cirúrgica e aqueles que se instalaram após a cirurgia podem demonstrar tanto impacto quanto as crises epilépticas propriamente ditas. Por isso, é necessário investigar a percepção do paciente em relação às suas atividades diárias, e não apenas à freqüência e à gravidade das crises; isso permite avaliar a melhora ou não da QV após a cirurgia (Frayman e cols., 1999).

Vickrey (1993), em seu estudo de desenvolvimento e validação do *Epilepsy Surgery Inventory* (ESI-55), mostrou que pacientes submetidos à intervenção cirúrgica e que ficaram totalmente livres de crises tiveram índices significativamente mais altos — melhor QV, portanto — do que pacientes não epilépticos portadores de outras doenças crônicas, como hipertensão, diabetes melito e doenças cardíacas. Por outro lado, pacientes epilépticos que continuaram a apresentar crises epilépticas após a cirurgia, com alteração do nível de consciência, apresentaram resultados inferiores, ou seja, pior

QV em relação aos pacientes não epilépticos com outras doenças crônicas (Vickrey, 1993).

Kellet e cols. (1997), ao comparar pacientes submetidos à cirurgia de epilepsia com pacientes epilépticos para os quais a cirurgia não foi indicada, observaram que os pacientes livres de crises obtiveram melhores resultados no questionário de QV do que aqueles que tinham mais de dez crises por ano. Isso demonstra que a epilepsia pode ter maior impacto na saúde mental e social do indivíduo do que em sua saúde física.

Por fim, Frayman e cols. (1999), utilizando o instrumento QOLIE-10, avaliaram pacientes epilépticos antes e depois do tratamento cirúrgico. Na análise comparativa entre os questionários pré e pós-cirúrgicos, foram observadas diferenças estatisticamente significantes em 70% das perguntas, evidenciando a melhora na QV desses pacientes.

Epilepsia e dinâmica familiar

O critério usado para avaliar o impacto da epilepsia na vida de uma pessoa era, inicialmente, um parâmetro exclusivamente clínico, relacionado ao tipo, à freqüência e à gravidade das crises. Atualmente, devido ao interesse cada vez maior em mensurar a QV desses pacientes, considera-se que o grau de desvantagem que uma pessoa experiencia como resultado da epilepsia pode ser determinado não apenas pela avaliação das manifestações clínicas da enfermidade, mas também com a percepção de quanto a doença alterou a estrutura da vida do paciente. Dessa forma, o impacto da enfermidade na vida de uma pessoa é determinado por meio da análise dos aspectos físicos, sociais e emocionais, bem como de sua percepção ou senso de bem-estar (Souza e cols., 2000).

A interferência das situações de adoecimento crônico, que geram uma desestabilização ou uma ameaça na homeostase do sistema familiar, tem sido objeto de estudo. É necessário que as pesquisas reconheçam a sobrecarga emocional e as mudanças no funcionamento familiar a partir da necessidade de um cuidador, papel que geralmente cabe a um ou mais membros da família do indivíduo (Gouveia, 2001).

Muitos investigadores têm verificado a influência de estilos parentais e o impacto da doença nos portadores de epilepsia, mas poucas discussões foram feitas sobre o efeito que a presença de um doente causa no funcionamento da dinâmica familiar e em cada membro da família individualmente (Souza e cols., 2000).

Frente ao estabelecimento de uma condição física crônica que inviabilize a manutenção dos papéis que cada familiar exerceria, o grupo precisa manejar seu funcionamento em resposta a essa nova demanda, oferecendo cuidado, atenção e suporte (Gouveia, 2001).

Cuidar de uma pessoa com epilepsia pode ser um processo estressante e exige recursos emocionais, físicos e financeiros. Há ainda o preconceito, o sentimento de ansiedade — relacionado às medicações usadas, aos efeitos das crises na inteligência e ao dano cerebral —, o medo de morte, o receio de que a doença cause alterações comportamentais e o desamparo pela falta de controle sobre as crises (Souza e cols., 2000; Arunkumar e cols., 2000). Os membros da família estão cada vez mais envolvidos no cuidado diário dos pacientes, assumindo novas responsabilidades (St-Onge e cols., 1995; Hanson e Rapp, 1992). Alguns pesquisadores defendem que os cuidadores assumem freqüentemente o papel de "gerentes do caso", a fim de cumprir todas as necessidades inerentes à doença (Bandeira e cols., 2007). O portador de epilepsia participa pouco das decisões familiares, e o grupo familiar impõe a ele condições limitantes relacionadas à posição que esse indivíduo assume no grupo (Souza e cols., 2000; Frayman, 2002).

A epilepsia impõe a demanda de assistir o paciente em suas atividades diárias, manter o controle sobre o esquema medicamentoso e supervisionar comportamentos muitas vezes problemáticos. Isso traz responsabilidades adicionais à família e requer que os cuidadores considerem os assuntos relacionados à doença do paciente como uma prioridade, pondo suas próprias necessidades e metas de vida em segundo plano (Maurin e Boyd, 1990; Rose, 1996). Essa situação contribui para o rompimento nas relações sociais, no entretenimento e na vida profissional dos cuidadores, sobrecarregando, modificando e desestruturando toda a dinâmica familiar (Bandeira e cols., 2007; Hoare, 1993).

O conceito de "sobrecarga familiar" inclui dois aspectos: o objetivo, relacionado ao auxílio nas atividades diárias, ao impacto financeiro, à supervisão do comportamento e ao rompimento da rotina da família; e o subjetivo, relacionado à preocupação com o paciente e aos sentimentos de incômodo pelas atividades do cuidador (Maurin e Boyd, 1990). O'Relley e cols. (1996) relataram que os cuidadores, além de menor contato social com os amigos, também sofrem com o estresse causado pela dificuldade em assumir novos papéis sociais e familiares, embora procurem manter um senso de normalidade emocional diante das perdas.

Satisfação dos familiares após a cirurgia

O que acontece quando uma doença crônica é resolvida por métodos cirúrgicos eficazes? O que acontece com os pacientes e seus familiares após um procedimento bem-sucedido, com uma possível "cura"?

A epilepsia é um exemplo clássico de doença crônica; gera um impacto dramático na vida e na dinâmica familiar, impacto que pode ser eliminado, total ou parcialmente, dependendo das circunstâncias. Alguns tipos de epilepsias refratárias podem, através de procedimentos cirúrgicos, evoluir favoravelmente com o controle das crises. Essas mudanças podem repercutir de forma positiva — e muitas vezes negativa — no âmbito familiar (Seaburn e Erba, 2003).

As pessoas com epilepsia de difícil controle são freqüentemente excluídas das experiências cotidianas normais, como atividades sociais, relações pessoais e de trabalho, e acabam cada vez mais dependentes de seus familiares cuidadores. Desenvolvem, assim, um estilo de vida incapacitante e isolado, que não é rápida ou facilmente revertido após uma cirurgia de sucesso (Langfitt e cols., 1999). Por essa razão, as expectativas dos familiares e as mudanças esperadas no âmbito familiar nem sempre ocorrem rapidamente, pois deve haver uma completa reestruturação dessa dinâmica frente à nova situação.

Segundo Seaburn e Erba (2003), pacientes epilépticos e seus familiares consideram como cura súbita a descontinuidade da condição do paciente em conseqüência de uma intervenção médica ou cirúrgica, caracterizando uma mudança que elimina a doença e o rótulo social imposto ao paciente. Estudos sobre esse assunto, principalmente na área de transplantes, apontam antecipadamente para problemas psicossociais e desafios que podem surgir após intervenções cirúrgicas de familiares e pacientes com doenças crônicas (Tarbell e Kosmach, 1998; Andrykowski e cols., 1995; Uzark e cols., 1992).

Andrykowski e cols. (1995), em estudo sobre indivíduos que passaram por transplante de medula óssea, notaram que os pacientes experimentaram um grande estresse psicológico após o transplante, em função da expectativa em relação à saúde do paciente e ao retorno a uma vida normal.

Uzark e cols. (1992) observaram menor integração social e um índice maior de problemas comportamentais em crianças transplantadas cardíacas, quando comparadas com a população de crianças sadias. Esses autores sugerem que tais alterações ocorrem devido a um maior índice de transtornos depressivos entre crianças pós-transplantadas e ao aumento dos níveis de estresse familiar. Tarbell e Kosmach (1998), por fim, evidenciaram dificuldades similares nos familiares de crianças que foram submetidas a transplante de fígado.

A maneira pela qual os pacientes e seus familiares respondem a dramáticas intervenções projetadas para melhorar a saúde ainda não é bem compreendida. Por isso, é necessário desenvolver novas investigações para orientar mais adequadamente os pacientes e familiares quanto às alterações psicossociais que possam ocorrer no período pós-operatório (Tarbell e Kosmach, 1998; Andrykowski e cols., 1995; Uzark e cols., 1992; Dubovsky e Perm, 1980).

A evolução psicossocial dos pacientes operados depende primariamente de quão bem as crises epilépticas serão reduzidas ou cessarão. Alguns estudos demonstraram que pacientes que mantiveram crises no período pós-operatório, mesmo com freqüência reduzida, não experimentaram nenhuma mudança de estado emocional e comportamental. Por outro lado, pacientes que apresentaram controle absoluto das crises após a intervenção cirúrgica evoluíram significativamente melhor em relação aos seus limites de ansiedade, depressão e perda de controle emocional e comportamental, com conseqüente melhora na dinâmica familiar (Seaburn e Erba, 2003; Kellet e cols., 1997; Thompson e Oxley, 1988; Vickrey e cols., 1992).

Cuidar de pessoas com alterações neurológicas crônicas traz impactos para a família, levando a um estresse psicológico pelas mudanças de vida e na estrutura familiar (Frayman, 2002). Ainda se sabe pouco sobre a evolução pós-operatória dos familiares de pacientes submetidos à cirurgia de epilepsia. Há evidências de que esses familiares enfrentam desafios psicossociais, mesmo quando a cirurgia foi bem-sucedida (Langfitt e cols., 1999; Seaburn e Erba, 2003).

Wilson e cols. (1998) evidenciaram que as dificuldades psicossociais mais freqüentes pós-operatórias dos pacientes são alterações do humor, alterações de comportamento e da dinâmica familiar (Wilson e cols., 1998). Rausch e Crandall (1982) relataram que o funcionamento da dinâmica familiar foi o evento de mais difícil mudança após a realização de um procedimento cirúrgico em pacientes com epilepsia. Nas escalas psicossociais examinadas, o item "relação familiar" foi o mais resistente à mudança na avaliação pós-operatória, após um ano da cirurgia (Rausch e Crandall, 1982). Em estudo realizado por Mihari e cols. (1994) sobre a qualidade de vida familiar após um indivíduo da família ter sido submetido à ressecção cirúrgica de epilepsia do lobo temporal, foi demonstrado que a relação familiar apresentou o segundo pior nível de melhora da satisfação após um ano da cirurgia.

O impacto das mudanças na identidade do paciente e dos membros da família não pode ser previsto antes da cirurgia. O que se sabe é que o funcionamento da família tem influência de preconceitos psicossociais sofridos por pacientes com outras doenças crônicas (Langfitt e cols., 1999). Além disso, as características são responsivas à dinâmica familiar prévia. Sabe-se que uma resposta positiva está associada a melhoras psicossociais e ganhos para o paciente e seus familiares.

Seaburn e Erba (2003) identificaram a presença de dois tipos de organização familiar, dependendo da idade de início da doença.

As famílias dos pacientes cuja idade de início dos sintomas ocorreu antes da formação familiar atual (antes do casamento, por exemplo) foram chamadas de "famílias ninho" (*nesting families*), uma vez que cercam o paciente de cuidado e proteção, limitando a ele o exercício de funções mais ativas e de mais autonomia na família.

Esse tipo de família cria estruturas e processos que definem as respostas frente à doença e à identidade familiar. São geradas fortes expectativas sobre como a cirurgia irá modificar as suas vidas, seguindo adiante com padrões nunca antes experenciados. Após a cirurgia, ocorre um certo grau de descontinuidade das experiências familiares prévias, impondo mudanças na estrutura tão acostumada a "aninhar" o familiar antes adoecido, que agora se sente mais forte para participar de forma mais ativa e com mais autonomia das decisões familiares. Esse comportamento implica em grandes alterações na dinâmica familiar, e o ajustamento do paciente e da família pode ser mais problemático do que aconteceria em famílias que não apresentam essa configuração (Seaburn e Erba, 2003).

Por outro lado, as famílias na qual o adoecimento ocorreu após a inserção familiar foram descritas como "famílias em crise" (*crisis families*), pois a deflagração da doença gera um conflito na estrutura familiar previamente desenvolvida. As formas de organização previamente estabelecidas não foram determinadas pela presença de uma doença crônica, e a epilepsia não é enxergada como parte da vida diária. Com a doença, alteram-se os mecanismos nos quais a estrutura familiar se baseia, modificando as funções que cada membro da família desempenha e os planos individuais, gerando estresse e deflagrando conflitos internos.

Essas famílias que nunca integraram a epilepsia dentro da identidade familiar conseguem experimentar um ajustamento pós-operatório de forma mais suave, pois apresentam uma identidade familiar pré-epilepsia que os auxilia a se reestruturar mais facilmente após a cirurgia (Seaburn e Erba, 2003).

Estudos com crianças e adolescentes com epilepsia indicam que o apoio dos familiares na autonomia do paciente é um alvo importante de intervenção para que se obtenha um melhor ajustamento nessa dinâmica (Allen e cols., 1996; Pianta e Lothman, 1994; Allen e cols., 1994). Sugere-se que pessoas com epilepsia de difícil controle apresentam maior dificuldade em manter autonomia, uma vez que suas possibilidades de integração social e profissional estão limitadas pela preocupação que os familiares têm em função da freqüência das crises e do receio do estigma social (Langfitt e cols., 1999). O que se sugere é que os familiares possam apoiar a autonomia do paciente sem limitar suas atitudes, de modo a influenciar o seu ajustamento psicossocial futuro.

Langfitt e cols. (1999), no intuito de avaliar os fatores familiares que contribuem para o melhor ajustamento do paciente após cirurgia de epilepsia, observaram que os pacientes com melhor ajustamento pós-operatório foram aqueles cuja autonomia foi respeitada e cujos familiares demonstraram maior apoio emocional. Ou seja, o afeto familiar e a promoção da autonomia do paciente antes da cirurgia predizem mudanças positivas em seu ajuste social após a cirurgia (Langfitt e cols., 1999).

A explicação mais plausível para isso é a de que o ajuste social do paciente e o clima emocional da família coevoluem e influenciam-se mutuamente, através do desenvolvimento psicossocial do paciente e do curso da doença. Desse modo, os dois processos tornam-se inseparáveis. Os pesquisadores notaram que não era possível diferenciar se um clima emocional positivo causa um melhor ajustamento, ou se as famílias dão mais suporte porque os pacientes são mais bem-ajustados (Langfitt e cols., 1999).

Considerações finais

Vivemos numa época em que algumas doenças crônicas já podem ser eliminadas ou significativamente controladas, graças aos avanços da tecnologia e da ciência médica. Por isso, torna-se importante compreender o que acontece com o paciente e seus familiares quando a doença subitamente se torna menor ou se extingue. O entendimento desse processo poderá ajudá-los a adaptar-se às mudanças que eles pensavam não poder jamais experimentar.

A epilepsia de difícil controle é um exemplo de doença crônica com dramático impacto sobre a dinâmica familiar, mas que, em algumas circunstâncias, pode ser total ou quase totalmente eliminada cirurgicamente (Seaburn e Erba, 2003). Ao entender como pacientes e famílias enfrentam as mudanças positivas, é possível saber como eles lidam com os crescentes desafios das condições crônicas e dos efeitos da doença antes da cirurgia, bem como as mudanças pós-cirúrgicas. A reorganização familiar pode ser mais profunda nos membros da família do que no próprio paciente, e o reconhecimento desses fatores é importante para o suporte, a orientação e a garantia do bem-estar geral (Souza e cols., 2000).

Também são necessárias investigações que nos levem à compreensão de como a dinâmica familiar contribui para o ajustamento do paciente e de sua família às alterações decorrentes da doença, incluindo as mudanças que ocorrem quando uma doença crônica ou condição debilitante é eliminada.

Neste capítulo, falou-se de como a epilepsia interfere em vários aspectos psicossociais, tanto do paciente como de seus familiares. Tais aspectos afetam o modo como entendemos *qualidade de vida*: é preciso que o conceito englobe as interações e a dinâmica global da família, responsáveis pelo ajustamento do paciente nos contextos social, emocional e de saúde. Também é preciso considerar como a intervenção cirúrgica, nos casos de epilepsia de difícil controle, pode modificar o impacto da doença no paciente, satisfazer as expectativas de seus familiares, desencadear mudanças para os novos desafios e restabelecer a estrutura familiar.

Referências bibliográficas

Allen JP, Hauser ST, Eickholt C, Bell KL, O'Connor TG. Autonomy and relatedness in family interactions as predictors of expressions of negative adolescent affect. Special Issue: affective processes in adolescence. *J Res Adolesc.* 1994; 4:535-52.

Allen JP, Hauser ST, O'Connor TG, Bell KL, Eickholt C. The connection of observed hostile family conflict to adolescents developing autonomy and relatedness with parents. *Dev Psychopathol.* 1996; 8:425-42.

Andrykowski MA, Brody MJ, Greiner CB, e cols. "Returning to normal" following bone marrow transplantation: outcomes, expectations, and informed consent. *Bone Marrow Transplant.* 1995; 15(4):573-81.

Arunkumar G, Wyllie E, Kotagal P, Ong HT, Gilliam F. Parent and patient validated content for pediatric epilepsy quality-of-life assessment. *Epilepsia.* 2000; 41(11):1474-84.

Baker GA, Jacoby A, Buck D, Stalgis C, Monnet D. Quality of life of people with epilepsy: an European study. *Epilepsia.* 1997; 38:353-62.

Bandeira M, Calzavara MGP, Freitas LC, Barroso SM. Family burden interview scale for relatives of psychiatric patients (FBIS-BR): reliability study of the Brazilian version. *Rev Bras Psiquiatr.* 2007; 29(1):47-50.

Cramer JA. A clinimetric approach to assessing quality of life in epilepsy. *Epilepsia.* 1993; 34 (suppl 4):S8-13.

Cramer JA, Perrine K, Devinsky O, Meador K. A brief questionnaire to screen for quality of life in epilepsy: the QOLIE-10. *Epilepsia.* 1996; 37:577-82.

Crandall PH, Rausch R, Engel J Jr. Preoperative indicators for optimal surgical outcome for temporal lobe epilepsy. In: Wieser HG, Elger CE, eds. *Presurgical evaluation of epilepsies.* Berlin: Springer-Verlag; 1987. p. 325-34.

Devinsky O, Penry JK. Quality of life in epilepsy: the clinician's view. *Epilepsia.* 1993; 34 (suppl 4):S4-7.

Duarte OS. Tradução, adaptação cultural e validação do instrumento de avaliação de qualidade de vida para pacientes renais crônicos em programa dialítico "Kidney disease and quality of life-short form" (KDQOL-SFtm 1.3) [tese]. São Paulo: Universidade Federal de São Paulo; 2003.

Dubovsky SL, Perm I. Psychiatric considerations in renal transplant surgery. *Psychosomatics.* 1980; 21(6):481-91.

Fernandes PT, Li LM. Percepção de estigma na epilepsia. *J Epilepsy Clin Neurophysiol.* 2006; 12(4):207-18.

Frayman L, Cukiert A, Forster C, Ferreira VB, Buratini JA. Qualidade de vida de pacientes submetidos à cirurgia de epilepsia. *Arq Neuropsiquiatr.* 1999; 57(1):30-3.

Frayman L. Qualidade de vida em epilepsia refratária. In: Cukiert A, org. *Tratamento clínico e cirúrgico das epilepsias de difícil controle.* São Paulo: Lemos Editorial; 2002. p. 359-61.

Gouveia FACP. Cuidando de quem cuidava: as transformações familiares diante de condições crônicas incapacitantes na meia-idade [tese]. São Paulo: Pontifícia Universidade Católica de São Paulo; 2001.

Hanson JG, Rapp CA. Families' perceptions of community mental health programs for their relatives with a severe mental illness. *Community Ment Health J*. 1992; 28(3):181-97.

Hoare P. The quality of life of children with chronic epilepsy and their families. *Seizure*. 1993; 2:269-75.

Jacoby A. Epilepsy and the quality of everyday life: findings from a study of people with well-controlled epilepsy. *Soc Sci Med*. 1992; 34:557-66.

Kellet MW, Smith DF, Baker GA, Chadwick DW. Quality of life after epilepsy surgery. *J Neurol Neurosurg Psychiatry*. 1997; 63:52-8.

Langfitt JT, Wood BL, Brand KL, Brand J, Erba G. Family interactions as targets for intervention to improve social adjustment after epilepsy surgery. *Epilepsia*. 1999; 40(6):735-44.

Lowe AJ, David E, Kilpatrick CJ, e cols. Epilepsy surgery for pathologically proven hippocampal sclerosis provides long-term seizure control and improved quality of life. *Epilepsia*. 2004; 45(3):237-42.

Maurin JT, Boyd CB. Burden of mental illness on the family: a critical review. *Arch Psychiatr Nurs*. 1990; 4(2):99-107.

Mihari T, Inoue Y, Watanabe H, e cols. Improvement of quality of life following resective surgery for temporal lobe epilepsy: results of patient and family assessments. *Jpn J Psychiatry Neurol*. 1994; 48(2):221-9.

O'Relley F, Finnan F, Allwright S, Smith GB, Bem-Shlomo Y. The effects of caring for a spouse with Parkinson's disease on social, psychological and physical well being. *Br J Gen Pract*. 1996; 46(410):507-12.

Pianta RC, Lothman DJ. Predicting behavior problems in children with epilepsy: child factors, disease factors, family stress and child-mother interaction. *Child Dev*. 1994; 65:1415-28.

Rausch R, Crandall PH. Psycological status related to surgical control of temporal lobe seizures. *Epilepsia*. 1982; 23:191-202.

Rose LE. Families of psychiatric patients: a critical review and future research directions. *Arch Psychiatr Nurs*. 1996; 10(2):67-76.

Santilli N, Kessler LB, Schmidt WT. Quality of life in epilepsy: perspectives of patients. In: Trimble MR, Dodson WE, eds. *Epilepsy and quality of life*. New York: Raven Press; 1994. p. 1-17.

Seaburn DB; Erba G. The family experience of "sudden health". The case of intractable epilepsy. *Fam Process*. 2003; 42(4):453-67.

Souza EAP, Guerreiro MM, Guerreiro CAM. Qualidade de vida. In: Guerreiro CAM e cols. *Epilepsia*. 3ª ed. São Paulo: Lemos Editorial; 2000. p. 223-9.

St-Onge M, Lavoie F, Cormier H. Les difficultés perçues para des mères de personnes atteintes de troubles psychotiques face au système de soins professionnels. *Sante Ment Que*. 1995; 20(1):89-117.

Tarbell SE, Kosmach B. Parental psychosocial outcomes in pediatric liver and/or intestinal transplantation: pretransplantation and early post-operative period. *Liver Transpl.* 1998; 4(5):378-87.

Taylor DC, Falconer MA. Clinical, socio-economic, and psychological changes after temporal lobectomy for epilepsy. *Br J Psychiatry*. 1968; 114:1247-61.

Thompson P, Oxley J. Socioeconomic accompaniments of severe epilepsy. *Epilepsia*. 1988; 29 (suppl 1):9-18.

Uzark KC, Sauer SN, Lawrence KS, Miller J, Addonizio L, Crowley DC. The psychosocial impact of pediatric transplantation. *J Heart Lung Transplant*. 1992; 11(6):1160-7.

Vickrey BG, Hays RD, Graber J, Rausch R, Engel J Jr, Brook RH. A health-related quality of life instrument for patients evaluated for epilepsy surgery. *Med Care*. 1992; 30:299-319.

Vickrey BG. A procedure for developing a quality-of-life measure for epilepsy pacients. *Epilepsia*. 1993; 34 (suppl 4):S22-7.

Wilson SJ, Saling MM, Kincade P, Bladin PF. Patient expectations of temporal lobe epilepsy. *Epilepsia*. 1998; 39(2):167-74.

O papel da neuroplasticidade na qualidade de vida das pessoas com epilepsia

Fulvio Alexandre Scorza
Maria José da Silva Fernandes
Roberta Monterazzo Cysneiros
Ricardo Mario Arida

Epilepsias: aspectos gerais

O termo *epilepsia* designa um distúrbio da atividade cerebral caracterizado pela ocorrência periódica e espontânea de crises epilépticas, decorrentes da descarga excessiva e sincronizada da rede neuronal, acompanhada de manifestações comportamentais (Duncan e cols., 2006; McNamara, 1994). Essas crises podem surgir espontaneamente ou ser desencadeadas por situações como febre, distúrbio eletrolítico, intoxicação, doenças degenerativas e alterações vasculares (Pedley e cols., 2000). A epilepsia não é, portanto, uma doença específica ou uma única síndrome: ela representa um grupo complexo de distúrbios decorrentes de funções cerebrais alteradas que podem ser secundárias a um grande número de processos patológicos (Guerreiro e cols., 2000). Acredita-se que, dos novos casos anuais de epilepsia, 30-40% dos pacientes serão refratários às atuais terapias farmacológicas e, conseqüentemente, apresentarão crises epilépticas recorrentes pelo resto de suas vidas (Kwan e Sander, 2004).

Estudos de prevalência e incidência das epilepsias apresentam índices bastante variáveis: têm sido descritos valores de prevalência entre 0,9 e 57 casos/1.000 habitantes e de incidência entre 26 e 190 casos/100.000 habitantes. No entanto, essas variações podem ser resultantes de características metodológicas diversas: critérios diagnósticos e de classificação, métodos de seleção de casos e definições das epilepsias (Duncan e cols., 2006; Sander e Shorvon, 1987; Hauser e Kurland, 1975). No Brasil, um estudo recente demonstrou que a prevalência das epilepsias é de 5,4/1.000 habitantes (Noronha e cols., 2007). A alta incidência das epilepsias nos países em desenvolvimento é decorrente de diversos fatores: assistência pré-natal e maternal deficiente, alto índice de prematuridade, desnutrição, traumas durante o parto, convulsões febris na infância e infecções, particularmente as decorrentes de parasitismo (Duncan e cols., 2006). Além disso, a alta incidência e a alta prevalência das epilepsias provocam repercussões nos aspectos socioeconômicos, na medida em que aumentam os custos econômicos diretos (gastos médicos, drogas e hospitalizações) e indiretos (prejuízo econômico por desemprego, licença médica constante ou morte prematura) da doença (Robinson, 1993).

A primeira proposta para classificação das crises epilépticas foi anunciada em 1969 por Henri Gastaut (Gastaut, 1969), e era fundamentada em critérios clínicos e eletrencefalográficos. No entanto, a introdução de novas abordagens de avaliação permitiu a revisão dessa classificação, realizada por uma Comissão Internacional eleita pela Liga Internacional Contra a Epilepsia (*International League Against Epilepsy*) (ILAE, 1981).

Segundo a classificação proposta em 1981 pela Comissão de Classificação e Terminologia da ILAE, as crises foram divididas em parciais e generalizadas. As crises parciais são aquelas nas quais, em geral, as primeiras manifestações clínicas e eletrencefalográficas indicam ativação de um sistema neuronal limitado à parte de um hemisfério cerebral. Na classificação das crises epilépticas, a consciência é avaliada como a capacidade de responsividade e percepção consciente. O que distingue a crise parcial simples da complexa é o comprometimento da consciência na última; na crise parcial complexa, admite-se o envolvimento hemisférico bilateral, principalmente das estruturas mesiais temporais durante o período de alteração da consciência. Nas crises generalizadas, a ativação neuronal acomete, desde o início, os dois hemisférios cerebrais simultaneamente. Elas podem ser clônicas, tônicas, tônico-clônicas, de ausência, mioclônicas e atônicas. As crises parciais simples podem ocorrer com alterações motoras, sensitivas ou sensoriais, vegetativas ou autonômicas e psíquicas, enquanto as crises parciais complexas podem cursar sem automatismos, com automatismos simples, complexos ou com postura distônica (ILAE, 1981).

A classificação das epilepsias é fundamentada nas semelhanças em relação ao tipo de crise, idade de início, sinais clínicos ou neurológicos associados, história familiar, achados eletrencefalográficos e prognóstico. Na classificação proposta em 1989 pela ILAE, considera-se o termo *síndromes epilépticas*, que, por sua vez, não tem necessariamente causas comuns. Introduziram-se também os termos *idiopático*, *sintomático* e *criptogênico*. Idiopáticas são as epilepsias transmitidas geneticamente, com maior expressão em determinadas faixas etárias; sintomáticas são as epilepsias com etiologias conhecidas; criptogênicas são as epilepsias cuja etiologia é desconhecida, mas que apresentam presumível base orgânica. Nos últimos anos, a melhor caracterização clínico-vídeo-eletrencefalográfica e o conhecimento da história natural das muitas formas clínicas têm permitido a identificação de determinadas síndromes e subsíndromes, tais como a epilepsia de lobo temporal, frontal, parietal e occipital. Além disso, as novas descobertas tecnológicas nos campos de imagem (ressonância magnética), vídeo-eletroencefalografia e biologia molecular trouxeram avanços no conhecimento da epileptologia e uma melhor compreensão das bases neuroquímicas e genéticas das epilepsias. Tais avanços motivaram a revisão do sistema de classificação.

A classificação internacional mais atual, proposta em 2001, subdivide as crises epilépticas e epilepsias em cinco eixos (Engel, 2001a). O eixo 1 considera a classificação fenomenológica ictal e define termos a serem aplicados à descrição de diferentes tipos de crises epilépticas. O eixo 2 classifica os tipos de crises com base no eixo 1. Nos eixos 3 e 4, encontram-se as síndromes epilépticas e a classificação etiológica das doenças freqüentemente associadas às síndromes ou às crises epilépticas. Finalmente, no eixo 5, considera-se o grau de comprometimento psicossocial dos indivíduos com epilepsia com base na proposta da Organização Mundial da Saúde (*International Classification of Functioning and Disability*, WHO, 1999).

Recentemente, a ILAE propôs novas definições para os termos *crise epiléptica* e *epilepsia*, visando expressar o significado e as características essenciais desses dois termos. De acordo com a nova proposição, crise epiléptica é uma ocorrência transitória de sinais ou sintomas devido à atividade anormal excessiva ou atividade neuronal sincrônica no cérebro. As epilepsias, por outro lado, são definidas como um distúrbio do cérebro caracterizado pela predisposição em gerar crises epilépticas em condições neurobiológicas, psicológicas e cognitivas, abrangendo também as conseqüências sociais dessa condição. Além disso, a caracterização de epilepsia requer a ocorrência de pelo menos uma crise epiléptica (Fisher e cols., 2005). Também foi proposto, nessa nova classificação, o uso preferencial do termo *focal* ao termo *parcial* (ILAE, 2001; Fisher e cols., 2005).

Dentre todos os tipos de epilepsias, os dados epidemiológicos mostram que a forma mais comum é a epilepsia do lobo temporal (ELT), que ocorre em cerca de 40% de todos os casos de epilepsias, sendo a forma mais comum nos adultos (Duncan, 2006; Cendes, 2005; Walczak, 1995; Hauser e Kurland, 1975). A epilepsia do lobo temporal mesial (ELTM) corresponde a 60% dos casos de ELT (Engel e cols., 1997; French e cols., 1993). Dessa forma, é considerada um problema clínico devido à alta prevalência e ao elevado número de pacientes com crises epilépticas refratárias ao tratamento farmacológico (Engel, 1993).

As características clínicas da ELTM associada à esclerose hipocampal inclui a manifestação de crises epilépticas focais sem o comprometimento da consciência, mal-estar epigástrico, sensações dismnésticas como *déjà-vu* ou *jamais-vu*, e mais raramente alucinações gustatórias e olfatórias. O comprometimento da consciência ocorre em diferentes graus, sendo de difícil quantificação. A generalização secundária das crises epilépticas não é usual. Algum grau de disfunção cognitiva e de linguagem pós-ictal pode estar presente nos pacientes com crises límbicas, e a intensidade desses sintomas depende do envolvimento do hemisfério dominante (Mathern e cols., 1997; Andrade-Valença e cols., 2006).

A esclerose hipocampal freqüentemente associada à ELTM refere-se a uma perda acentuada de neurônios hilares e células piramidais no Corno de Ammon (CA), nas sub-regiões de CA1 e CA3 e nas regiões do giro denteado do hipocampo (Levesque e cols., 1991; Meldrum, 1986), com relativa preservação das células granulares e neurônios piramidais de CA2 (Babb e Brown, 1987, Babb e cols., 1984), acompanhada de gliose (Wolf e Wiestler, 1993) e atrofia da formação hipocampal. No entanto, outras estruturas estão alteradas, como a amígdala, o giro para-hipocampal e o córtex entorrinal (Gloor, 1991). Diversas alterações estruturais também podem ser encontradas isoladamente ou em associação com a esclerose hipocampal, como tumores, displasias, calcificações e malformações vasculares (Ho e cols., 1998; Kuzniecky e cols., 1987). Além da perda neuronal, a formação hipocampal de pacientes com ELT apresenta um processo de neuroplasticidade ativo, com extenso remodelamento que inclui reorganização de fibras musgosas, dispersão de células granulares no giro denteado e aparecimento de células granulares ectópicas dentro do giro denteado. Os mecanismos responsáveis por essas anormalidades e o envolvimento do giro denteado com o processo de neurogênese ainda são desconhecidos (Parent e cols., 1997).

Neurogênese: aspectos gerais

No final do século XIX e início do século XX, Koelliker (1896) e His (1904), ao estudarem o desenvolvimento do sistema nervoso central (SNC) em seres humanos e outros mamíferos, postularam que a estrutura cerebral permaneceria fixa após o nascimento. Logo em seguida, Ramon y Cajal (1913) descreveu: "no SNC dos adultos, as vias neuronais são fixas e imutáveis. Todas as células deverão morrer e não ocorrerá regeneração. Talvez, no futuro, a ciência mude esta lei". Entretanto, na primeira metade do século XX, alguns pesquisadores sugeriram a existência de um processo mitótico cerebral em ratos após o nascimento (Hamilton, 1901; Allen, 1912; Sugita, 1918), sem afirmar com clareza se tais células em divisão se transformariam em neurônios ou em células da glia.

Os estudos sobre neurogênese tiveram algum progresso após a introdução da técnica de auto-radiografia empregando a [^{3}H]-timidina, a qual é incorporada ao DNA das células em divisão. Joseph Altman, utilizando essa técnica, relatou a ocorrência de neurogênese em várias estruturas cerebrais de ratos jovens e adultos, como no giro denteado (Altman, 1965), no neocórtex (Altman, 1968) e no bulbo olfatório (Altman, 1969). Nesses trabalhos, Altman argumentava que esses novos neurônios eram "microneurônios", isto é, células granulares com axônios curtos, os quais estariam envolvidos com os processos de aprendizagem e memória (Altman, 1967). Como as técnicas disponíveis na época não eram capazes de demonstrar com precisão se essas células eram neurônios propriamente ditos ou células da glia, os resultados de Altman foram ignorados. No entanto, com o surgimento da microscopia eletrônica, Kaplan (1984) demonstrou que as células do giro denteado e do bulbo olfatório de ratos adultos que incorporaram [^{3}H]-timidina exibiam características ultraestruturais de neurônios.

Finalmente, o avanço no estudo da neurogênese ocorreu na década de 1990, com o desenvolvimento do análogo sintético da timidina, BrdU (5-bromo-3'-deoxiuridina). O BrdU é captado pelas células durante a fase de síntese celular (fase S da mitose), sendo, portanto, um marcador das células em proliferação. A marcação dos núcleos celulares com BrdU pode ser visualizada por técnicas de imunocitoquímica, sem a necessidade de auto-radiografia (Nowakowski e cols., 1989).

Na maior parte das regiões do SNC de mamíferos, o surgimento de novos neurônios é um processo restrito à embriogênese (Rakic, 1995) e, uma vez que o desenvolvimento se finaliza, as células progenitoras originárias dos neurônios passam por um processo de diferenciação, tornando-se incapazes de divisão. No entanto, o processo de neurogênese no SNC de adultos tem sido descrito em muitas espécies, como crustáceos (Harzsch e cols., 1999), répteis (Lopez-Garcia e cols., 1988), anfíbios (Polenoy e Chetverukhin, 1993), aves

(Nottebohm, 1989), roedores (Altman, 1965), primatas (Eckenhoff e Rakic, 1988) e humanos (Eriksson e cols., 1998). Em todas as espécies de mamíferos já estudados, inclusive nos humanos, há regiões específicas onde se localizam células progenitoras mitoticamente ativas e capazes de gerar novos neurônios durante a fase adulta (Eriksson e cols., 1998; Gould e cols., 1998). Essas regiões incluem os ventrículos, mais precisamente a zona subventricular dos ventrículos laterais (ZSV) e a formação hipocampal, especificamente a zona subgranular do giro denteado (ZSG), sendo esta última o ponto de encontro da camada interna de células granulares do giro denteado com o hilo. Com relação à ZSV, 30 mil novas células são geradas bilateralmente por dia nessa região em camundongos adultos (Lois e Alvarez-Buylla, 1994). Tais células migram em direção ao bulbo olfatório por uma via bem definida, denominada *corrente migratória rostral* (CMR), e esse processo dura aproximadamente 2-6 dias (Lois e Alvarez-Buylla, 1994; Hu e cols., 1996; Kornack e Rakic, 2001). Dessa forma, após alcançarem o centro do bulbo olfatório, essas células migram radialmente em direção às camadas celulares, onde se diferenciam em uma grande variedade de tipos celulares, incluindo neurônios periglomerulares, interneurônios e também astrócitos e oligodendrócitos (Lois e Alvarez-Buylla, 1994) (Figura 1).

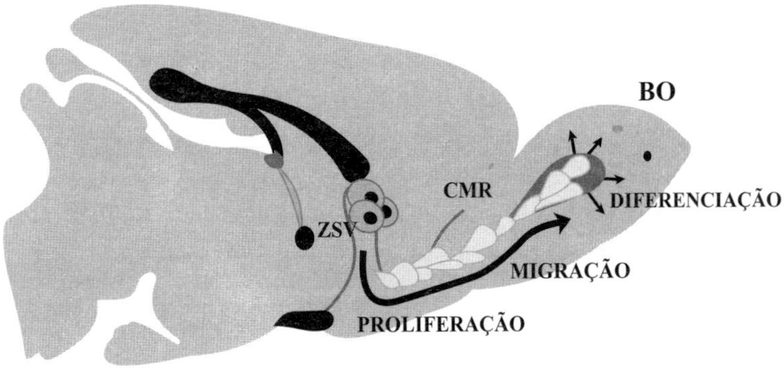

Figura 1. Vista sagital mostrando os locais de neurogênese do sistema bulbo olfatório/zona subventricular. As células proliferam-se na zona subventricular e migram através da corrente migratória rostral até o bulbo olfatório, onde se diferenciam (adaptado de Abrous e cols., 2005).

Embora seja difícil especular a função dessas novas células no bulbo olfatório, o mesmo não acontece para a formação hipocampal. Essa região encefálica é crucial para a aquisição e retenção de novas informações; portanto, quanto maior o número de células, mais eficaz será o processo cognitivo. Considerando o fenômeno da neurogênese na formação hipocampal, sabemos que, entre as principais populações neuronais dessa região, as células granulares do giro denteado são as que apresentam propriedades mitóticas pós-natais (Altman, 1965; Eckenhoff e Rakic, 1988). A maioria das células granulares do giro denteado é gerada no período pós-natal, mas o desenvolvimento completo da camada de células granulares ocorre aproximadamente entre o 20° e o 25° dias de vida. As células granulares são originárias de células progenitoras localizadas no hilo do giro denteado. Inicialmente, estão dispersas em todo o hilo e, na segunda semana pós-natal, localizam-se na ZSG do giro denteado, permanecendo mitoticamente ativas. Na grande maioria dos organismos esse processo pode persistir por períodos bastante prolongados, provavelmente até a senescência (Kempermann e cols., 1997). Em ratos e macacos adultos, por exemplo, as células progenitoras encontram-se na ZSG do giro dentado; em ratos, 9 mil novas células são geradas por dia (Rao e Shetty, 2004) e, em macacos, 200 células novas são produzidas diariamente (Kornack e Rakic, 1999). Essas novas células proliferam e migram continuamente para a camada de células granulares (Kuhn e cols., 1996). Nessa região, desenvolvem morfologia típica das células granulares (Cameron e cols., 1993), expressam marcadores de diferenciação neuronal (Kuhn e cols., 1996) e estendem seus axônios para a via de fibras musgosas, que se projetam para a região CA3 do hipocampo (Stanfield e Trice, 1988). Esse processo de integração em um circuito já existente dura aproximadamente 4-8 semanas (Carlen e cols., 2002) (Figura 2).

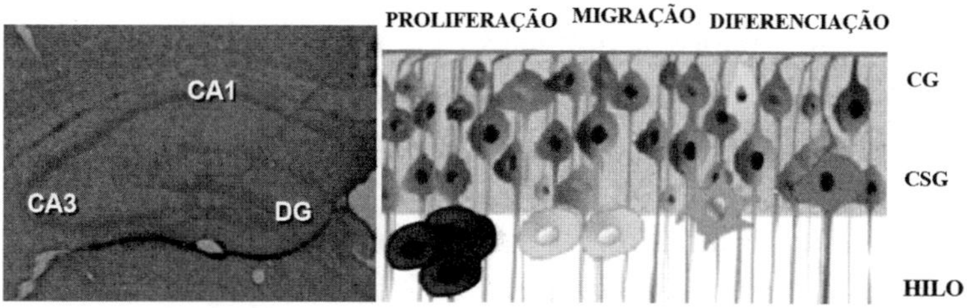

Figura 2. Vista frontal de um corte coronal do cérebro de um roedor, mostrando os locais de neurogênese no giro dentado (DG) da formação hipocampal. As células proliferam-se na camada subgranular (CSG) localizada na interface entre a camada granular (CG) e o hilo, para onde migram e diferenciam-se em neurônios maduros (adaptado de Abrous e cols., 2005).

Qualidade de vida nas epilepsias e neurogênese

Embora ainda não haja consenso sobre a definição mais adequada de qualidade de vida (QV), podemos conceituá-la como a percepção de um indivíduo quanto a sua posição no sistema de valores e na cultura em que vive e em relação às suas metas, expectativas, seus padrões e interesses. Além disso, o termo apresenta um conceito amplo, que agrega saúde física, aspectos psicológicos, nível de independência, sociabilidade e relação com o ambiente. Quanto aos indivíduos com epilepsia, a QV pode ser entendida como a percepção pelo indivíduo do impacto de sua condição de saúde e de seu tratamento, refletindo a discrepância entre a situação atual e a saúde física e psicológica desejada, o nível de dependência e as relações sociais (Dodson e Trimble, 1994).

Todas as condições crônicas (leia-se: epilepsias) levam, em maior ou menor grau, a um impacto direto na QV. A ocorrência imprevisível das crises, a natureza e o curso das epilepsias constituem fatores-chave no comprometimento psicossocial (Baker,

2001). Geralmente, os pacientes com epilepsia possuem pior QV quando comparados à população geral, e apresentam uma QV inferior ou semelhante à de pacientes com outras doenças crônicas (Berto, 2002). As repercussões das crises fazem-se presentes no cotidiano dos pacientes, interferindo direta e negativamente na QV desses indivíduos. Tal interferência pode decorrer tanto da freqüência e gravidade das crises quanto da duração da epilepsia propriamente dita (Baker e cols., 1997).

Paralelamente, demonstrou-se nos últimos anos que o processo de neurogênese no SNC adulto sofre forte influência de uma grande variedade de estímulos externos. Portanto, as epilepsias podem ocupar um lugar interessante nesse cenário. Utilizando o modelo de epilepsia do lobo temporal induzido pela pilocarpina, Parent e cols. (1997) demonstraram um aumento sustentado da atividade mitótica na ZSG, que se mantém do 3º ao 14º dia após o episódio inicial de *status epilepticus*. Após esse relato, a relação entre neurogênese e epilepsia tem sido sugerida por diversos pesquisadores. Bengzon e cols. (1997) mostraram que apenas um estímulo no modelo do *kindling* (abrasamento) pode levar a um aumento significativo da neurogênese hipocampal e que a injeção intracerebroventricular de ácido caínico aumenta a proliferação de células na região do giro denteado de ratos (Gray, 1998). Esses dados também foram confirmados em hipocampos de pacientes com epilepsia do lobo temporal refratária ao tratamento farmacológico, submetidos à ressecção cirúrgica (para revisão, ver Parent e cols., 2006).

Esses dados dão margem a reflexões: se o tecido nervoso de um indivíduo com epilepsia é capaz de produzir novas células, por que esse paciente não apresenta melhora clínica? Obviamente, essa neuroplasticidade traduzida na produção de novas células na formação hipocampal pode estar diretamente relacionada a um processo de neuroproteção endógena, isto é, uma tentativa do tecido nervoso *per se* manter íntegras as funções neurais, mas incapaz de reverter o processo patológico. Algumas hipóteses podem ser aventadas para explicar esse fenômeno: primeiro, o número de novos neurônios produzidos na formação hipocampal de indivíduos com epilepsia é infinitamente menor quando comparado com o número de neurônios lesados ou hipofuncionantes nessa mesma região; segundo, os novos neurônios gerados provavelmente são genotípica e fenotipicamente diferentes dos perdidos e, portanto, não realizam corretamente suas funções; finalmente, o ambiente neuroquímico existente no cérebro de indivíduos com epilepsia pode ser "tóxico" para os novos neurônios gerados, destruindo-os antes que sejam integrados aos circuitos existentes. A partir dessas colocações, uma possibilidade interessante e bastante inquietante para os epileptologistas está diretamente relacionada com a tentativa de buscar novas estratégias metodológicas que possibilitem incrementar o processo de neurogênese hipocampal e a integração dessas novas células em circuitos regenerativos, melhorando não somente a epilepsia propriamente dita, mas a QV desses indivíduos.

Se considerarmos os achados experimentais dos estudos que associam a neurogênese com melhora de funcionalidade, algumas estratégias poderiam ser prontamente adotadas pelos pacientes com epilepsia. Um trabalho pioneiro nesse sentido foi desenvolvido em 1997 pelo grupo de Fred Gage, do Salk Institute for Biological Studies, na Califórnia (EUA). Esses autores mostraram que camundongos que viviam em ambientes enriquecidos de estímulos positivos (espaço amplo e com brinquedos) apresentavam um aumento de 15% no número de novos neurônios na ZSG quando comparados com camundongos que viviam confinados em gaiolas convencionais de laboratório.

Fazendo um paralelo com seres humanos com e sem epilepsia, a primeira estratégia seria melhorar a sociabilização, com atitudes que favoreçam sua participação em ambientes enriquecidos com estímulos positivos. A interação social e a multidisciplinaridade podem ser extremamente benéficas por favorecerem a formação de novas células no tecido nervoso adulto. Essa proposta é tão interessante que o próprio Gage, em uma revisão sobre neurogênese publicada na revista americana *Scientific American* (2003), propõe que os resultados de sua pesquisa possam influenciar até mesmo a arquitetura moderna: no futuro, casas e escritórios seriam projetadas de forma a criar ambientes complexos, com estímulos capazes de contribuir para a formação de novos neurônios, visando com isso o aumento da função cerebral dos indivíduos que ali habitarem.

Outro fator importante a ser considerado nesse tema é a atividade física. Henriette van Praag e cols. (1999) demonstraram que a atividade física é capaz de aumentar a proliferação celular, a sobrevivência e a neurogênese da formação hipocampal em camundongos. Esses dados sugerem mais um efeito benéfico proporcionado pela prática diária de atividade física em seres humanos e podem explicar por que indivíduos que praticam exercícios regularmente apresentam melhor desempenho cognitivo. Dessa maneira, é fácil especularmos, e mesmo indicarmos, sob supervisão de profissionais especializados, a prática regular de atividade física para indivíduos com epilepsia, pois essa atitude poderia induzir a proliferação de novas células na formação hipocampal e melhorar vários aspectos da saúde.

O fator nutricional é outro aspecto importante. Debassio e cols. (1996) mostraram em estudos experimentais que a desnutrição pré-natal causada pela privação protéica é capaz de diminuir a neurogênese hipocampal no período pós-natal, e que esse fenômeno persiste mesmo após a reabilitação nutricional. Esses resultados podem explicar os déficits cognitivos, baixo desempenho escolar e a ocorrência de transtornos invasivos do desenvolvimento em crianças que apresentaram quadros de desnutrição durante a fase pré-natal ou em fases precoces da vida. Se entendermos que a ingestão protéica é extremamente eficaz para a manutenção e o aprimoramento das funções neurais, pode-se sugerir aos indivíduos com epilepsia um suporte nutricional adequado e balanceado adjuvante ao tratamento medicamentoso, visando com isso uma melhora no processo mitótico hipocampal e o aprimoramento da resposta cognitiva e da QV desses pacientes.

Seguindo essa linha de raciocínio, alguns alimentos têm recebido atenção devido às suas propriedades benéficas no processo de neurogênese. O ácido graxo poliinsaturado ômega-3 é um exemplo interessante. Recentemente, demonstrou-se que a suplementação com ômega-3 é capaz de aumentar a formação de novos neurônios tanto *in vivo* quanto *in vitro* na formação hipocampal de ratos adultos (Kawakita e cols., 2006). Além disso, estudos experimentais e clínicos têm evidenciado que o ômega-3, quando administrado em doses precisas, é eficaz no tratamento de transtornos neurológicos e psiquiátricos graves (Scorza e cols., 2007; Mazza e cols., 2006). Nesse sentido, a suplementação controlada através de ensaios clínicos poderia contribuir para melhorar os sinais e sintomas de pacientes com epilepsia. O ômega-3, por ser capaz de aumentar a proliferação celular na região hipocampal, poderia contribuir para melhorar a resposta motora e cognitiva desses indivíduos.

Conclusão

Discutiram-se, neste capítulo, algumas hipóteses que colocam a neurogênese como um importante fator para melhorar o quadro epiléptico. Propusemos algumas estratégias que podem, através de estudos experimentais e clínicos, ser aplicadas com êxito aos pacientes com epilepsia. Mudanças de hábitos pelos pacientes com epilepsia — claro, sempre monitorados por profissionais especializados — podem indicar fatores que aumentem a neurogênese como alternativa terapêutica, e trazer novidades ao corpo clínico interessado em melhorar a QV desses indivíduos. Cabe ressaltar aqui que a neurogênese parece ser apenas a ponta do *iceberg*, e que as medidas propostas para melhorá-la também interferem com outros fatores alterados nas epilepsias (liberação de neurotransmissores, fatores de crescimento, neo-sinaptogênese, etc.) e que podem também contribuir para o resultado final, ou seja, a melhora do paciente.

Como a maior parte de nossas propostas é de caráter especulativo, pois se baseiam principalmente, mas não exclusivamente, em estudos experimentais, todo e qualquer procedimento deve ter acompanhamento da clínica neurológica. O aprofundamento do conhecimento científico em torno do fenômeno da neurogênese nas epilepsias deve continuar com avaliações através do uso de marcadores específicos de proliferação, migração e diferenciação celular em modelos experimentais e em tecidos colhidos por ressecção cirúrgica ou *post mortem* de pacientes com epilepsia. Os achados eventualmente servirão para desenvolver novas modalidades terapêuticas nas epilepsias.

Referências bibliográficas

Abrous DN, Koehl M, Le Moal M. Adult neurogenesis: from precursors to network and physiology. *Physiol Rev.* 2005; 85(2):523-69.

Allen E. The cessation of mitosis in the central nervous system of the albino rat. *J Comp Neurol.* 1912; 19:547-68.

Altman J, Das GD. Autoradiographic and histological evidence of postnatal hippocampal neurogenesis in rats. *J Comp Neurol.* 1965; 124:319-35.

Altman J. Autoradiographic and histological studies of postnatal neurogenesis II. A longitudinal investigation of the kinetics, migration and transformation of cells incorporating tritiated thymidine in infant rats, with special reference to postnatal neurogenesis in some brain regions. *J Comp Neurol.* 1966; 128:431-74.

Altman J. Autoradiographic and histological studies of postnatal neurogenesis IV. Cell proliferation and migration in the anterior forebrain, with special reference to persisting neurogenesis in the olfactory bulb. *J Comp Neurol.* 1969; 137:433-58.

Altman J. The Neurosciences: a study program. Quarton G. C., Melnechuck, T. & Schmitt, F.O eds. Rockefeller Univ. Press, New York, 723-743; 1967.

Andrade-Valença LPA, Valença MM, Velasco TR, Leite JP. Mesial temporal lobe epilepsy with hippocampal sclerosis. *J Epilepsy Clin Neurophysiol.* 2006; 12(1):31-6.

Babb TL, Brown WJ, Pretorius JK, Davenport CJ, Lieb JP, Crandall PH. Temporal lobe volumetric cell densities in temporal lobe epilepsy. *Epilepsia.* 1984; 25:729-40.

Babb TL, Brown WJ. Pathological findings in epilepsy. In: Engel Jr J, ed. *Surgical treatment of the epilepsies.* Nova York: Raven Press; 1987. p. 511-40.

Baker GA, Jacoby A, Stalgis C, Monnet D. Quality of life in people with epilepsy: an European study. *Epilepsia.* 1997; 38:353-62.

Baker GA. Assessment of quality of life in people with epilepsy: some practical implications. *Epilepsia*. 2001; 42:66-9.

Bengzon J, Kokaia Z, Elmer E, Nanobashvili A, Kokaia M, Lindvall O. Apoptosis and proliferation of dentate gyrus neurons after single and intermittent limbic seizures. *Proc Natl Acad Sci*. 1997; 94(19):10432-7.

Berto P. Quality of life in patients with epilepsy and impact of treatment. *Pharmacoeconomics*. 2002; 20(15):1039-59.

Cameron HA, Woolley CS, McEwen BS, Gould E. Differentiation of newly born neurons and glia in the dentate gyrus of the adult rat. *Neuroscience*. 1993; 56:337-44.

Carlen M, Cassidy RM, Brismar H, Smith GA, Enquist LW, Frisen J. Functional integration of adult-born neurons. *Curr Biol*. 2002; 12(7):606-8.

Cendes F. Progressive hippocampal and extrahippocampal atrophy in drug resistant epilepsy. *Curr Opin Neurol*. 2005; 18(2):173-7.

Debassio WA, Kemper TL, Tonkiss J, Galler JR. Effect of prenatal protein deprivation on postnatal granule cell generation in he hippocampal dentate gyrus. *Brain Res Bull*. 1996; 41(6):379-83.

Dodson WE, Trimble MR. Epilogue: Quality of life in epilepsy. In: Trimble MR, Dodson WE, eds. *Epilepsy and quality of life*. Nova York: Raven Press; 1994. p. 259-65.

Duncan JS, Sander JW, Sisodiya SM, Walker MC. Adult epilepsy. *Lancet*. 2006; 367(9516):1087-100.

Eckenhoff MF, Rakic P. Nature and fate of proliferative cells in the hippocampal dentate gyrus during the life span of the rhesus monkey. *J Neurosci*. 1988; 8:2729-47.

Engel JJVNP, Rassmussen TB. Outcome with respect to seizures. In: Engel JJ, ed. *Surgical treatment of the epilepsy*. Nova York: Raven Press; 1993. p. 609-21.

Engel JJ, Shields WD. Surgically remediable syndromes. In: Engel JJ, Peddley TA, eds. *Epilepsy: a comprehesive textbook*. Philadelphia: Lippincott-Raven; 1997. p. 1687-96.

Engel JJr. International League Against Epilepsy (ILAE). A proposed diagnostic scheme for people with epileptic seizures and with epilepsy: report of the ILAE Task Force on classification and terminology. *Epilepsia*. 2001; 42:796-803. (a)

Engel JJr. Mesial temporal lobe epilepsy: what have we learned?. *Neuroscientist*. 2001; 7:340-52. (b)

Eriksson PS, Perfilieva E, Bjork-Eriksson T, e cols. Neurogenesis in the adult human hippocampus. *Nature Med*. 1998; 4:1313-7.

Fisher RS, van Emde Boas W, Blume W, e cols. Epileptic seizures and epilepsy: definitions proposed by the ILAE and the International Bureau for Epilepsy (IBE). *Epilepsia*. 2005; 46:470-2.

French JA, Williamson PD, Thadani VM, e cols. Characteristics of medial temporal lobe epilepsy: I. Results of history and physical examination. *Ann Neurol.* 1993; 34:774-80.

Gage FH. Brain, repair yourself. *Sci Am.* 2003; 289(3):46-53.

Gastaut H. Clinical and electroencephalographic classification of epileptic seizures. *Epilepsia.* 1969; 10:2-13.

Gloor P. Mesial temporal sclerosis: historical background and an overview from a modern perspective. In: Luders H. *Epilepsy surgery.* Nova York: Raven Press; 1991. p. 689-703.

Gould E, Tanapat P, McEwen BS, Flugge G, Fuchs E. Proliferation of granule cells precursors in the dentate gyrus of adult monkeys is diminished by stress. *Proc Natl Acad Sci.* 1998; 95:3168-71.

Gray W, Sundstrom L. Kainic acid increases the proliferation of granule cell progenitors in the dentate gyrus of the adult rat. *Brain Res.* 1998; 790(1-2):52-9.

Guerreiro CAM, Guerreiro MM, Cendes F, Cendes IL, eds. Considerações gerais. In: *Epilepsia.* São Paulo: Lemos Editorial; 2000. p. 1-10.

Hamilton A. The division of differentiated cells in the central nervous system of the white rat. *J Comp Neurol.* 1901; 11:297-320.

Harzsch S, Miller J, Benton J, Beltz B. From embryo to adult: persistent neurogenesis and apoptotic cell death shape the lobster deutocerebrum. *J Neurosci.* 1999, 19:3472-85.

Hauser WA, Kurland LT. The epidemiology of epilepsy in Rochester, Minnesota, 1935 though 1937. *Epilepsia.* 1975; 16:1-66.

His W. *Die Entwickelung des menschlichen Gehirns.* Leipzig: Hirzel; 1904.

Ho SS, Kuzniecky RI, Gilliam F, Faught E, Morawetz R. Temporal lobe developmental malformations and epilepsy: dual patology and bilateral hippocampal abnormalities. *Neurology.* 1998; 50:748-54.

Hu H, Tomasiewicz H, Magnuson T, Rutishauser U. The role of polysialic acid in migration of olfactory bulb interneuron precursors in the subventricular zone. *Neuron.* 1996; 16(4):735-43.

ILAE–International League Against Epilepsy. Commission on Classification and Terminology. Proposal for revised clinical and electroencephalographic classification of epileptic seizures. *Epilepsia.* 1981; 22:489-501.

ILAE–International League Against Epilepsy. Commission on Classification and Terminology. Proposal for revised classification of epilepsies and epileptic syndromes. *Epilepsia.* 1989; 30:389-99.

Kaplan MS. Mitotitic neuroblasts in the 9-day-old and 11-month-old rodent hippocampus. *J Neurosci.* 1984; 4:1429-41.

Kawakita E, Hashimoto M, Shido O. Docosahexaenoic acid promotes neurogenesis in vitro and in vivo. *Neurosci.* 2006; 139(3):991-7.

Kempermann G, Kuhn HG, Gage FH. More hippocampal neurons in adult mice living in an enriched environment. *Nature*. 1997, 386:493-5.

Koelliker A. *Handbuch der Gewebelehre des Menschen*. Leipzig: Engelmann; 1896.

Kornack DR, Rakic P. Continuation of neurogenesis in the hippocampus of the adult macaque monkey. *Proc Natl Acad Sci*. 1999; 96(10):5768-73.

Kornack DR, Rakic P. The generation, migration, and differentiation of olfactory neurons in the adult primate brain. *Proc Natl Acad Sci*. 2001; 98(8):4752-7.

Kuhn HG, Dickinson-Anson H, Gage FH. Neurogenesis in the dentate gyrus of the adult rat: age-related decrease of neuronal progenitor proliferation. *J Neurosci*. 1996; 16:2027-33.

Kuzniecky R, de la Sayette V, Ethier R, Melanson D, Andermann F, Berkovic S. Magnetic resonance imaging in temporal lobe epilepsy: pathological correlations. *Ann Neurol*. 1987; 22:341-7.

Kwan P, Sander JW. The natural history of epilepsy: an epidemiological view. *J Neurol Neurosurg Psychiatry*. 2004; 75:1376-81.

Levesque MF, Nakasato N, Vinters HV, Babb TL. Surgical treatment of limbic epilepsy associated with extrahippocampal lesions: the problem of dual pathology. *J Neurosurg*. 1991; 75:364-70.

Lois C, Alvarez-Buylla A. Long distance neuronal migration in the adult mammalian brain. *Science*. 1994; 264:1145-8.

Lopez-Garcia C, Molowny A, Garcia-Verdugo JM, Ferrer I. Delayed postnatal neurogenesis in the cerebral cortex of lizards. *Brain Res*. 1988; 471:167-74.

Mathern GW, Babb TL, Armstrong DL. Hippocampal sclerosis. In: Engel JJ, Pedley TA, eds. *Epilepsy: a comprehensive textbook*. Philadelphia: Lippincott-Raven, 1997. p. 133-55.

Mazza M, Pomponi M, Janiri L, Bria P, Mazza S. Omega-3 fatty acids and antioxidants in neurological and psychiatric diseases: an overview. *Prog Neuropsychopharmacol Biol Psychiatry*. No prelo 2007.

McNamara JO. Cellular and molecular basis of epilepsy. *J Neurosci*. 1994; 14:3413-25.

Meldrum BS. Pharmacological approaches to the treatments of epilepsy. In: Meldrum BS, Porter RJ, eds. *New anticonvulsant drugs*: currents problems in epilepsy. Londres: John Libbey; 1986. p. 17-30.

Noronha AL, Borges MA, Marques LH, e cols. Prevalence and pattern of epilepsy treatment in different socioeconomic classes in Brazil. *Epilepsia*. No prelo 2007.

Nottebohm F. From bird song to neurogenesis. *Sci Am*. 1989; 260:74-9.

Nowakowski RS, Lewin SB, Miller MW. Bromodeoxyuridine immunohistochemical determination of the lengths of the cell cycle and the DNA-synthetic phase for an anatomically defined population. *J Neurocytol*. 1989; 18:311-8.

Parent JM, Elliott RC, Pleasure SJ, Barbaro NM, Lowenstein DH. Aberrant seizure-induced neurogenesis in experimental temporal lobe epilepsy. *Ann Neurol.* 2006; 59(1):81-91.

Parent JM, Yu TW, Leibowitz RT, Geschwind DH, Sloviter RS, Lowenstein DH. Dentate granule cell neurogenesis is increased by seizures and contributes to aberrant network reorganization in the adult rat hippocampus. *J Neurosci.* 1997; 17:3727-38.

Pedley TA, Bazil CW, Morrell MJ. Epilepsy. In: LP Rowland, ed. *Merritt's Neurology.* Philadelphia: Lipincott Williams & Wilkins; 2000. p. 663-641.

Polenoy AL, Chetverukhin, VK. Ultrastructural radioautographic analysis of neurogenesis in the hypothalamus of the adult frog, *Rana temporaria*, with special reference to physiological regeneration of the preoptic nucleus. II. Types of neuronal cells produced. *Cell Tissue Res.* 1993; 271(2):351-62.

Rakic P. Radial versus tangential migration of neuronal clones in the developing cerebral cortex. *Proc Natl Acad Sci.* 1995; 92:11323-7.

Ramón y Cajal S. *Degeneration and regeneration of the nervous system.* Londres: Oxford UP; 1928.

Rao MS, Shetty AK. Efficacy of doublecortin as a marker to analyse the absolute number and dendritic growth of newly generated neurons in the adult dentate gyrus. *Eur J Neurosci.* 2004; 19(2):234-46.

Robinson R. Cost benefit analisys. *BMJ.* 1993; 307:924-6.

Sander JW, Shorvon SD. Incidence and prevalence studies in epilepsy and their methodological problems: a review. *J Neurol Neurosurg Psychiatry.* 1987; 50:829-39.

Scorza FA, Cysneiros RM, Arida RM, de Albuquerque M, Cavalheiro EA. Omega-3 fatty acids and sudden unexpected death in epilepsy: what does the evidence tell us?. *Prog Neuropsychopharmacol Biol Psychiatry.* No prelo 2007.

Stanfield B, Trice JE. Evidence that granule cells generated in the dentate gyrus of adult rats extend axonal projections. *Exp Brain Res.* 1988; 72:399-406.

Sugita N. Comparative studies on the growth of the cerebral cortex. *J Comp Neurol.* 1918; 29:61-117.

Van Praag H, Kempermann G, Gage FH. Running increases cell proliferation and neurogenesis in the adult mouse dentate gyrus. *Nat Neurosci.* 1999; 2(3):266-70.

Walczak TS. Neocortical temporal lobe epilepsy: characterizing the syndrome. *Epilepsia.* 1995; 36:633-5.

Wolf HK, Wiestler OD. Surgical pathology of chronic epileptic seizures disorders. *Brain Pathol.* 1993; 3:371-80

Índice remissivo

E

F

G

H

I

L

M

N

O

P

Q

R

S

T

V

W